青囊探秘

——周朝进中医文集

周朝进　著

U0305902

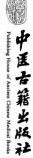

中医古籍出版社
Publishing House of Ancient Chinese Medical Books

图书在版编目（CIP）数据

青囊探秘：周朝进中医文集／周朝进著．—北京：
中医古籍出版社，2023.1
ISBN 978-7-5152-2229-5

Ⅰ．①青…　Ⅱ．①周…　Ⅲ．①中医学—文集
Ⅳ．① R2-53

中国版本图书馆 CIP 数据核字（2021）第 174698 号

青囊探秘——周朝进中医文集

周朝进　著

责任编辑　张　磊

文字编辑　车佳欣

封面设计　宝蕾元

出版发行　中医古籍出版社

社　　址　北京市东城区东直门内南小街 16 号（100700）

电　　话　010-64089446（总编室）　010-64002949（发行部）

网　　址　www.zhongyiguji.com.cn

印　　刷　河北文曲印刷有限公司

开　　本　710mm×1000mm　1/16

印　　张　18.25　彩插 0.5

字　　数　310 千字

版　　次　2023 年 1 月第 1 版　2023 年 1 月第 1 次印刷

书　　号　ISBN 978-7-5152-2229-5

定　　价　78.00 元

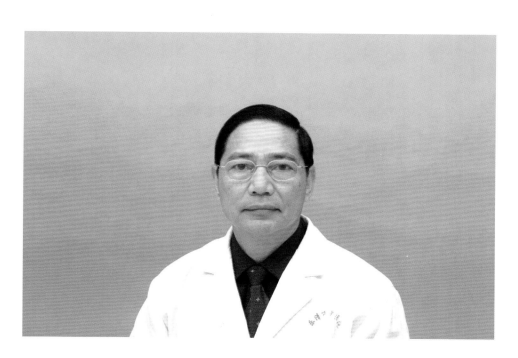

周朝进

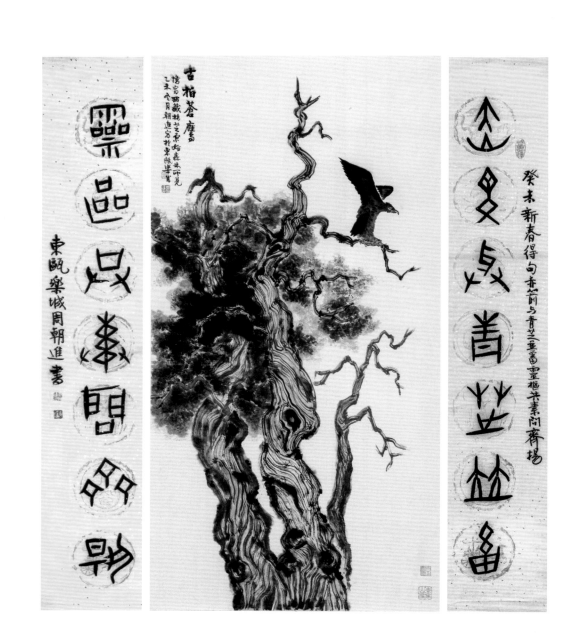

古柏蒼鷹圖

癸未新春得句赤箭與青芝盡屬靈樞共素問齊揚

東甌樂城周朝進書

松間斜月照林蘿清影撩人家自
眠隱隱梵鐘潛曉夢朦朧驚雨呈
鳴泉　夜宿靈峰　丙戌夏日東皋山房主人書

節臨周金文散氏盤
乙未仲春宗頤樂莘朝遠

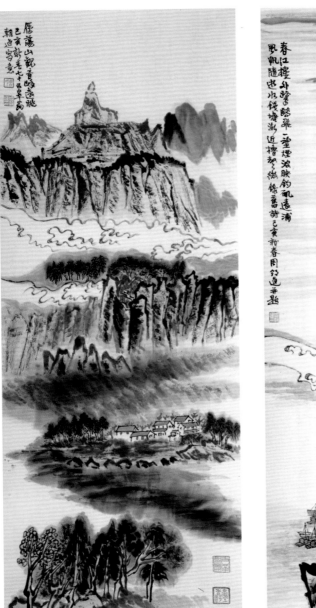

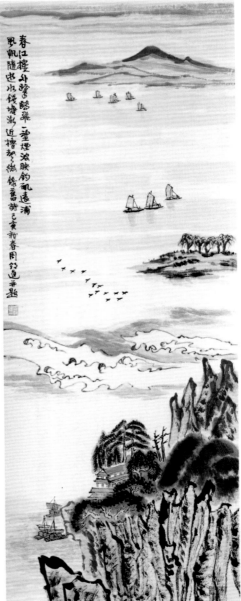

自 序

我出身中医世家，先祖父周鹤龄先生是乐清县著名老中医，先父周盛初先生是中医药界著名"头刀"老中药师。家中开设"周乾寿堂"国药店号，儿时我就在中医药的馨香气味中熏陶长大。

1961年秋，我中学毕业后，进了五年制中医带徒班师承学习中医学。跟随我县名医宿儒周鹤龄、周保康、李阆侯诸先生，开始了我的岐黄生涯。而后，为求上进，又追随东瓯才子徐堇侯、温州名医谷振声、海上名医国医大师颜德馨诸公，研习医文诗画，得其真传。

中医宝库，汗牛充栋，每恨"书到今生读已迟"！又思孔夫子曰："我非生而知之者，好古，敏以求之者也。"在漫漫修远的学习、探索的路上，焚膏继晷，苦读精思，始能得其要旨。每自有所获，则随笔所至，相继写了上百篇学习心得和临床体会的文章。十九岁时就在《浙江中医杂志》（1964年）上发表文章。岁月蹉跎，从一个束发少年，迄今已是杖国之年了，混迹江湖亦六十载。

是集，选自我历年已发表、未发表和给学生们的讲稿等中医药学论述，凡65篇，分为五章。第一章"杏林论坛"，从人文科学等多学科、多视野论述了中医基本理论体系的形成和发展，以及中外文化大交融与中医学多学科渗透之必然性；并就中医现代化、中医学术体系的分类和人才培养等提出了自己的见解。此外，还就中医学与道家、佛家，以及中医养生学、气象医学、自然医学等边缘学科领域展开了讨论。第二章"医经探微"，试以现代科学知识和方法去探索《内经》《伤寒论》《金匮要略》等古典医籍，阐发其中医学博大精深之底蕴，并提出研究的心得。第三章"百家研索"，尊崇医圣"勤求古训、博采众方"之旨，对诸子百家的著作进行探索，阐明其学术思想和治疗真谛，从中汲取其精华，为我所用。第四章"衣钵传承"，通过随师侍诊，师承授受，渐登堂室。如对名老中医的学术观点、临床经验和用药心法进行总结，并谈了学习心得。第五章"临证心得"，收录了本人从事临床工作，对内科、儿科等疑难杂症、急重病症的诊治心得和临床观察报告。所涉及的范围颇为广泛，从文、史、哲，到儒、释、道，无所不谈。然皆为个人管见，难免多有谬误。当然，这些文字都充注了我的一番苦心，对于初学者肯定有所启迪。虽自知学识谫陋，见讥于方家，但敝帚自珍，还是付之剞劂问世。令笔至此，感慨系之，并撰七律一首，以示此时情怀，是为序。

诗曰：

旧家事业属岐黄，
四辈传承未敢忘。
灵素穷源勤检讨，
本经识药待商量。
摇铃花甲沿村落，
扶杖稀年看夕阳。
今喜东风吹正健，
杏林春色倍妍芳。

东瓯乐清东皋山民周朝进
庚子孟春于倚蘭书屋

目　录

第一章　杏林论坛

中医基本理论体系的形成和发展之三大要素 ……………………… 002

中外文化大交融与中医学多学科渗透 ……………………………… 006

漫谈运气学说与气候、物候、病候 ………………………………… 015

试论佛教与中医学的渗透 …………………………………………… 019

医道同源本一家——浅论方技与方术 ……………………………… 026

周易与人体生命规律 ………………………………………………… 036

读徐菫侯先生，论中医药文化 ……………………………………… 041

略论中医养生思想之渊源 …………………………………………… 047

略谈中医药发展的几点外源性因素 ………………………………… 051

漫话茶与健康 ………………………………………………………… 058

遵《内经》，百世方论成一派；承《金匮》，千般疢难约三因

　　——亦谈陈无择的《三因极一病证方论》 ……………………… 068

中药毒性、不良反应的分析和防范策略 …………………………… 073

第二章　医经探微

《内经》中的医学心理学思想 ……………………………………… 090

《内经》腹诊初探 …………………………………………………… 094

《内经》论医德 ……………………………………………………… 099

略论《内经》邪正学说与治则 ……………………………………… 101

《灵枢经》"岁露"浅释 …………………………………………… 104

张仲景学说中的生物钟观点 ………………………………………… 105

读《本经》，学经方，说药用 ……………………………………… 110

《金匮要略》杂疗、食忌等三篇之我见 …………………………… 127

张仲景应用谷肉果菜的经验 ·························· 131

第三章　百家研索

徐之才《逐月养胎法》初探 ·························· 136

许叔微《普济本事方》探讨 ·························· 140

朱丹溪运用吐法的经验 ···························· 145

朱丹溪治疗情志病症经验初探 ························ 149

朱丹溪妇科经验琐谈 ······························ 153

略论夏禹铸《幼科铁镜》的学术特色 ·················· 156

略论喻嘉言的《秋燥论》 ···························· 162

略论吴瑭《温病条辨》对温病学的继承和发展 ············ 165

莫枚士《研经言》之探讨 ···························· 170

曹操与养生 ······································ 174

养老之要——孙思邈论老年保健 ······················ 176

陈虬利济医学堂与乐清 ···························· 178

南宗景先生学术经验简介 ···························· 183

第四章　衣钵传承

颜德馨先生辨治血证心法 ···························· 192

周鹤龄先生儿科临床经验简介 ························ 197

周鹤龄先生治疗儿科时行疾病的经验 ·················· 200

李阆侯先生学术经验简介 ···························· 204

李阆侯先生应用仲景法和方的经验 ···················· 208

李阆侯先生妇科经验选案 ···························· 212

李阆侯先生癃闭验案三则 ···························· 215

周保康先生学术经验简介 ···························· 217

随师临证治疗胃病的体会 ···························· 223

衣钵真传添杏雨，医灯续焰赖春风

　　——师承培养中医药人才的经验总结 ·············· 225

第五章　临证心得

疑难杂证辨治验案四则 …………………………………………… 230

误诊纠正验案举隅 ………………………………… 235

风药治疗疑难杂症一得 ………………………………… 237

龙胆泻肝汤治疗男科病症心得 ………………………………… 240

儿科杂症诊治一得 ………………………………… 243

疏肝消石汤治疗肝内胆管结石的疗效观察 …………………… 247

以络病学说论治抽动秽语综合征的思路 …………………… 250

儿科疑难杂症临床心要 ………………………………… 255

十味安神丸治疗惊惕、夜啼、多汗 …………………………… 263

以"治未病"理念防治慢性阻塞性肺病的体会 ……………… 265

云南白药、珍珠粉临床妙用举例 ……………………………… 271

中药颗粒剂临床应用心得 ……………………………… 274

漫谈我市民间流传验方"端午茶"和"端午盐" …………… 279

"尿利清"治疗尿路感染 73 例临床观察 …………………… 282

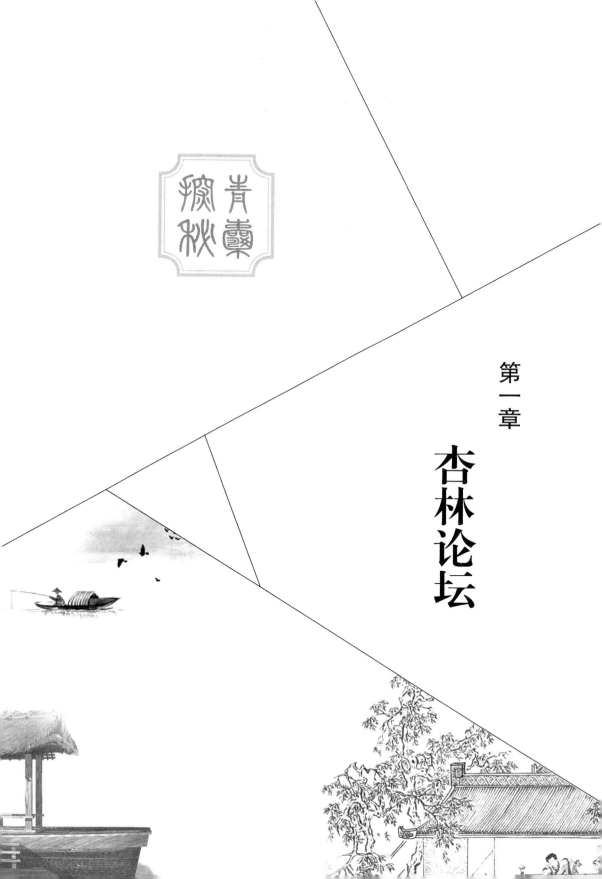

青囊瀹秋

第一章

杏林论坛

中医基本理论体系的形成和发展之三大要素

一

什么是中医基本理论体系，它是怎样形成和发展的？这些问题过去没有明确的定义和结论，一直有争论。笔者认为，中医药作为中华传统文化的重要组成部分，深受中华传统文化的熏陶和影响，它的产生、发展和成就，无不刻有东方文明的印记，闪耀着中华传统文化的光辉，历史地凝结和反映了我们民族在特定发展阶段的观念形态，蕴含着中华传统文化的丰富内涵。因而，今天我们来讨论中医基本理论体系问题，必须把它放在中华民族传统文化的历史大背景上去认识、研究和讨论，这样才能厘清中医基本理论体系的实质和全貌。

鉴于此，笔者认为，中医基本理论体系的形成和发展，是我国先民在我国古代的哲学思想影响和指导下，在华夏这一特定的自然地理、文化、社会和历史环境中，通过长期的防病治病、养生保健的实践和经验积累，逐步形成的独特的中医基本理论体系。换句话说，其形成包含着三个基本要素：其一是古代哲学思想的影响和指导，其二是特定的自然地理、文化、社会和历史环境，其三是医疗保健的反复实践和总结积累。

二

哲学就是人们力图揭示世界本来面目的理论思维产物。任何一门学科的形成和发展都离不开哲学，受着哲学思想的支配和制约。特别是古代社会，哲学与自然科学尚未彻底分开之时，二者关系尤显得密切。在先秦时期，我国古代哲学思想意识形态学术风气十分活跃，《内经》诞生于这个时期，必然渗透、吸收了哲学思想和概念，以阐明中医学中的一系列问题。

特别值得一提的是《易经》。《易经》原是上古卜筮的学术思想的合集，到了商、周之际，经过周文王的整理、周公的祖述、孔子的发扬，成为中华传统文化的基础，推崇为"群经之首"。因为《易经》最古老，自然它的思想散为诸子百家学术思想，对当时的学术发展起到了源泉的作用，这是无可否认的事实。作为传统哲学主干的《易经》思想，对中医基本理论体系的确立起着主导的作用。它的观物取象的概念，把事物的变化、发展过程抽象概括为阴阳两个基本范畴；把物质世界的五种相互联系的运动概括为五行范畴；它的万物交感既济的观念，阐明阴阳五行的相互对立和消长、制约和统一关系；它发展变化的观念，说明事物能够相互转化的关系；等等。除此以外，我国古代哲学领域中的很多范畴，诸如元气论、天人相应学说、形神学说等无不在中医基本理论体系中体现出来。而且，这些哲学概念通过中医学的诊疗实践，得到了探索和验证，从而丰富和发展了中国古代哲学理论。

<h2 style="text-align:center">三</h2>

中医基本理论体系的形成和发展，大家都认为是在两千多年以前周秦时期的《黄帝内经》《难经》《神农本草经》等古代医籍基础上，确立了基本框架。在《内经》时期，中华民族有一个特定的文化社会背景，即从春秋各诸侯国到战国七雄的文化大交融。这次文化大交融是在华夏大地即夏夷"国际"之内的文化大交融，各种文化的学术流派，如儒家、道家、墨家、法家、名家、阴阳家、农家、兵家、杂家、纵横家等学派展开了学术上"诸子蜂起，百家争鸣"的景象。经过这次大交融，"车同轨，书同文"，出现了秦汉大统一的局面，奠定了华夏民族文化的深厚基础。作为民族文化的一部分的中医药学，也就是在这次文化大交融中奠定了其基本理论基础，诞生了《黄帝内经》《难经》《神农本草经》，还有《黄帝外经》《扁鹊外经》《白氏内经》《白氏外经》等医籍。在这个时期，中医药学广泛地渗透、吸收了当时各诸侯国的自然科学和社会科学的各种学说、各个学派的先进成就，丰富中医药学理论。以《内经》而论，引用的古医经书目多达二十多种，内容涉及哲学、数学、化学、天文学、历算学、气象学、地理学、声学、物候学、生理学、解剖学、心理学等很多学科的知识，由于它的广泛吸收、渗透、移植和交融，从而形成了独具特色的中医基本理论体系，促进了中医药学的发展。

值得一提的是，由于我国古代社会结构和文化的特殊性，特别是儒家思想文化起着主导作用，贯穿整个封建社会，对整个民族精神和文化的发展有不可低估的影响。尤其是儒家思想体系中的"中庸"，就是讲"中道"、讲

"均衡"、讲"平和"的概念，它反映、渗透到《内经》中来，便有"阴平阳秘，精神乃治""气血正平，长有天命"，以及"谨察阴阳所在而调之，以平为期"等论点，和"执中持平"的治疗原则，都取自于儒家思想文化。随着宗法伦理观念的深入，在中医基本理论体系形成之时，这种宗法思想也必然折射到中医药学中来，从而与整个中华传统文化相协调。例如，论及人体脏腑生理功能时，《素问·灵兰秘典论》云："心者，君主之官也，神明出焉。肺者，相傅之官，治节出焉。肝者，将军之官，谋虑出焉。……此十二官者，不得相失也。"又如论述方剂的制方原则时，《素问·至真要大论》云："主病之谓君，佐君之谓臣，应臣之谓使。"以宗法伦理术语来阐明人体脏腑生理功能和方剂配伍组成的相互关系。

由此可以看出，我国的特定的历史文化对中医基本理论体系的形成有着特殊的深刻影响。

四

地理环境是人类本身赖以生存和发展的基础，而且对历史和文化起着决定作用。我们的祖先一直生活栖息在华夏这块广袤的土地上，他们以中原地区为中心，确定了东、南、西、北、中等方位概念。如《易经》先天八卦方位，是以我们中国为本位。试依艮、兑、震、巽四个卦的位置看，艮卦在西北，而我国西北高原是高山，艮卦是代表山，由艮卦一直下来，到东南是兑卦，而我国的东南，正是海洋。西南是巽卦，代表风。西南多风，东南多河川及海洋，东北多震雷，西北多高山。这个八卦的图案代表了宇宙的一切现象，而平面之象，则代表了中国的地形、自然地理，因为这是以中国为本位的。先民们就在这一特定的地理环境中认识到东方日出之处，沿海傍水，春暖风和，万物生发；南方日盛之处，夏热炎暑，万物盛长；西方高原沙石，日落之处，秋燥，万物收敛；北方高地广野，冬寒冰冽，万物冬藏。仰观天文，俯察地纪，中悉人事。根据当时的天文、历法、地理、气象、物候等方面的知识，运用五行的取象比类思维方法，外应五方、五时、五气，内系五脏、五体、五官推演络绎，来阐明人体生命活动的整体性与空间、时间等周围环境之间的统一性。

《素问·异法方宜论》云："东方之域，天地之所始生也，鱼盐之地，海滨傍水，其民食鱼而嗜咸……其病皆为痈疡，其治宜砭石。""西方者，金石之域，沙石之处，天地之所收引也，其民陵居而多风，水土刚强……其病生于内，其治宜毒药。""北方者，天地所闭藏之域也，其地高陵居、风寒冰冽，其民乐野处而乳食，脏寒生满病，其治宜灸焫。""南方者，天地之所长养，阳之所盛处也，其地下，水土弱，雾露之所聚也。其民嗜酸而食胕……其病挛痹，其治宜微针。""中央者，其地平以湿，天地所以生万物也众，其民食杂而不劳，故其病多痿厥寒热，其治宜导引按跷。"《内经》根据华夏的地理，以中原为轴心确定方位，指出居处不同的地理环境，由于气候、物质生活的差异，其体质特点也不同，从而发生不同的疾病，在治疗上也必须采用与之相应的治疗方法。

试想，假如我们的祖先生活栖息在南半球或者其他地域，是否会产生同样的这些理论？回答必然是否定的。试举一事例，曾有华人在澳大利亚建房，提出罗盘的用法是否和在中国的用法一样，这是一个前所未有的新问题。因为《易经》是以中国为本位，所以在五行方位上，南方为火，北方为水，而澳大利亚在赤道以南，地理方位恰恰和我们相反。因此，地理环境对区域文化发展所起的制约作用显而易见。故之，必须强调中医基本理论体系的形成和发展，其所处的特定的自然地理环境起着决定性作用。

五

中医药学术是直接来源于经验，通过对"人"的不断医疗实践，积累经验，逐渐上升为理论；再由后人根据其理论，反复去验证、补充和提高，沿着其自身独特的轨迹稳固而缓慢地延伸发展。以《神农本草经》而言，就有神农"尝百草之滋味……当此之时，一日而遇七十毒"（《淮南子·修务训》）、"神农氏以赭鞭鞭草木，始尝百草，始有医药"（《史记·补三皇本纪》）的记载。而后，经历代医家反复证实，不断增广，便有了梁代陶弘景《本草经集注》，唐代《新修本草》，宋代《嘉祐本草》《图经本草》《证类本草》，以及明代李明珍《本草纲目》等，一脉相承，代有发扬。又如对外感热病的治疗，东汉张仲景依据古代《汤液经》治疗外感天行病的经验，承袭了其中二旦六神大小诸经方，论广为《伤寒论》，建立六经辨证论治方法。随着时代的变迁，天行的变化，后世医家又从临床实践中积累了新的经验，产生了明代温疫学说和清代温病学说。

因此，中医基本理论体系的形成和发展，直接来源于对"人"的防病治病、养生保健的临床实践之中，它的基础与应用、理论与实践往往是密切联系在一起的。通过反复实践，由少到多，去粗取精，去伪存真，不断地总结经验，升华为理论，再去指导实践，循环往复，不断有所发展。

总之，秦汉时期的《内经》等医籍，在古代哲学思想的深刻影响和指导下，在华夏特定的自然地理、人文历史和社会环境中，通过长期的反复防病治病、养生保健的实践和经验积累，总结前代的成就，从而确立了中医基本理论体系，使中医学术有了一个统一的学术范式，使后世医家得以有了共同依凭，进行医疗再实践，不断地加以维持、完善、充实和发明，促进了中医学的发展。

（本文原载于《中国中医药报》1994 年 10 月 24 日第三版）

中外文化大交融与中医学多学科渗透

一、历史的回顾

人类文化的发展，在很大程度上取决于信息传导水平的高低。一种文化与外界的交流越多，它的发展程度也往往越高，与外界隔绝的文化，必然要走向衰落。我国历史上每逢闭关锁国时期，文化发展就往往处于低潮。相反，与外来文化交往频繁，则总是预示着随后的文化将迎来蓬勃兴旺的局面。

翻开我国的历史画卷，可以看到植根于本民族土壤中的传统文化，是同中国的传统社会的形成和发展同时起步的，即半封建的"农业——宗法"社会土壤中生长出来的伦理型文化。它的上限可远溯到周秦至清中叶，中国社会的基本框架一直保持了约三千年没有发生大的变化。在这个几乎没有变化的框架下，传统文化也一直在缓慢地发展。细细分析，中国传统文化毕竟也经历了三次文化大交融。

第一次是从春秋各诸侯国到战国七强的文化大交融。这次文化大交融是在华夏大地即夏夷"国际"之内的文化大交融，各种文化的学术流派，如儒家、道家、墨家、法家、名家、阴阳家、农家、兵家、杂家、纵横家等学派展开了学术上"诸子蜂起，百家争鸣"的景象。经过这次大交融，"车同轨，书同文"，出现了秦汉大统一的局面，奠定了华夏民族文化的深厚基础。作为民族文化的一部分的中医药学，就是在这次文化大交融中奠定了理论基础，诞生了《黄帝内经》《神农本草经》《黄帝外经》《扁鹊内经》《扁鹊外经》《白氏内经》《白氏外经》等医籍。在这个时期，中医药学广泛渗透、吸收了当时各诸侯国各种学说、各个学派的先进的自然科学和社会科学的成就，来丰富发展了中医药学理论。以《黄帝内经》而论，它引用的古医经书目多达二十多种，它的内容涉及哲学、数学、化学、天文学、历法、气象学、地理学、声学、物候学、生理学、解剖学、心理学、语言、音乐等很多学科的知识。由于它的广泛吸收、渗透和移植，从而奠定了中医药学的理论基础。

第二次是魏晋到隋唐时期，印度等国文化经西域和海上流入我国，跟中国民族文化的大交融。这次外来文化的传入，给我国文化带来了印度佛教、哲学、天文、文学、音乐、舞蹈、雕塑、建筑、医药等等优秀的文化，虽然与我国传统文化发生过冲突，但很快被我国传统文化所吸收、融合。这说明我国民族文化有强大的生命力，敢于迎接外来文化，并善于吸收和融合外来文化，于是出现了盛唐大统一的兴旺景象和灿烂文明。这次文化大交融，也给中医药学带来了印度、阿拉伯医药，如印度的《龙树菩萨药方》《龙木论》、眼科专书，瑜伽、佛教养生法，以及乳香、没药、血竭、沉香、木香等南药，丰富了中医药学的内容。在这个时期，出现了隋末巢元方的病理专著《诸病源候论》、唐朝政府颁发的药典《新修本草》、孙思邈的《千金方》、王焘的《外台秘要》等著作。

第三次是鸦片战争以后至"五四运动"前。西方文化凭借政治、军事、经济的强力猛烈冲进中国，造成了空前的中西文化冲突局面。从那时起，人们一直在探索如何对待西方文化，寻求中国文化的出路问题，相继出现各种各样的意见和方案。归纳起来大致有四种类型：一是固守传统文化，反对西方文化；二是中学为体，西学为用；三是中西文化调和会通；四是全盘西化。然而，不论人们对东西文化的主张如何，也不论人们是否愿意，近代中国传统文化还是吸收和融合了西方文化，并已逐渐成为中国文化的一个组成部分。

西洋医学随着西方文化的传入，在中国逐渐发展，由于与中国的传统医学理论的迥然不同，二者发生了很大的冲突，国人也先后产生了几种不同的思想主张，如陆懋修的"固守国粹"说；唐容川的"中西汇通"说；张锡纯的"衷中参西"说；以及20世纪30年代以余云岫为代表，提出全盘西医化，大肆煽动"废止中医"之风。当时，面临着西洋医学的挑战，中医药学处于生死存亡时期。为了自救、自固和复兴，中医界有识之士大胆改革中医，如以恽铁樵为代表倡导"改进中医"说，陆彭年为代表倡导"中医科学化"说，等等。他们提出的理论和方法，现在看来，虽然都有各自不同程度的偏颇，但在当时历史条件下，他们为护卫中医药学的生存，勇于接受新知识，吸取西洋医学之长来补充融合于中医药学，为后来的中西医结合开了先河。

在这个半封建半殖民地的历史时期，中医药学经历了一段痛苦的时期，出现了混乱和衰落，但我国的民族传统文化并没有被"全盘西化"，它缓慢而顽强地消化着外来的文化走过来了。

我们对历史上的三次文化大交融的回顾，可以得到这样的启示：作为中国传统文化一部分的中医药学，和传统文化一样具有强大的生命力，生生不息；中医药学敢于迎接外来文化的挑战，以伟大的襟怀，保持其特有的基本特性；并善于吸收和融合外来的东西，慢慢地不断营养、丰富和发展自己。

二、两者的比较

东方和西方，由于人们生活栖息于不同的自然地理和文化社会环境中，并经历了各自不同的社会历史、文化、经济和科学技术的发展过程，从而形成相异甚远的自然观模式，即东方的气一元论和西方的原子论。

这两种自然观各有其特长，二者有明显差异。作为认识世界本原的元素——气，和原子的含义不同，表现为整体性与个体性、连续性与间断性、功能性与结构性、无形与有形的对立等等。随着历史的前进和科学的迅猛发展，东西方自然观对自然的认识，遇到了不少麻烦，都陷入了困境。

东方传统的气一元论，由于它仅停留于对自然界较笼统模糊的认识，缺乏对事物的特性、原因与结果的深入细致观察和研究；缺乏实验科学的根据，在精确性与可变性上黯然失色。因此，气一元论始终未能在理论上有突破性的飞跃，它的缺陷在近代日益明朗化。

西方传统的原子论在近代也发生了危机。如原子论的间断性观念，所追求的那种物质不可分的终极单元，不仅至今没有发现，相反，不断发现原子中的电子、质子、中子、光子等基本粒子，人们对原子不可分的论点产生怀疑，传统原子论大厦的根基发生了动摇。

危机促使人们进行深刻的自我反省，寻求出路。从近百年来的历史来看，我们发现了西方先进的科学文明，开始注意向西方学习；西方也正在发现我们优秀的传统文化，纷纷到东方自然观中寻找理论智慧，于是就逐步改变了自然观的单一状况，呈现出东西方自然观互相交融、取长补短、交流汇合、综合发展的趋势。自然科学也相应出现了整体化的趋势，各门自然科学在高度分化的同时，又呈现出相互交叉、渗透，朝着高度综合化和普遍归一化的方向发展。

拿医学来说，以气一元论为指导思想的中医药学，强调"天人相应"，对人体生命活动和疾病本质、治疗和药理作用等的认识，始终贯穿着系统的矛盾统一的整体观。它对人体的观察长于以外象宏观辨证辨病。而西方医学则以原子论的个体性、间断性、结构性、层次性观念为指导，偏重于分析解剖，注意生理、生化、病理的具体细节，现代西方医学正运用现代各种先进的科学技术，进行细胞生物学、分子生物学乃至量子生物学的研究，由于繁多的药源性、医源性疾病和一些疑难病症无法解决，人们纷纷在传统医药中寻找出路。他们发现先进的现代医学体系还有许多内在的缺陷，而古老的中国传统医学——中医药学又有许多潜在的优势，便考虑到中医药学可以研究人体科学尚未涉及的课题，能够打开人体科学的潜在领域，从整体观、天然的药物和非药物疗法来医治很多目前现代医学不能彻底治愈的痼疾沉疴。于是，一个世界性的"中医热"正在蓬勃发展，形势大好，并已取得了若干新的进展。中医学已不再是局限于我国疆域内的封闭型的民族传统医学，而将走向"国际化"，这对我们提出了新的挑战。作为中医药学的发源地的中国，我们新的使命是：如何振兴中医，将中医药学发展成为一门属于全人类的开放型世界医学，并牢牢把握住中医药学的领先地位。

三、时代的召唤

当前，我们十多亿人民的任务是要建设具有中国特色的社会主义精神文明和物质文明。随着改革、开放、搞活的政策的贯彻执行，沿海"十四个窗口"敞开，吹进了阵阵南来的熏风。我们生活在电子信息社会，信息传播手段的不断发展大大缩短了各个民族、国家之间的距离。历史上张骞通西域、唐僧去天竺、郑和下西洋，来回要几年或十几年的时间，而现在代之以卫星电视通讯、飞机宇航等等。人类进入了文化大交融的时代，外来文化的渗透和进入是大势所趋，若要人为地阻挡是不可能的。历史有时会有惊人的相似之处，一个螺旋，又一个螺旋，但只是时空不同罢了。一个"如何对待中外文化"的大课题又摆在我们的面前，如以中医药学来说，面临着的是"如何发扬中医特色和实现中医现代化"这个既矛盾又统一的问题。回答这个问题，不是靠部分人去冥思苦索，而是要靠大家，甚至是几代人共同努力；需要有一批有识之士，有一批勇敢的先驱者，去努力奋斗，去研究探索，在中外文化大交融中寻求其融合、渗透的交结点，反复总结，吸收融汇其长处和精华，发展成为属于全人类的世界医学之一。

四、不同的看法

在我们共和国里，医药卫生队伍现有中医、西医、中西医结合三支力量。根据我国的国情，国家规定这三支力量长期共存，共同发展。新中国成立以来，中医事业虽有了较大的发展，但由于中医药长期处于从属地位，没有遵循自身的规律，没有实行自主地发展。与西医的发展相比，中医药的发展缺乏必要的条件保证，经费、基地、设备和人才与之相差甚远。党的十一届三中全会以来，党中央、国务院十分重视中医药工作，1986年决定成立国家中医管理局，让中医按照自身的规律发展，并把它列入2000年前关系国家兴衰的战略性科研项目进行论证，制定了一项明确的长期稳定的政策来推动中医学的发展。中医药事业迎来了历史上最好时期。在当前大好形势下，如何发扬中医特色，发展中医药学，向科学现代化发展，存在着多种看法，概括起来，不外乎以下几种。

其一，是"中医现代化论"，认为科学之所以永葆青春，就在于不断地更新、不断地发展。中医学同任何一门科学一样，都没有顶点，应该在自身的基础上，按照本学科的规律发展，渗透、吸收现代科学多学科理论和技术方法，来丰富完善自身科学体系。

其二，是"纯中医论"，主张保持传统中医药固有的理论和方法。"言必《内经》，法必仲景"，沿袭旧说，一脉相承，遵循"一个脉枕，三个指头"的诊疗方法。认为两千年来中医就是这样过来的，无须吸收现代科学和现代医学技术。

其三，是"中西医结合论"，主张以西医学的思路、方法、实验手段和标准来研究、评价和解释中医药学；掘取中医药学中可利用的部分理论方法、中药应用成果，并吸收现代科学技术，来弥补西医学的不足之处。

其四，是"否定中医论"。认为中医学是没有理论的经验医学；认为中医政策是左倾路线的产物，落实中医政策无非是对几个老中医的安抚政策。在当今世界高度文明之际，中医无须发展，只可作为古老的文明，放进历史博物馆。

这四种想法，同前面谈及的历史上第三次中外文化大交融中所产生的几种思潮是多么相似。

那几种思潮，虽然已是历史的陈迹，但距今还不那么远久，事实上都不同程度地影响到现在，甚至可以说是延续到现在。

如前所述，中西医学分别从属于两个不同的东西文化科学，两者的思维方式、理论体系、研究方法等存在着明显的差异，各领风骚。如何对待中西方文化，近代以来一直存在着一种偏见。由于西方在科学技术和工业化方面迄今为止的绝对优势，人们几乎无可选择地认为西方文化的一切都是完美的，产生了以西方科学发展道路是唯一可行的道路的想法。于是，常常是用西方模式来衡量中国文明的做法，其中蕴含着的正是西方中心主义的文化观。在医学上，由此而出现了以西医学的观点和方法来研究、评价、改造中医学，却不用中医学的标准去评价西医学，甚至一再出现否定、轻视本民族自己创造出来的中医学这一传统的现象。当前，随着中西文化的大交融，中医学作为一门科学，作为全人类的宝贵财富，走向国际化乃是历史的、时代的必然。那种试图保持"纯"的想法，是满足、停留于既在的，而不想继续前进的封闭固守的想法，不但保不住"纯"，只会把活生生的、发展的中医学凝固化，只会使学术枯萎。临床阵地缩小了，不能适应社会的发展和人民的要求，中医学在社会医疗结构中的地位必然会降低。

诚如美国宾夕法尼亚大学中国文化和科学史教授 N.席文博士指出，科学技术如果要真正具有普遍性，就应当与各种文化共存，不是一直作为一种统一文化差异的工具，使文化差异消失，而是各种民族的文明都能在保存自己个性的前提下得到发展，构成人类一体化的文化。为此，中医学应该是遵循本学科的规律，实行自主发展，并科学地吸收、融汇现代科学技术，包括现代医学技术，不断完善自身理论体系和治疗技术方法，作为世界医学的一部分，为全人类医疗保健服务。

五、人才的构想

当前，中医药由从属地位转变为自主地位，形势大好，但又面临着新技术革命的挑战、医学模式转变的挑战、国际中医热的挑战。中医药事业的主要议题，已不是政策、机构和财力问题，而是人才、学术问题。从战略角度来看，如果没有造就大批各种中医药人才，即使有政策、有机构，中医药事业也只会是空中楼阁。故此，在搞好机构建设的同时，应明确人才是重点，学术是关键。

首先，中医药人才的培养，经过三十多年，从无到有，初具规模，但是由于中医药事业长期处于从属地位，必然伴随着学术上的从属性。其次，中医药学的教育，除师传带徒方法外，还没有形成一套较完整的方法。中医教学方法，一直套用西方的，或套用其他学科的教学方法，难以按照自身特色发展。还有，全国统一招生，统一分配，用同一教材、同一教学大纲来培养中医药人才，势必培养出来的是同一模式的人才，而且培养人才的速度和数量也有限。所以，近些年来，临床、科研等部门普遍反映，这样的中医药人才知识结构和工作能力难以单独胜任工作。可是，这样的人才还很缺乏，不能适应中医学术继承与发展的需要。

随着中医药事业深入发展，医疗、教育、科研机构需人才；八亿农民找中医看病难，广阔的农村中医药阵地急需人才；中医药面向现代化、面向世界、面向未来，急需人才；人才培养确实是一件刻不容缓的大事，是中医药事业兴旺发达的基本建设。为了解决中医药"乏人""乏才"这两个老问题，迎接各方面的挑战和适应与日俱增的社会要求，"我劝天公重抖擞，不拘一格降人才"，对现行的中医药人才培养、中医药人才的知识结构，必须进行重新分化和组合，使之由单个模式转变为全方位的培养发展模式。就此，试做很不成熟的粗略的构想。

（一）中医药学术体系的分类

保持和发扬中医特色为主体，合理地吸收、渗透现代科学包括现代医学技术，根据其应用功能，把它分为医疗、科研、教育、管理、护理、中药等六大系统，按各大系统的特色分化为十四个子系统。按照各大系统的知识结构，组合相应的子系统，各个系统还应分化出各方面的专业（限于篇幅，从略）。

1. 中医医疗系：培养具有中医基础理论和各科专长实践技能的中医各科临床医师。

中医学基础：包括中医学导论、中医藏象学、经络学、腧穴学、中医病因病机学、中医诊断学、中医治则学、中药学、方剂学等。

中医学临床：包括中医内科学、外科学、妇科学、儿科学、骨伤科学、眼科学、耳鼻喉科学、皮肤科学、肛肠科学、针灸学、推拿学、气功学、温热病学、中医肿瘤学、中医老年病学等。

中医预防学：包括中医保健学、中医康复学、中医免疫学、中医气象学等。

中医社会学：包括中医社会学、中医伦理学、中医心理学、自然辩证法等。

2. 中医科研系：培养具有中医基础理论和各科实践技能，同时具有中医实验学和现代科学技术知识的中医科研专门人才。

中医实验学：包括中医方法论、中医实验方法、医学统计学等。

现代科技知识：电子计算机技术，生物工程技术，激光技术知识，"新三论""老三论"等现代科学技术。

3. 中医文教系：培养具有中医基础理论和中医临床学知识，同时具有古代汉语、中医教育学和中医文献学知识的中医文献研究、中医教育专门人才。

古代汉语：包括文字学、音韵学、训诂学、修辞学、校勘学、版本学等。

中医教育学：包括中医教育学、教育心理学、逻辑学、演讲与口才学等。

中医文献学：包括经典医籍研究、中医文献检索与利用、图书情报学等。

4. 中医管理系：培养具有中医基础理论和中医临床知识外，同时具有中医药管理学和卫生行政方面知识的中医药管理专门人才。

中医药管理学：包括中医管理方针政策、组织机构及现代管理理论，以及中医教育管理、医院管理、科技管理、中药管理等。

卫生行政管理学：包括领导科学基础、思想政治工作概论、卫生法规、卫生经济学、人才学、决策学等。

5. 中医护理学：培养具有中医基础理论和中医各科护理技能的中医护理专门人才。

中医护理学：包括中医护理学基础、中医各科护理学、中医药膳学、中医食疗学、中医营养学等。

6. 中药系：培养具有中医药基础理论和中药专业技能的中药专门人才。

中药学基础：包括中药植物学、动物学、矿物学、中药资源学、中药药理学、中药药性学、中药化学等。

中药学应用：包括中药生药学、中药炮制学、中药鉴别学、中药栽培学、中药制剂学等。

（二）中医药人才培养的方法

为了加快培养中医药人才的速度，必须采取多渠道、多层次、多形式的办法来兴办中医教育。多渠道——有国家办、有集体办、有民办；多层次——有博士班、硕士班，有本科班、大专班、中专班、少年班；多形式——有高、中等中医药院校办，有各级中医院、中医药研究院所办，有老中医、中级中医科技人员带徒弟，有中医电视广播教育、中医函授教育等。

总之，不久将来的中医药学，将以其固有的东方科学文化的特色和优势，以及现代化的姿态，屹立于世界医学之林。

主要参考文献

［1］李志林.中西自然观合流趋势之瞻望［N］.文汇报，1986-02-04（2）.

［2］袁之远.重视对当代西方文化的吸收研究［N］.文汇报，1986-01-17（2）.

［3］雷顺群.开展中医多学科研究，推动中医事业发展［N］，健康报.1986-06-07(2).

［4］叶晓青.科学史研究中的文化观［N］.人民日报，1987-01-23（5）.

［5］赵争仁.中医学术战略研究的良好开端［N］.健康报，1987-01-31（2）.

［6］王文新.中医学术体系分类探讨［J］.医学与哲学，1987:4

（本文原载《中医特色与现代化》1987 年第 1、3 期）

漫谈运气学说与气候、物候、病候

一

运气学说是运用干支甲子相配来纪年、纪月、纪日等，进行演算，预测气候变化规律，推断六淫外感、时病疫疠的发病情况，研究防治方法。早在殷商时期人们就已经使用干支甲子来纪日纪旬，到了东汉时便逐渐普遍以干支纪年了。《素问·六微旨大论》说："天气始于甲，地气始于子，子甲相合，命曰岁立，谨候其时，气可与期。"指出了对于自然界气候变化，只要人们细致观察，其规律性是可知的，并可以把握和运用。如《素问·天元纪大论》所说："天以六为节，地以五为制，周天气者，六期为一备，终地纪者，五岁为一周。……凡六十岁，而为一周。不及太过，斯皆见矣。"

那么，古人用干支甲子来推算自然界气候变化的周期性规律，是否确有科学性之存在呢？《类经图翼》做了这样的阐述："举一岁之气，及干支之数而言，从天用干，则五日一候，五阴五阳，而天之所以有十干。……从地用支，则六日一变，六刚六柔，而地之所以有十二支。……十干以应日，十二支以应月，故一年之月两其六，一月之日六其五，一年之气四其六，一气之候三其五。总计一年之数，三十六甲而周以天之五，三十子而周以地之六。故为十二月、二十四气、七十二候、三百六十日……何非五六之所化？"说明了用干支甲子来纪年纪月，凡一年三百六十日，是十干的三十六倍，十二个月以应十二支；一年二十四个节气，五日为候，三候十五日为一气；一月三十天，是十干的三倍；一天二十四小时，是十二支的二倍；而甲子六十年是十干的六倍，十二支的五倍。关于六十年气候变化周期的科学性，1980 年北京大学张镈副教授与日本科学家安成哲三合作，用大型电子计算机对 1871—1967 年共 106 年间的世界性气压和降雨量等大量的气象资料进行分析，证实在亚洲太平洋地区的气候有六十年左右的周期性变化。现代天文气象方面研究表明，太阳黑子活动对气象的影响很大。每当太阳黑子增多时，太阳常发生强烈的紫外辐射，使地球大气的高层发生强烈的电离现象，造成磁暴和极光，并使平流层的大气温度增高，导致地球上的气象发生了变化。其变化每11～12年为一个周期，而这个周期恰恰又应以十二支，同六十甲子成五倍的关系。

二

古人在长期的生活实践中，逐渐认识到大地上生物的生、长、化、收、藏，与日月星辰四时递嬗等变化有着密切的联系，很早就重视对物候的观察和记录。在《左传》中即有每逢二至、二分等节日，必须记载云物的说法。人们经过总结，积累经验，用以指导农事的适时产生。《吕氏春秋》就曾指出："凡农之道，候之为宝。"在《逸周书·时则训》中已有一年七十二候的物候知识记载，如"立春之日，东风解冻；又五日，蛰虫始振；又五日，鱼上冰。雨水之日，獭祭鱼；又五日，鸿雁来；又五日，草木萌动……"在张景岳的《类经图翼》中亦有类似的记载。这些记录据现代学者竺可桢考正，认为仅是指古代中原西安地区的物候。因为物候是随地形而异的，南北寒暑不同，同一物候出现的时节可相差很远。《素问·五常政大论》说："地有高下，气有温凉，高者气寒，下者气热。"《素问·至真要大论》说："时有常位，而气无必也。"都强调了气候迥殊是因时因地而不同。然而运气学说所论的"主气"，将一年二十四节气分属于风、寒、暑、湿、燥、火等六气，所论的"客气"又以纪年的十二支为周期推算各年度的气候变化，预测十二年周期的外感热病等发病情况。而恰恰物候周期性波动平均为12.2年。

三

《素问·本病论》说："气交失易位，气交乃变，变历非常，即四时失序，万化不安，变民病也。"说明了节气早迟、气候非时，与时病疫疠发病的关系。《伤寒论·伤寒例》中说："夫欲知四时正气为病，及时行疫气之法，皆当按斗历占之。"这是古人以观察北斗星的斗柄所转指的方向，推算节气的递变，从而测知人体四时发病的因素。有关四时节气的气候变化导致时病疫疠的论述，在《内经》《伤寒论》里记载甚多，例不胜举。现代著名老中医蒲辅周对运气学说造诣深湛，见理独明。他说："外感热病必须掌握季节性，一年十二个月，有六个气候上的变化。即风、火、暑、湿、燥、寒。学习祖国医学，治疗急性病，要掌握这个规律。"他在 1956 年和 1957 年治疗乙型脑炎时，重视气候变化与疾病的关系，认为前一年属"暑温"，用辛凉重剂白虎汤；次年属"湿温"而用通阳利湿法，均获捷效，足见蒲老学养至深。他在《蒲辅周医疗经验》中对六气分属一年二十四节气同外感热病发病特点做了很好的归纳，指出大寒、立春、雨水、惊蛰这四个节气六十天，叫作初之气，主厥阴风木。此时的外感病，称风温、春温。亦有应温反寒，而病寒疫。春分、清明、谷雨、立夏，为二之气，主少阴君火，其病多属温热病范围。小满、芒种、夏至、小暑，为三之气，主少阳相火，叫作暑病。积温成热，积热成火。到这个季节，外感病多在暑病范围。大暑、立秋、处暑、白露，为四之气，主太阴湿土，叫作湿温。这是多雨的季节，这时的外感病，多属湿温。秋分、寒露、霜降、立冬，为五之气，主阳明燥金，叫作秋燥。这个季节，雨水少了，自然界万物枝萎叶黄，干枯了，因谓之燥。小雪、大雪、冬至、小寒，为终之气，主太阳寒水。这时候，伤寒病就多了。但冬阳偏胜，气候应寒反温，亦有冬温。六气为病，年年为此。气候正常则发病少，反之则发病多一些。书中还介绍了他治疗四时热病的宝贵的经验，字字珠玑，足堪师法。

运气学说不但认识到气候现象和生物之间息息相关，强调多变的气候现象是可以掌握的，而且粗略地概括其运动的规律，用以预测疾病的发生和指导治疗。但是，它的局限性在于机械地循环演化，不能完全精确地揭示事物运动的本质，有待用现代科学理论和方法去进一步研究探索。

四

《素问·六元正纪大论》云："先立其年，以明其气，金木水火土运行之数，寒暑燥湿风火临御之化，则天道可见，民气可调，阴阳卷舒，近而无惑。"指出高明的医生在年末岁首，对新一年的运气进行推演，明白这年的大运和主运客运、主气客气、司天在泉、主客加临、天符岁会。掌握各节气变化和时病发病概况，可用以帮助诊断和确定治疗原则的参考。吴瑭《温病条辨·原病》篇专门论述温病病因，说："叙气运，原温病之始也，每岁之温有早暮微盛不等，司天在泉，主气客气相加临而言也。"吴氏继承传统之理论，提出气运的变化是温病发生的原因之一。

2003 年为癸未年，"非典"流行，先在南方，继而北方。《素问·六元正纪大论》所指出，"丑未之纪，太阴之政"（60 甲子中，丁丑、丁未、癸丑、癸未、己丑、己未、乙丑、乙未、辛丑、辛未共 10 年），"二之气，其病温疬大行，远近咸若"。癸未年，即是太阴湿土司天，太阳寒水在泉。"二之气"（春分、清明、谷雨、立夏四个节气）客气为少阴君火，主气亦为少阴君火，主客二气相同，火得气化为正。其发病为温热与疫疬大行，远近患病者皆相似。这是运气学说的推论。

在 SARS 的病因尚未最终明确，发病机制不明，尚无特效治疗方法，死亡率高，尤其是临床上尚无确诊方法的情况下，给预防和控制带来了极大的障碍。西医的治法是对抗，找到病原体，用药物"以夷制夷"。而中医的治法是辨证论治，"以不变应万变"，在人类面对未知疾病时，显示出更多的灵活性和强大的生命力。

全国著名老中医邓铁涛教授在"非典"发生之时，指出"战胜'非典'中医有个'武器库'，对病毒性疾病的攻克，中医自有其优势，从 1700 多年前张仲景的《伤寒论》开始，中医就已经有了防治流行性外感疾病的经验。后来随着中医对外感疾病的逐渐深入，到了明清，又有了吴又可的《瘟疫论》和吴瑭的《温病条辨》，形成了中医独特的温病学理论。中医没有病毒学说，但这些病原体已经被概括在中医的'疬气'之中。中医诊治的关键在于辨证论治，而不是把着力点放在对病原体的认识上，这些辨证论治的理论及方法，是中医治疗'非典'之道理所在"。

他指出"非典"流行，与岁气、年运（气候与环境因素）有关系。其病因是疬气，是非其时而有其气，即感染特殊的致病物质。疬气与司天时令现行之气同为致病物质，其区别为引发疾病之轻与重，是一般还是特殊的发热性流行疾病。中医学的病因学，重视天、地、人三者的关系，这样的病原说比之只重视病原体的现代医学理论似略胜一筹。

在邓铁涛教授指导下，南方的同仁同其一起为中医药抗"非典"做出了重要贡献，并受到国家的嘉奖和 WHO 专家的高度评价，提升了中医药防治疾病在世界上的威信。

五

运气学说不但认识到气候现象和生物之间息息相关，强调多变的气候现象是可以掌握的，而且概括其运动的规律，用以预测疾病的发生和指导治疗。

运气学说是《内经》的主要内容，如《素问》中《六元纪大论》《五运行大论》《六微旨大论》《气交变大论》《五常政大论》《六元正纪大论》《至真要大论》等七篇大论。不但内容最为完整，篇幅最为繁富，而且又是学习研究《内经》最为困难的部分。历代虽有王冰（唐）、刘温舒（宋）、张介宾（明）、吴谦（清）等多有阐发，然而其文简意博、理奥趣深，令学者望而生畏，学术幽微。新中国成立后，有任应秋教授编著《五运六气》一书，言简意赅，纲举目张。又有方药中、许家松教授编著《黄帝内经素问运气七篇研究》，使学者惟明，医者勿误。然观近年中医药高等教育，运气学说缺如，也未见有硕士、博士专攻斯学。于此，呼吁中医学界有识之士，重视运气学说。昭彰微旨，敷畅玄言，振兴中医学术，实以为幸。

（本文原载《中医特色与现代化》1986 年第 4 期，再修改于 2003 年）

试论佛教与中医学的渗透

魏晋南北朝时期，印度等国的文化经西域传入我国，给我国带来了佛学、哲学、天文、文学、音乐、舞蹈、医药等优秀文化。虽然与我国传统文化发生过冲突，但对当时的"玄学""清淡"的文化思想和学术气氛，无疑是注入了一股新鲜空气，并且它很快被我国传统文化所吸收、融汇，而且勃然兴盛，从而形成儒、释、道三家为主流的中国文运，影响、渗透到中国文化的每个部分。现就佛教与中医学的渗透，略述如下，不当之处，敬请方家教正。

一、佛教与中医界人物相互渗透

魏晋南北朝时，佛教在中国的气势，正如达摩大师所说："东土震旦，有大乘气象。"据史载，北魏"时佛教盛于洛阳。沙门自西域来者，三千余人。魏主别为之立永明寺千余间以居之。处士冯亮有巧思，魏主使择嵩山形胜之地，立闲居寺，极岩壑土木之美。由是远近承风，无不事佛。比及延昌（北魏宣武帝年号），州郡共有一万三千余寺，僧众二百万"。当时的帝王、将相、长者、名士咸多信奉佛教。翻译佛经的有鸠摩罗什、佛陀耶舍、佛驮跋陀罗、法显、昙无竭等三十多位著名大师，对佛学有高深造诣的有朱士行、康僧渊、支遁、道安、昙翼、竺道生等三百多位著名高僧；齐梁之间著名的文人学士如范云、沈约、任昉、陶弘景、何点、何胤、刘勰等都与佛学有不解之缘。想见当时的佛教文化，声势浩大，影响朝野，无所不至，蔚然大观。从兹而代有发展，形成中国佛教。

佛教与中医之间人物相互渗透者，不外"由佛而医"或"由医而佛"二端。

（一）由佛而医

[晋] 竺潜（286—374），字法深。人呼"深公"，为晋朝望族，十八岁出家，学义渊博，妙善医术，朝野尊敬。时西域僧人支法存善疗脚软之疾，竺潜留心撰录，著《深公方》，又著《集验方》《脚气论》。《千金要方》《外台秘要》治脚气方论，均采纳《深公方》，皆是精要效方。

[北魏] 昙鸾（474—541），雁门人。少游五台山，发心出众，穷究仙佛。造句容山，访陶弘景，得授医术和《仙经》。梁武帝大通三年（531年），遇三藏菩提留支，授以《十六观经》，专修净观，兼通医术、释道，并聚徒讲经，名重魏都，魏主号为"神鸾"。除撰有《净土往生论注》《赞阿弥陀佛偈》等佛学著作外，尚有《调气论》《疗百病杂丸方》《疗百病散》《论气治疗方》（见《隋书》）、《调气方》（见《旧唐书》）等医书。

[唐] 鉴真和尚（688—764），扬州江扬人。俗姓淳于，年十四从扬州大云寺僧智满出家，修研有成，为戒律宗匠，备受各方拥戴。接受日本遣唐大使之邀，天宝元年至十二年，在途十一年，备历风险，迭经艰辛，始抵日本。鉴真以高僧兼通医术，尤精本草，东渡日本凡十年，将佛学、医药、建筑、书法、雕塑等盛唐文化，灌输于日本，被视为日本佛祖、神农，在日本之佛学、医药两界树立伟大功勋。

[明] 释住想，字慎柔，毗陵人。性嗜读书，凡一切宗乘以及儒书经史诸论，无不究览。后复从周慎斋学医，著有《慎柔五书》，于虚劳两证多有发明。

佛教有药师佛，亦称大医王佛，发愿拔除众生一切痛苦。有药王、药上菩萨，施良药治除众生身心病苦。僧人知医，救苦救难，善发菩提心，广布德相，皆本普度众生之大愿为依归。

（二）由医而佛

［**隋唐**］**孙思邈**（581—682），京兆华原人。弱冠善谈庄老及百家之说，兼好释典，著有《千金要方》《千金翼方》，搜罗宏富，集隋唐以前百家成方之大成，观其学术渊源，综合儒、释、道三家思想，加以阐扬。首倡医德，以儒、释、道之仁爱、平等、慈悲、积德等思想用作医者入世法，云："先发大慈恻隐之心，誓愿普救含灵之苦。"提出医者必须博学多能，除必读医经以外，又须涉猎群书，曰："若不读《五经》，不知仁义之道；……不读《内典》，则不知有慈悲喜舍之德；不读《庄》《老》，不能任真体运。"主张医者必须"博极医源，精勤不倦"。

［**宋**］**陈言**（1121—1190），青田人。精于方脉，撰有《三因极一病证方论》，书中论述"君火相火论"，以佛学理论阐明"君火"。他说："五行各一，唯火有二者，乃君相之不同，相火则丽于五行，人之日用者是也。""至于君火，乃二气之本源，万物之所资始。人之初生，必投生于父精母血之中而成形，精属肾，肾属水……；血属心，心属火……则知精血乃财成于识。以识动于暖，静则息，静息无象，暖触可知，故命此暖识以为君火，正《内典》所谓暖识息息连持寿命者。"他所称的"识"乃佛学所说的万法唯识，"暖识"者，人体温暖之识。

［**明**］**王肯堂**（1549—1613），字宇泰。颖悟好学，多才多艺。中进士，入史馆，课艺之外，又尝与郭澹论数纬，与董其昌论书画，与利玛窦论历算，与紫柏大师参禅理。故其著述，除医著《证治准绳》外，尚有佛学著作《成唯识论证义》《因明入正理论集解》（见《续大藏经》）。

［**明**］**赵献可**（1573—1664），字养葵，鄞县人。好学淹贯，而精于医，更旁通《道藏》《内典》，合儒、释、道为一家，其所著《医贯》，言"以养生莫先于养火，所重先天之火者，非第火也，人之所以立命也，仙炼之为丹，释传之为灯，儒明之为德者，皆是物也，一以贯也"。他说"心"是无形无物，乃"全赖心悟，真如之心，非胸中之心"，以佛学来释之。

［**明**］**李中梓**（1588—1655），字士材，华亭人。精究医学，旁通百家，吸取精华，其学说平正通达。晚年精于佛、老之言，著述甚丰，如《内经知要》《医宗必读》《诊家正眼》等二十余种，佛学著述有《居士传灯录》等。

［**明**］**卢复**，字不远，号芷园，钱塘人。精专医术，兼通大乘，又尝游憩

山、莲池、闻谷三大师之门，故晓明佛教，剖疑晰理，解悟不滞，从游者众。著有《芷园医种》，取阿赖耶识有种子功能之义，以名其书。其议论，多自出新义，启人心智。

[明] **卢之颐**（1599—1664），卢复之子。幼承家学，学有根底。其论病以禅理参证医理，善疗奇疾，名重一时。著有《摩索金匮》《疟论疏》《学古诊则》等。之颐当明清之际，晚年目盲，皈依释氏，法名芦旅，自号"东城河上废纳"。

[明] **喻昌**（1585—1682），字嘉言，江西新建人。博极群书，兼通释典。明亡后，披剃为僧，后又蓄发攻医，侨寓常熟，以医名重，治疗多奇中。著有《尚论篇》《寓意草》《医门法律》等。《医门法律》一书，效佛教戒律，每门先冠以论，次为法，次为律。提出法者法疗之术，运用之机；律者，明著医者之所以失，而判定其罪，如折狱然。

[清] **吴师机**（1806—1886），字尚先，浙江钱塘人。精于医术，擅用外治，活人无数，著有医书《理瀹骈文》。又旁参禅理，晚年皈依佛法，有自题小像曰："大千世界，作如是观，云何自在，一个蒲团。"

[民国] **丁福保**（1874—1952），字仲祜，江苏无锡人。博通经史，穷究医理，后留学日本，学贯中西，著作等身。有医著达二十四种，中年研究佛学，遂编《佛学撮要》《佛学初阶》《佛学指南》及《佛学大辞典》等。晚年在医疗诊治之暇，专心学佛，兼修禅净。

[民国] **陆渊雷**（1894—1955），字彭年，江苏川沙人。少从朴学大师姚孟醺游，深入汉学堂奥。后执教于暨南大学，教余兼习岐黄术。1927 年与章次公等创办中国医学院。受中西汇通学派影响，试图沟通中西医学，倡中医现代化。著有《伤寒论今释》《金匮要略今释》等。中年笃信佛教，兼修净密，平日茹素，持菩萨戒。诊病精细，待人诚挚，无名医习气，以出世心，做入世事也。

医为仁术，倡言医德。大凡由医而佛者，悉本慈悲仁爱之心为入世法。其中李中梓、卢之颐、喻昌、吕留良、高鼓峰等医家，遭逢明亡，为民族气节所重，不愿仕清，甘心医隐，或披剃为僧，或皈依佛法，或别有怀抱。

二、佛教思想方法与中医学渗透

印度佛教自魏晋南北朝时输入我国后，与我国文化经历了约三百年的冲突，到了李唐时，已与我国固有的传统文化思想相融汇、相结合，开始形成了独具特色的中国佛教，成为我国古代文化的一个重要组成部分，当然也影响、渗透到中医学范畴中。

（一）佛教理论与中医学的渗透

唐代孙思邈的《千金要方》《千金翼方》，兼收并蓄，吸收了印度佛教四大理论，以说明人体生理病理，如《千金要方·诊候》云："地、水、火、风和合成人，……凡四气合德，四神安和。一气不调，百病一生，四神动作，四百四病，同时俱发。"书中还引录了不少印度佛教医学之秘要，如天竺国按摩法等，无不采撷，从而丰富了中医药学之宝库。

［唐］王焘（670—755），在台阁二十年，久知弘文馆，得古方书数千百卷，摘其要妙，编著《外台秘要》。书中吸纳印度佛教医学以补中医学之未逮，如《天竺经论眼序》，其中除地、水、火、风四大理论外，其论眼生理说"眼根寻无他物，直是水耳，轻膜裹水，圆满、精微、皎洁、明净"，补中医未有之论。书中也辑有佛教、僧人医书精要，如《释僧深方》《耆婆万病丸方》等。

［明］李时珍（1518—1593），字东璧，号濒湖，蕲州人。年轻时弃儒业医，继承家学，研究医药，穷搜博采，贯串百家，专心著述，历时三十年，著成《本草纲目》五十二卷，及《奇经八脉考》《濒湖脉学》等，闻名世界。《本草纲目》旁征博引，引录佛经如《楞严经》《法华经》《圆觉经》《金光明经》等，并引录僧人著作，如僧赞宁的《竹谱》、竺法真的《罗浮山疏》等著作。又如《本草纲目》的本草分类，虫部有卵生、化生、湿生等类的分类思维，肯定是受佛学《金刚经》中"所有一切众生之类，若卵生、若胎生、若湿生、若化生……"这"四生"之影响。又如《本草纲目》注解藿香条："释名，兜娄婆香。"《楞严经》云："坛前以兜娄婆香煎水洗浴，即此。"《法华经》谓之"多摩罗跋香"，《金光明经》谓之钵坦罗香，皆兜娄二字，梵言也。《涅槃》又谓之迦算香。

（二）禅宗的"衣法"与中医学师承的比较

师承授受，是我国历史上宗教界和学术界人才培养的主要途径，特别是佛教禅宗初祖达摩大师的衣法传承，对中医的师承授受影响颇大，试举例比较说明之。

南朝梁武帝普通元年（520年），印度高僧达摩大师东渡来中国，传授佛教禅宗。他在嵩山少林寺"终日默默，面壁而坐"达九年。后来神光到少林寺向达摩大师求法。神光先是形影不离跟着他，可是达摩大师理也不理神光。日复一日，到了冬天，神光仍然在风雪交加之夜侍立于达摩大师之侧达旦，冰雪堆积过膝，这时，达摩大师才问神光，究竟为何？神光说，请大和尚传授法门，普度众生。可是达摩大师听后，严厉地说，诸佛的妙道，都是多生累劫，勤苦精进地修持方可达到，哪可利用小小的德行和取巧的心机，就想求得大乘道果的真谛。年轻人，算了罢，不要为这一念头给自己过不去。神光听了达摩大师的话后，便偷偷地找来一把刀，决然砍下自己的左臂，拿来放在达摩大师前面。这时，神光才赢得了达摩大师严厉的考验，他认为神光是一个可以担当佛门重任、足以传授心法的大器。于是，达摩大师始向神光授了禅宗心法，并传付袈裟，以为传法的征信，这就是禅宗达摩大师的"衣法真传"和二祖神光"断臂求道"的有名公案。

元朝泰定乙丑年（1325年），义乌朱彦修为求深造，乃渡浙河，走吴中，出宛陵，抵南徐，达建业，皆无所遇。后来返回武林，得知武林名匠罗知悌，甚得刘完素之真传，又旁通张子和、李东垣之说，便去求见罗知悌。结果五次都被罗知悌叱骂一顿，不予接待。这样，朱彦修在武林趑趄了三个月，有人告诉罗知悌，前来求教的是朱彦修，早有医名，失此人，必后悔矣！这时，罗知悌才肯召见朱彦修，爱其诚笃，一见如故，甚是欢喜，悉将其术授之。由此，朱彦修医学大有长进，得罗氏心传。

类似上述公案，在佛教禅宗和中医界不胜枚举，可以说明：

1. 举凡一种宗教或学术独树一帜的理论和学派的形成、发展和发扬光大，往往需要几代人的相继探索和努力。因此，物色理想的接班人，师承授受，才能保证其学术上的延续和发展，故达摩大师对神光的苛刻考验、罗知悌对朱彦修的严厉考察，皆出于其对事业的历史责任感。

2. 佛教禅宗的要义是"直指人心，见性成佛"。研修者除了明了佛经的教理之外，最重要的是在于"心行""行为"的自我修正和实证经验。神光在未遇到达摩大师以前，就曾在洛阳龙门香山"终日宴坐"修持佛学，已有相当的禅定功夫。为求成就的果位，必须寻求"至人"点石为金。当时，朱彦修未遇罗知悌之前，在义乌一带也已有医名，也是为求名家点化，四处寻师。

3.佛教禅宗有不立文字，教外别传，亲证实相，方为究竟之说。大凡名医巨匠也都有其不传之秘。所以，非亲学于师而不可得其精髓，若只从书本上得来，是难以学到真谛的。

（三）佛教思维方法对中医学的影响

中医学文献中，每见运用佛教术语，如顿语、心法、棒喝、传灯等，时时透出一股禅意的馨香。

所谓顿悟，亦称"顿了"，佛教术语，与渐悟相对而言，谓佛理是不可分割之整体，故对它的觉悟，亦不能分阶段实现，一旦把握"真理"，即可豁然觉悟。所谓心法，也是佛教术语，指心所有法，为缘起诸法之根本，即一切精神、意识活动的现象。又谓心为心髓，法为一切法门，它们都属于非逻辑思维方式，具有创造性思维的特征，都是东方传统文化的重要思维形式。中医学早期著述中将这种思维方式描写为"豁然贯通""慧然独悟"，后期著述，每受佛教禅宗的影响，直称之为"禅悟""心悟"。

在中医文献中，如元代朱丹溪《丹溪心法》、李锡卿的《心印绀珠经》，清代吴谦的《四诊心法要诀》《妇科心法要诀》等，程国彭的《医学心悟》，高鼓峰的《医家心法》，尤怡的《金匮心典》，无不蕴含佛教禅宗心法、顿悟的寓意。

所谓棒喝，佛教术语，是禅家宗匠接人之作略，或用棒打，或用大喝。棒始于德山，喝来自临济。以后接人棒喝交驰。后来常引申为用来警醒人之迷误者，当头棒喝。如清代章楠的《医门棒喝》，综论医理，结合临床，多有发挥，评述诸家之流弊，自称为时医棒喝，以警当世。

所谓传灯，佛教术语，谓佛法能照破世界"冥暗"，像灯火一样，故把传法称为"传灯"。中医文献中，如明代王绍隆的《医灯续焰》、清代严燮的《医灯集焰》，都有传承心法之指归。

（'95首届中国医学文化学术研讨会（上海）大会交流，

'96首届国际佛教医药学术研讨会（武夷山）大会交流）

（本文曾转载于《浙江佛教》1998年第4期）

医道同源本一家——浅论方技与方术

方技，《辞海》释为"医药与养生之类的技术"。《汉书·艺文志》云："方技者，皆生生之具……故论其书，以序方技为四种。"按：四种谓医经、经方、房中、神仙。《后汉书》有方术传，《新唐书》《宋史》有方技传，《明史》有方伎传，皆同。

方技，《辞源》释为"古代指医、卜、星、相之术"。《汉书·艺文志》云："方技者，皆生生之具，王官之一守也，太古有岐伯、俞拊，中世有扁鹊、秦和……汉兴有仓公。"

方术，《辞海》释义：（1）古指关于治道的方法。《庄子·天下》云："天下之治方术者多矣。"成玄英疏曰："方，道也。自轩顼已下，迄于尧舜，治道艺术方法甚多。"（2）中国古代指天文（包括占候，星占）、医学（包括巫医）、神仙术、占卜、相术、命相、遁甲、堪舆等。《后汉书》列有华佗、左慈、费长房等三十五人的《方术列传》上下篇。后道教承袭了先秦巫祝祭祀鬼神和方士炼丹采药之术，作为修炼方法之一。《辞源》释义：（1）道术。《庄子·天下》云："天下之治方术者多矣。"唐代成玄英疏曰："方，道也。自轩顼以下，迄于尧舜，治道艺术方法甚多。（2）指医、卜、星、相之术。《史记·秦始皇纪》云："悉召文学方术士甚众，欲以兴太平。"

方技和方术，在《辞海》《辞源》两本权威辞书中，这两个词语可以说是互通的。本文试从三个方面来讨论。

一、三大中医经典著作与道家思想同源

中医基本理论体系的形成和发展，是我国先民在我国古代的哲学思想影响和指导下，在华夏这一特定的自然地理、文化、社会和历史环境中，通过长期的防病治病、养生保健的实践和经验积累，逐步形成的独特的中医基本理论体系。

周秦两汉时期，标志中医学体系形成的三大著作:《黄帝内经》创建了中

医基础医学体系,《神农本草经》创建了中医药学体系,《伤寒杂病论》创建了中医临床医学体系。两千多年以来,全部中医学都是在这三大体系指导下不断发展成熟,时至今日,仍然少有超越与突破。

这三大经典著作,虽说是假托泰古三皇,但与三皇和黄老道家思想文化有着密切关系。

先说黄帝

黄帝(公元前2717—公元前2599),古华夏部落联盟首领,中国远古时代华夏民族的共主,五帝之首,被尊为中华"人文初祖"。据说他是少典与附宝之子,本姓公孙,后改姬姓,故称姬轩辕。居轩辕之丘,号轩辕氏;建都于有熊,亦称有熊氏。

史载黄帝因有土德之瑞,故号黄帝,他因首先统一中华民族的伟绩而载入史册。黄帝在位期间,播百谷草木,大力发展生产,始制衣冠、建舟车、制音律、创医学等。

《黄帝内经》既是中医基础医学体系奠基著作,也是道家经典,是在黄老道家理论上建立的中医学理论体系。周秦之际,黄帝之道与术士相合,与医药关系更趋密切,研读《黄帝内经》,可知这些篇章是那时的产物。

如《素问·上古天真论》云:"昔在黄帝,生而神灵,弱而能言,幼而徇齐,长而敦敏,成而登天""其知道者,法于阴阳,和于术数""恬淡虚无,真气从之,精神内守,病安从来。"《素问·四气调神论》云:"被发缓行,以使志生""使志无怒。"《素问·生气通天论》云:"故圣人抟精神,服天气,而通神明。"《素问·阴阳应象大论》云:"是以圣人为无为之事,乐恬淡之能,从欲快志于虚无之守。"等等。

《易经》原是上古卜筮的学术著作,到了商、周之际,经过周文王的整理、周公的祖述、孔子的发扬,成为中华传统文化的基础,被推崇为"群经之首"。因为《易经》最古老,自然它的思想散为诸子百家学术思想,起到了源泉的作用,这是无可否认的事实。作为传统哲学主干的《易经》思想,对《黄帝内经》理论体系的确立起着主导作用。其观物取象的概念,把事物的变化、发展过程抽象概括为阴阳两个基本范畴;把物质世界的五种相互联系的运动概括为五行范畴;它的万物交感既济的观念,阐明阴阳五行的相互对立和消长、制约和统一关系;它发展变化的观念,说明事物能够相互转化的关系;等等。此外,道家哲学思想的很多范畴,诸如元气论、天人相应学说、形神学说、藏象学说、经络学说、病因学说、病机学说、养生学说、运气学说，皆是从整体观上来论述医学，呈现了自然、生物、心理、社会整体医学模式。

再说《神农本草经》

《神农本草经》既是创立中医中药学体系之作，也是道家长生的经典。《汉书·艺文志·方技略》也未收载此书。《国语·晋语》载："昔少典娶于有蟜氏，生黄帝、炎帝。黄帝以姬水（陕西武功漆水河）成，炎帝以姜水（陕西宝鸡清姜河）成。成而异德，故黄帝为姬，炎帝为姜。二帝用师以相济也，异德之故也。"这是最早记载炎帝、黄帝诞生地的史料。

神农（公元前3245—公元前3080），即炎帝，距今5500年至6000年前生于姜水之岸（今陕西宝鸡市境内），远古传说中的太阳神。神农，又称神农氏，汉族神话人物，有文字记载是在战国以后。

《神农本草经》的原始雏形产生于神农时代，处于考古学上的仰韶文化时期。《淮南子》载："神农尝百草之滋味，一日而七十毒。"上古未有文字，相关知识靠师承传授，口传心记，薪火续焰，代代相传，而且是当时未在社会上流传的绝学。《神农本草经》虽系方士所撰，假托上古神农氏，将民间经验之药收集编述，分为上中下三品，但也实有其事。《神农本草经》显示了神农时代对本草的认识和用药经验。

《神农本草经·序录》中即言："上药一百二十种为君，主养命以应天，无毒，久服不伤人"，如人参、甘草、地黄、大枣等；"中药一百二十种为臣，主养性以应人，无毒有毒，斟酌其宜"，需判别药性来使用，如百合、当归、龙眼、黄连、麻黄、白芷、黄芩等；"下药一百二十五种为佐使，主治病以应地，多毒，不可久服"，如大黄、乌头、甘遂、巴豆等。

全书共计收录了365种药物，正好与一年365日相合，这来源于道家术数思想，"法三百六十五度，一度应一日，以成一岁"。其分类方法被称为"三品分类法"，分类的依据主要是药物的性能功效，以应"天地人"三才。

神农氏是洪荒时代的特殊智者，有现代人无法理解的辨别能力，然而现代基因研究从另一个角度证明了神农尝百草的真实性。复旦大学现代人类学实验室负责人李辉等人发现，中国人体内有一种苦味基因，称为TAS2R16，它能辨识出哪些苦味的植物是有毒的，而苦味基因也正是中国先民许多人和一代又一代人在尝百草的过程中生存下来并遗传下去的。

三说《伤寒杂病论》

张仲景（约 150～154 年—约 215～219 年），名机，字仲景，东汉南阳涅阳县（今河南省邓州市穰东镇张寨村）人。东汉末年著名医学家，被后人尊称为医圣。

张玑（机），《后汉书》《三国志》均无传。据《伤寒论·自序》自署长沙太守，考之史书，当时长沙太守实无仲景其人。《名医别录》说他为"南阳人，名机，仲景乃其字也，举孝廉，官至长沙太守。始受术于同郡张伯祖，时人言，识用精微过其师"。

《汉书·艺文志》中也未见《伤寒杂病论》。《汉书·艺文志》经方家中有《汤液经法》三十二卷，道家中有《伊尹》五十一篇。《伤寒杂病论》共十六卷，晋代分为伤寒和杂病二部分，杂病即今《金匮要略》。晋代皇甫谧《针灸甲乙经·序》云："伊尹以元圣之材，撰用《神农本草》以为《汤液》，汉·张仲景论广伊尹《汤液经》为数十卷。"

六朝时梁代陶弘景《辅行诀脏腑用药法要》（简称《辅行诀》）说："汉晋已还，诸名医辈，张玑、卫汜、华佗、吴普、皇甫玄宴、支法师、葛稚川、范将军等皆当代名贤，咸师式此《汤液经法》。"又说："外感天行之病，经方之治有二旦、六神、大小等，昔南阳张玑依此诸方撰为《伤寒论》一部。"

可知《伤寒杂病论》的起源和演变，自上古的《神农本草经》，经汤相伊尹演绎而成《汤液经法》，汉代张仲景论广伊尹《汤液经》，而成《伤寒杂病论》。

敦煌医卷陶弘景《辅行诀脏腑用药法要》（以下简称《辅行诀》）被发现，证实了其传不诬。其中记载："依《神农本草经》及《桐君采药录》上中下三品之药，凡三百六十五味，以应周天之度，四时八节之气。商有圣相伊尹，撰《汤液经法》三卷，为方亦三百六十首。上品上药，为服食补益方者，百二十首；中品中药，为疗疾却邪之方，亦百二十首；下品毒药，为杀虫辟邪痈疽等方，亦百二十首，凡共三百六十首也。实万代医家之规范，苍生护命之大宝也。今检录常情需用者六十首，备山中预防灾疾之用耳。"

《汤液经法》与《伤寒杂病论》十三方对比：

《汤液经》	《伤寒杂病论》
小阳旦汤	桂枝汤
正阳旦汤	小建中汤

大阳旦汤	黄芪建中汤
小阴旦汤	黄芩汤 + 干姜
大阴旦汤	小柴胡汤
小青龙汤	麻黄汤
大青龙汤	小青龙汤
小白虎汤	白虎汤
大白虎汤	竹叶石膏汤
小朱鸟（雀）汤	黄连阿胶汤
大朱鸟（雀）汤	黄连阿胶汤 + 人参、干姜
小玄武汤	真武汤
大玄武汤	真武汤 + 人参、甘草

汉代张仲景不属道家。陶弘景《辅行诀》说张机撰《伤寒论》避道家之称，故其方皆非正名，但以某药名之，亦推主为识文义耳。今书中尚存有青龙、白虎之名者，疑其后又为他人改回。"避道家之名"可反证张氏非道家。

综上所述，我们称之为标志中医学体系形成的三大经典著作，都与道家思想文化同源。

二、方技之学与方术之学相互交错

对于"方技之学"的学术体系，在《汉书·艺文志》中，收录了方技三十六家，八百六十八卷，云："方技者，皆生生之具，王官之一守也。太古有岐伯、俞拊，中世有扁鹊、秦和，盖论病以及国，原诊以知政。汉兴有仓公。今其技术晻昧，故论其书，以序方技为四种。"即医经、经方、房中、神仙等四个方面。

医经有《黄帝内经》《黄帝外经》《扁鹊内经》《扁鹊外经》《白氏内经》《白氏外经》《旁篇》等七家，二百一十六卷，"医经者，原人血脉经络骨髓阴阳表里，以起百病之本，死生之分，而用度箴石汤火所施，调百药齐和之所宜。至齐之得，犹磁石取铁，以物相使。拙者失理，以愈为剧，以生为死。"

经方有《汤液经法》（三十二卷）、《神农黄帝食禁》（七卷）、《五藏六府痹十二病方》（三十卷）等十一家，二百七十四卷。"经方者，本草石之寒温，量疾病之浅深，假药味之滋，因气感之宜，辨五苦六辛，致水火之齐，以通闭解结，反之于平。及失其宜者，以热益热，以寒增寒，精气内伤，不见于外，是所独失也。故谚曰：有病不治，常得中医。"

房中有《容成阴道》《务成子阴道》《尧舜阴道》《汤盘庚阴道》等八家，百八十六卷，"房中者，情性之极，至道之际，是以圣王制外乐以禁内情，而为之节文。传曰：'先王之所乐，所以节百事也。'乐而有节，则和平寿考。及迷者弗顾，以生疾而陨性命。"

神仙有《宓戏杂子道》《上圣杂子道》《道要杂子》《黄帝杂子步引》《黄帝岐伯按摩》等十家，二百五卷。"神仙者，所以保性命之真，而游求于其外者也。聊以荡意平心，同死生之域，而无怵惕于胸中。然而或者专以为务，则诞欺怪迂之文弥以益多，非圣王之所以教也。孔子曰：'索隐行怪，后世有述焉，吾不为之矣。'"

"方术（数术）之学"的学术体系，《汉书·艺文志》收录了凡数术百九十家，二千五百二十八卷。班固云："数术者，皆明堂羲和史卜之职也。史官之废久矣，其书既不能具，虽有其书而无其人。《易》曰：'苟非其人，道不虚行。'春秋时鲁有梓慎，郑有裨灶，晋有卜偃，宋有子韦。六国时楚有甘公，魏有石申夫。汉有唐都，庶得粗觕。盖有因而成易，无因而成难，故因旧书以序数术为六种。"

其中道家三十七家，九百九十三篇。包括《伊尹》《太公》《老子邻氏经传》《鹖子》《关尹子》《庄子》《列子》《鹖冠子》《周训》等。"道家者流，盖出于史官，历记成败存亡祸福古今之道，然后知秉要执本，清虚以自守，卑弱以自持，此君人南面之术也。合于尧之克攘，《易》之嗛嗛，一谦而四益，此其所长也。及放者为之，则欲绝去礼学，兼弃仁义，曰独任清虚可以为治。"

天文二十一家，四百四十五卷，"天文者，序二十八宿，步五星日月，以纪吉凶之象，圣王所以参政也。《易》曰：'观乎天文，以察时变。'然星事凶悍，非湛密者弗能由也。夫观景以谴形，非明王亦不能服听也。以不能由之臣，谏不能听之王，此所以两有患也。"

历谱十八家，六百六卷。"历谱者，序四时之位，正分至之节，会日月五星之辰，以考寒暑杀生之实。故圣王必正历数，以定三统服色之制，又以探知五星日月之会。凶厄之患，吉隆之喜，其术皆出焉。此圣人知命之术也，非天下之至材，其孰与焉！道之乱也，患出于小人而强欲知天道者，坏大以为小，削远以为近，是以道术破碎而难知也。"

五行三十一家，六百五十二卷。"五行者，五常之形气也。《书》云'初一曰五行，次二曰羞用五事'，言进用五事以顺五行也。貌、言、视、听、思心失，而五行之序乱，五星之变作，皆出于律历之数而分为一者也。其法亦起五德终始，推其极则无不至。而小数家因此以为吉凶，而行于世，浸以相乱。"

蓍龟十五家，四百一卷。"蓍龟者，圣人之所用也。《书》曰：'女则有大疑，谋及卜筮。'《易》曰：'定天下之吉凶，成天下之亹亹者，莫善于蓍龟。''是故君子将有为也，将有行也，问焉而以言，其受命也如向，无有远近幽深，遂知来物。非天下之至精，其孰能与于此！'及至衰世，解于齐戒，而娄烦卜筮，神明不应。故筮渎不告，《易》以为忌；龟厌不告，《诗》以为刺。"

杂占十八家，三百一十三卷。"杂占者，纪百事之象，候善恶之征。《易》曰：'占事知来。'众占非一、而梦为大，故周有其官。而《诗》载熊罴虺蛇众鱼旟旗之梦，著明大人之占，以考吉凶，盖参卜筮。《春秋》之说妖也，曰：'人之所忌，其气炎以取之，祅由人兴也。人失常则妖兴，人无衅焉，妖不自作。'故曰：'德胜不祥，义厌不惠。'桑谷共生，大戊以兴；雊雉登鼎，武丁为宗。然惑者不稽诸躬，而忌祅之见，是以《诗》刺'召彼故老，讯之占梦'，伤其舍本而忧末，不能胜凶咎也。"

形法六家，百二十二卷。"形法者，大举九州之势以立城郭室舍形，人及六畜骨法之度数、器物之形容以求其声气贵贱吉凶。犹律有长短，而各征其声，非有鬼神，数自然也。然形与气相首尾，亦有有其形而无其气，有其气而无其形，此精微之独异也。"

此外，还有兵权谋、兵技巧等等。战国时楚人鹖冠子在教导其学生庞煖之时，指出欲修成一位道家学者，必须修行精通九道，曰："一曰道德，二曰阴阳，三曰法令，四曰天官，五曰神徵，六曰伎艺，七曰人情，八曰械器，九曰处兵。"九者缺一不可，只能多，不可以少，方能成为全面的道家的人才。

从《汉书·艺文志》中可知，"方技"有四类（医经、经方、房中、神仙）皆是"生生之具"，而"方术（数术）"有六类（天文、历谱、五行、蓍龟、杂占、形法）则是"史卜之职"，但二者有千丝万缕的联系。如其中阴阳、五行、房中、神仙等有关内容是相互交错融合的。

三、方技之士与方术之士密不可分

方技之士与方术之士，古代有"道医""方士医"之称谓，为道者必须兼修医术，葛洪《抱朴子》谓："是故古之初为道者，莫不兼修医术，以救近祸焉。"或"以医传教""借医弘道"，或"援医入道""援仙入医"，而有"医道同源""医道相通"之说。历代名医如汉之董奉，晋之葛洪，南北朝之陶弘景，唐之王冰、孙思邈、杨上善等，皆道医也。

董奉（220—280），东汉建安时期名医。又名董平，字君异，号拔墘，侯官县董墘村（今福建省福州长乐市古槐镇青山村）人。少年学医，信奉道教。年轻时，曾任侯官县小吏，不久归隐，在其家村后山中，一面练功，一面行医。董奉医术高明，治病不取钱物，只要重病愈者在山中栽杏5株，轻病愈者栽杏1株。数年之后，有杏万株，郁然成林。春天杏子熟时，董奉便在树下建一草仓储杏。需要杏子的人，可用谷子自行交换，再将所得之谷赈济贫民，供给行旅。故后世称颂医家有"杏林春暖"之语。

华佗（145—208），字元化，沛国谯（今安徽省亳州市）人，三国著名医学家。少时曾在外游学，钻研医术而不求仕途，行医足迹遍及安徽、山东、河南、江苏等地。华佗一生行医各地，声誉颇著，在医学上有多方面的成就。他精通内、外、妇、儿、针灸各科，对外科尤为擅长。后因不服曹操征召被杀，所著医书已佚。华佗属于道家，效虎、鹿、熊、狼、鸟等动作（即《庄子》所云"熊径鸟伸"）为五禽戏，作漆叶青黏散，有轻体、头不白作用，亦秦汉方士之遗。

葛洪（284—364），字稚川，自号抱朴子，东晋著名医药学家，汉族，晋丹阳郡（今江苏句容）人。三国方士葛玄之侄孙，世称"小仙翁"。他曾受封为关内侯，后隐居罗浮山炼丹。其全面总结了晋以前的神仙理论，并系统地总结了晋以前的神仙方术，包括守一、行气、导引和房中术等；同时又将神仙方术与儒家的纲常名教相结合，主张神仙养生为内，儒术应世为外。他在《抱朴子·内篇》中的《金丹》和《黄白》篇中，系统地总结了晋以前的炼丹成就，具体地介绍了一些炼丹方法，记载了大量的古代丹经和丹法，勾画了中国古代炼丹的历史梗概，也为我们提供了原始实验化学的珍贵资料，对隋唐炼丹术的发展具有重大影响，成为炼丹史上一位承前启后的著名炼丹家。

陶弘景（456—536），字通明，齐梁间道士、道教思想家、医学家，自号华阳隐居士，丹阳秣陵（今江苏南京）人，卒谥贞白先生。弱冠之年入齐，为诸王侍读，除奉朝请，征左卫殿中将军。梁武帝永明十年（492年）辞官赴句曲山（茅山）隐居，从孙岳游学，并受符图经法，遍历名山，寻访仙药。梁武帝礼聘不至，却每每就谘朝廷大事，时人称之为"山中宰相"。其思想源于老庄，并受葛洪道教思想影响，亦杂有儒佛观点。主张儒、佛、道三家合流，鼓吹"百法纷凑，无越三教之境"，将儒家封建等级观念引入道教理论。善书法，尤精行书，长于医药、历算、地理。在整理古籍《神农本草经》的基础上，吸收魏晋间药物学的新成就，撰有《本草经集注》七卷，所载药物凡七百三十种，对后世本草学之发展有很大影响。另又著有《真诰》，是道家重要典籍之一。

孙思邈（581—682），京兆华原（今陕西省耀县）人。唐代著名道士、医药学家，被人称为"药王"。由于当时社会动乱，孙思邈隐居陕西境内的秦岭太白山中，其博涉经史百家，兼通佛典。当时的朝廷下令征孙思邈为国子监博士，被他拒绝了。孙思邈在太白山研究道教经典，以"济世活人"作为终生事业，悬壶济世，医德高尚。探索养生之术，博览众家医书，研究古人医疗方剂，终于完成了不朽之作《千金要方》，内收医经、经方、房中、神仙为一书。

王冰（710—805），号启玄子，又作启元子。里居籍贯不详，唐宝应中（762—763年）为太仆令，故称为王太仆。王冰年轻时笃好养生之术，留心医学，潜心研究《素问》达12年之久。他著成《次注黄帝内经素问》二十四卷，八十一篇，为整理保存古医籍做出了突出的贡献。王氏对运气学说很有研究，其理论见解记述于补入的七篇大论的注释中，为后世运气学说之本。

刘河间（约1120—1200），即刘完素，字守真，金代医学家，河北河间人，故人称刘河间，自号通玄居（处）士。金元四大家之首，寒凉派的创始人，温病学的奠基人之一。金章宗（完颜璟）三次征聘，皆不就，遂赐号高尚先生。刘完素自幼耽嗜医书，对《素问》爱不释手，造诣颇深。代表作有《素问要旨论》《宣明论方》《三消论》《伤寒标本心法类萃》等。

张元素（1131—1234），字洁古，金之易州（河北省易县军士村，今水口村）人。他自幼聪敏，8岁应"童子举"，27岁试"经义"进士，因犯"庙讳"而落榜，遂弃仕从医。中医易水学派创始人，生卒之年无以确切考证而不详。其所处时代略晚于与其同时期的医家刘完素。著有《医学启源》《脏腑标本寒热虚实用药式》《药注难经》《医方》《洁古本草》《洁古家珍》以及《珍珠囊》等。其中《医学启源》与《脏腑标本寒热虚实用药式》最能反映其学术观点。"命门为相火之原，天地之始，藏精生血，降则为漏，升则为铅，主三焦元气"，此道家丹灶之言，可见洁古亦属道家。

张景岳（1563—1640），明末会稽（今浙江绍兴）人，名介宾，字惠卿，号景岳，因其室名通一斋，别号通一子。通晓经史、术数、堪舆、易理、天文、音律、兵法之学，对医学领悟尤多。因为他善用熟地，有人又称他为"张熟地"。他是杰出的医学家，古代中医温补学派的代表人物。著有《类经》《类经图翼》《类经附翼》《景岳全书》《质疑录》等中医学经典著作，为医学的发展做出了巨大贡献。

赵献可，生卒年不详，字养葵，自号医巫闾子，鄞县（今浙江宁波）人。善易而精医，好学淹贯，医德高尚；旁通道藏内典，合儒释道为一家；创立命门理论，命门位于两肾之中，内具真水真火，而命门之相火又位于两肾水之间，它们之间有着非常密切的关系。著有《医贯》《内经钞》《素问钞》《经络考》《正脉论》《二体一例》，以《医贯》流传广而影响大。

傅青主（1607—1684），名傅山，字青竹，后改字青主，别号朱衣道人、石道人等，阳曲（今山西省太原市）人。他是著名的学者，哲学、医学、儒学、佛学、诗歌、书法、绘画、金石、武术、考据等无所不通。明亡后为道士，隐居土室养母，是明末清初保持民族气节的典范。傅青主与顾炎武、黄宗羲、王夫之、李颙、颜元一起被梁启超称为"清初六大师"。著有《傅青主女科》《傅青主男科》等传世之作。

东汉末年，道家弟子张道陵在汉代黄老道家理论基础上，吸收古代神仙家的方术和民间巫术鬼神信仰而衍化成立了道教组织，乃通过信奉"道"，修炼精神形体而"成仙得道"的宗教，自后 1800 年来代有发展。道教作为一种完备成熟的宗教，和其他宗教一样，有其经典教义、信仰、仪式活动，以及宗派传承、教团组织、科戒制度、宗教活动场所等。因此，道教作为一种既有信念又有组织的宗教，和学术思想上的道家有着密切的渊源关系。但两者之间的区别是非常明显的。道家与道教不能完全等同，本文所讨论的还只是道家思想文化范畴。

本文因限于篇幅，只是从医家方技与道家方术的文化方面加以简要的论述，尚未涉及医家与道家、道教具体的治疗和修治方法等，有待今后补充。

因限于学识，不揣谫陋，敬请方家不吝赐教。

（原载《乐清日报》"文化周刊" 2018，（11）：16；2018，（12）：7）

周易与人体生命规律

摘要　本文论述了周易十二辟卦，以及十二辟卦与人体生命规律的关系；并阐述了人与天地相参，五运六气的变化有盛衰顺逆，气候的变化有太过不及，天地间万物与之息息相应；提出了在人体生命过程中，由于受五运六气的变化的影响，一个交替、连接的生命节律，在这个时候，常会出现大运交脱和犯太岁的关键之时，导致生命发生大动荡，大转变。应把握这个生命节律，并做好摄生，以保身长全。

关键词　周易；十二辟卦；五运六气；生命节律；交脱运

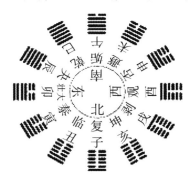

一、十二辟卦——阴阳消长变化

十二辟卦，也叫十二消息卦，是周易研究当中的重要学说。在一个卦体中，凡阳爻去而阴爻来称为"消"；阴爻去而阳爻来称为"息"。十二辟卦又称十二消息卦，即被视为由"乾""坤"二卦各爻的"消""息"变化而来的。"辟"是君主的意思，这里取其主宰之义。用十二个卦配十二个月，每一卦为一月之主，是谓"十二辟卦"，即十二月卦。这十二卦是：复、临、泰、大壮、夬、乾、姤、遯、否、观、剥、坤。配以地支排序之月份，就是：复主十一（子）月，临主十二（丑）月，泰主正（寅）月，大壮主二（卯）月，夬主三（辰）月，乾主四（巳）月，姤主五（午）月，遯主六（未）月，否主七（申）月，观主八（酉）月，剥主九（戌）月，坤主十（亥）月。

十二辟卦的特性，又与地支（子、丑、寅、卯……）有对应关系，以"乾"卦含子、丑、寅、卯、辰、巳，"坤"卦含午、未、申、酉、戌、亥，以两卦十二爻表示一年的十二个月（或称为一年循环周期）。

十二辟卦当然也与廿四节气有着联系。如：临卦六三大寒，遯卦九三大暑，泰卦九五雨水，否卦六五处暑，大壮初九春分，观卦初九秋分，夬卦六三谷雨，剥卦六三霜降，乾卦六五小满，坤卦六五小雪，等等。

十二消息卦又叫十二壁卦，它是取《易经》六十四卦中十二个特殊的卦形，配以每年十二个月（纯太阴历），以反映四时、八节、十二个月等阴阳消长规律。

"壁"字的古意为"圭"和"君"，圭是测日工具，君则以示其统领四时万物。"壁"又指外圆内方的礼器，外圆象天，内方法地；外圆为在天的二十八宿，内方为在地的十二地支、十二月，壁卦及四时八节。内方边上是二至二分四立的日晷影长，中心为北斗星，这样就把十二壁卦的天文背景反映了出来。

根据天人相应学说，古人发现疾病在二分二至四个节气变化尤为明显，而二分二至又与天象的尾、箕、参、壁四宿及卦象的复、姤、大壮、观四卦分别有着相应关系。二分二至是一年中阴阳消长的转折点：冬至、夏至为阴阳之气接合之时，春分、秋分为阴阳之气分离之时。二月的春分节，北斗星斗柄指卯，其时太阳行至二十八宿的壁宿。这一日，日出卯正刻，入酉正初刻，昼五十刻、夜五十刻昼夜长短相等。春分过后，则阴阳分离昼渐长、夜渐短，阴气退、阳气进，气候渐暖，万物生复，在卦象上用大壮表示（雷天大壮）。

二、命运与运气周期

我国古代对人的寿命的认识，早在《尚书·洪范》中就提出："一曰寿，百二十岁也。"《素问·上古天真论》也说："余闻上古之人，春秋皆度百岁，而动作不衰。"嵇康《养生论》云："上寿百二十，古今所同。"国际上普遍认为人的寿命是人类成熟期乘以 5 ～ 7 倍，约等于 100 ～ 175 岁。世界卫生组织也基本认为人的寿命为一百二十岁。

在这一百二十年的生命中，《素问·上古天真论》中还有"女子七七""男子八八"的节律，论述人体的生命过程。人体的生、长、化、收、藏的生命规律，也正是一个十二辟卦消息变化。亦以阴阳损益来表示人体精气的盛衰变化，但由于遗传因素、社会和生活环境因素、医疗条件，特别是不良个人生活方式的影响，导致疾病或过早死亡。

著名中医岳美中先生早在1978年《上海中医药杂志》复刊号上说："我在五十年治病过程中，根据大自然阴阳气交之变化，对病人有所体认，略述于下，虽不够精密，但约略得其宏观的整体，愿与中医界贤明一商榷之。"

人类和动物生生化化于宇宙间，是与大自然浑然不可分离之一体，生息于大地之上，日星之下，因其旦暮昼夜之变化，春夏秋冬二十四节气发展之不同，而种种生物自然随之各有其生命之抑扬起落，或张或弛，所以产生了现代生物时钟的说法。其所谓周期性、节奏性规律云者，盖不外此也。

今天科学家所引起注意研究之事理，上溯我国古代医学。早在悟见辨认中，且久已应用之于诊断治疗中。《内经》和《伤寒论》论之详矣，用之确矣。"

他又说："一日十二时辰之子午卯酉，一年廿四节气之二分（春分、秋分）二至（冬至、夏至），为一日与一年最关键时刻，是阴阳气交的枢机。因为子午与二至，是阴阳交替之候，卯酉与二分，是阴阳平衡之际，能注意到这些时令的发展变化，就能测度阴阳的消长与平衡，对外感急性病，可以掌握到它的欲解向愈、转化与传变的时刻。即使是慢性疾患，也可以观察到它的痊愈与恶化的趋向，甚至可以推断危亡的时刻。我国医学本着昼夜的长短、寒暖的推移、时令的节气，以观察六气之交替，而进行一年外感时行急病的辨证论治。"[1]这是何等的高识卓见！

他指出，"阴阳之理至微，死生之事至大，而西方生物时钟之发现，见于现代，世人多惊异而研究之，却不知阴阳抱负之机缄，阴阳消长之理论，早见于两千年前之《内经》，即以'阴平阳秘，精神乃治''阴阳离决，精气乃绝'之精确理论，断定人之健康与危殆"[1]。

三、生命节律与大运交脱

人与天地相参，"五运更治，上应天期，阴阳往复，寒暑迎随，真邪相薄，内外分离，六经波荡，五气倾移，太过不及，专胜兼并"（《素问·气交变大论》）。《金匮要略》亦云："人禀五常，因风气而生长，风气虽能生万物，亦能害万物，如水能浮舟，亦能覆舟。"二者都阐述了天地日月的运行，五运六气的变化有盛衰顺逆，气候的变化有太过不及，天地间万物与之息息相应。人生与五运六气的变化，必然也息息相关。

诚如岳美中所说："时间和空间，纵横地交织在一起，才形成宇宙。人在其间，生存下去，繁殖下去，是须臾不能离开它的。人在生理上既随着四时运行，昼夜的转变，适应它的规律而健康地生活着；一有疾病，无论是风、寒、暑、湿为其外界的诱因，或直接受到侵袭影响机体，它本身既有变动不居性，若治疗不及时与不恰当，则更必迅速地发展。这虽然比空洞现象抽象，但仔细观察也有它的客观存在，有蛛丝马迹的迹象可寻。"[1]

人的生命如同竹子一样，一节一节地向上生长，是有节律的。在原有的一段与新生长的一段，就有个节相连接，这个节就有一个交替、连接的时空关系。这也是一个时运的问题。人体生命过程中，由于受五运六气的变化的影响，一个交替、连接的时候，常会出现大动荡，大转变。

鲁迅先生《自嘲》诗云："运交华盖欲何求，未敢翻身已碰头。"命理学有"交脱运""大运交脱之年"说，而且有"犯太岁"之说。

命理学认为，入运之初为"交"，将入新运为"脱"，是以十神喜忌为依据。由喜神运交替入忌神运，人生经历由盛变衰；由忌神运交替入喜神运，人生经历由衰变盛。大运交脱的两年之间，必然有动，而且一定动荡得厉害。有人形容由喜神运交入忌神运，人生如坐过山车，由高峰掉进深谷。不但在生命、健康上有影响，而且工作、财产、仕途、灾难等等也都会有变化。

每一个人的交脱运都不同，一般以几岁起运来计算，此需视大运演变而定。十年为一大运，之后交接下一大运，是为换运。故依此论据好像人生的周期，有一种特定之运程规律，今年所发生之事情，经若干年后又发生一次变化。一般以十天干、十二地支之数而发生，即十到十二年的周期。"天干取运，地支取气"。五运和六气在运用时是相互结合的，天干与地支的配合，代表着运和气的结合。每年的年号，都是由一个天干和一个地支组成的，要推测某年的运气情况，必须把两者结合起来，进行全面的综合分析。

特别是"犯太岁"，流年与值年太岁有刑、冲、克、破、害、并等时，俗云："太岁当头坐，无喜恐有祸。"无论是哪一种，在哪一年里出现犯太岁必定百事不顺，事业多困厄，身体多病变，因此，务必要注意珍摄，以养其生，以保身长全。

本人的观察，大凡十二地支倍数加一，即本命年，多是生命攸关数，尤须注意！如 36～37、48～49、60～61、72～73、83～84、95～96 等。交脱运多在这些数字的上下两年，不慎则现暴卒之厄。

命值天地全数之年，也是风险极高的年份。所谓天地全数，就是人们通常说的 73、84 岁虚岁；因为 7+3 为天干总和之数，8+4 为地支总和之数，有天满、地满之意。天满、地满，必有转换，就是人生的一个转折，所以需要注意。

试举亲近的例子，我市著名国学大师南怀瑾先生于 2012 年 9 月逝世，享年九十五岁。他是一位"上下五千年，纵横十万里。经纶三大教，出入百家言"的大师，青年时远走康藏，参访密宗各派，得到贡嘎活佛等多位高僧真传，被各派印证，承认其为密宗上师。昔年自峨嵋闭关下山后，再掩室于四川嘉定（乐山）五通桥多宝（如来）寺中，蒙文殊师利菩萨显现亲授"准提法门"。内涵性相融通及即身（生）成就奥秘。师誓愿如世缘过百龄，得机而宣说其中全部内密，再正式传授传法上师之正式灌顶。不然，没身而已。平常不易轻传仪轨灌顶，只恐"慈悲生祸害，方便出下流"[2]之故，他亦逃脱不了命运的安排。

根据运气学说也可判断疾病的预后，预测死亡的日期和时刻。五脏病，凡真脏脉出现后，皆至其所不胜之日死。如"肝见庚辛死，心见壬癸死，脾见甲乙死，肺见丙丁死，肾见戊己死，是谓真脏脉见皆死"（《素问·平人气象论》）。即庚辛金克肝木，壬癸水克心火，甲乙木克脾土，丙丁火克肺金，戊己土克肾水是也。

将十二地支按五行分属，五行又与五脏相配，则一昼夜的时辰可分属五脏，然后将时支的属性与所患病的属性按五行相克规律相结合，可推测出死亡的大体时间。如《素问·玉机真脏论》言："一日一夜五分之，此所以占死生之早暮也。"

最近国医大师颜德馨论养生说："人体生命活动不仅表现为四时节令的密切对应关系，同时也存在着与月、日、时自然周期近似或相似的同步规律。中医很重视气候阴阳转折和疾病相关理论用于推断病情，如一年四季中的二分（春分、秋分）二至（夏至、冬至），是阴阳气交之时，一日之中的子午卯酉时辰，乃阴阳更替之际。气象按期周转规律均有明显的改变，掌握这个时气转变可以判断疾病。余在临证中特别重视从寒暑交替、昼夜变化联系整体，知时论证。"

"余在多年的临床中，注意到阴证和阳证的死亡时间，大都符合昼夜阴阳，阴证多死于阴时，阳证多死于阳时。死亡时间从月份来讲，则以6月和12月为最多，恰好是农历夏至和冬至所在月份，结论与古人相合。在慢性病的诊治过程中，更要注意重证恶候有可能在时序阴阳变更时出现。"[3]

中医学摄生之道讲"天人相应"，提出"法于阴阳，和于术数"，强调"必先岁气，无伐天和"（《素问·五常政大论》）。

在人生交运脱运之厄年，要韬光养晦，小心谨慎，乐观冷静，摄生保养。"无失天信，无逆气宜，无翼其胜，无赞其复，是谓至治"（《素问·六元正纪大论》）。一是"虚邪贼风，避之有时"，尽量避免或减轻外邪的侵袭；一是"正气存内，邪不可干"，增强体质与抵抗力，以期达到平安、吉祥、康泰，渡过生命的交接期，而臻百岁长生。

以上看法，系个人肤浅体悟，敬请贤达不吝指教。

参考文献

［1］岳美中.试谈辨证论治和时间空间［J］.上海中医药杂志，1978，（1）：14-17.

［2］胡松年.无量古法，密部别传，简中之简，密中之密.2009年11月2日.

［3］颜德馨.养生医话——节气与生命现象［N］.中国中医药报，2014-04-14（7）.

（原载《浙南中医药》2014年第2期）

读徐堇侯先生，论中医药文化

关键词　徐堇侯；中医药文化；儒医

2011年8月4日，由温州市文化广电新闻出版局主办，温州博物馆等承办，在温州博物馆隆重举办《徐堇侯先生书画作品展》，温州市人大、政协、政府等领导出席了开幕式，各界反响空前。

徐堇侯（1895—1979），名恭懋，别署元长，斋名为"海棠巢"。1895年
11月26日出生于乐清县乐成镇居仁巷一个著名乡绅家庭。他幼承家学，1910
年毕业于乐清县立小学，中学就读于旧制省立第十中学（今温州中学），18岁
师从乐清儒医刘之屏学文及习医。他还曾师从陈介石、刘绍宽、朱鹏等名家
习文史词赋，从汪如渊学画，从蔡履平学三弦。1926年迁居温州，1928年任
永乐汽轮公司经理兼行医，抗战期间，永乐汽船被日寇炸沉，他辞去经理职
务。1946年受聘温州普安施药局常驻医师。1955年5月进入温州市第一医院
（今温州医科大学附属第一医院）任中医师。1979年2月20日因病逝世于温
州，享年84岁。

　　徐堇侯先生不仅医术精湛，悬壶济世，被评为温州十大名中医之一，是
永嘉医派人物，培养了一批中医人才；同时还广学博览，诗词曲赋、琴棋书
画样样皆精，与夏承焘、梅冷生、吴鹭山、苏渊雷等名家为至交，有"东瓯
才子"之誉。在国画方面，他尤长意笔花卉，落笔苍劲郁勃、端庄灵动，设
色艳而不俗，画格在艺坛上享有高誉，是永嘉画派的传承者和开来者，并成
为近现代温州文人画的代表人物。当代温籍著名书画家刘旦宅、谢振瓯、吴
绥镐、张如元等都出自其门下。[1]

　　我们细读徐堇侯先生的一生，可见中医药文化在中医人身上的体现是十
分深刻的。

一、不为良相，便为良医

　　儒家讲正心、修身、齐家、治国、平天下，这是几千年来无数知识分
子的最高理想。然而实际上，成功的机会少，失望的时候多，于是又出现了
"穷则独善其身，达则兼济天下"的思想。正心、修身、齐家、治国、平天
下的人生理想与"穷则独善其身，达则兼济天下"的积极达观态度相互结合
补充，千年来其影响经久不衰。所以，宋朝范仲淹有言："不为良相，便为良
医。"儒生的济世利天下和医学治病利世人的手段，与儒家伦理观是完全一致
的。故，作为儒生入世，进则居高官，退则转而学医，可以"上以疗君亲之
疾，下以救贫贱之厄，中以保身长全，以养其生"（《伤寒杂病论·序》），以
完成其济世治病之志。

　　徐堇侯先生出身于乐清著名乡绅家庭，祖上当年拥有三千亩田地。当时，
完全可以走经济仕途，然而他选择走儒医的道路，以"不为良相，便为良医"

为指归。18 岁时他跟从乐清名儒、名中医刘之屏学文、习医达 5 年之久，后在家中继续自学中医及古典文学。1926 年迁居温州后，他在家仍坚持自学中医，又师事池仲霖、杨伯畴等名医。刘之屏、池仲霖、杨伯畴等均是陈虬温州利济医学堂第一届学生，故其成为利济医学堂第二代传人。1938 年，他参加中医公会，在温州正式行医。1946 年受聘于温州普安施药局，任常驻医师。他为患者诊脉看病，喜用经方，辨证得当，用药中肯，治愈了不少病人，且性情温和，深得病家好评。

1951 年至 1953 年他应上海大中国图书局顾劼刚之邀，担任绘画编辑，后到上海市中医进修班学习一年多，还请益过上海中医名流陆渊雷先生，这对他的中医生涯起到了重要的作用。1955 年 5 月，他成了温州市第一医院的一名中医师，曾负责中医科工作，还被评为温州十大名中医之一。[2]

二、儒必知医，医必须儒

儒生习医，除了怀有"不为良相，便为良医"的志向外，儒家的《孝经》所阐发的伦理思想对儒生习医影响很大。《孝经》提出："夫孝，天之经也，地之义也，人之行也。"又说："身体发肤，受之父母，不敢毁伤，孝之始也。立身行道，扬名于后世，以显父母，孝之终也。"历代加以畅扬。元朝有《二十四孝图》，加以宣扬儒家的孝道。如汉文帝"亲尝汤药"，"母后三载病，汤药必先尝"等，对儒生学医有很大刺激。在医学史上常常看到：一因父母有病，要尽孝事亲而转学医；二因本人有病体弱，七尺身躯，受之父母，不敢毁伤而转学医。故有"儒必知医"的说法，就是基于"忠以事君，孝以事亲"的观念。

"儒必知医"，以尽忠致孝、济世利人。故历代儒士往往以不知医为羞。不少士大夫亲自整理收集验方、家藏方，如宋朝苏轼和沈括的《苏沈良方》、陆游的《集验方》等，不胜枚举。金元朱丹溪《格致余论》道："古人以医为吾儒格物致知之一事。"

徐堇侯先生青年时患伤寒病，以仲景经方治愈，病后身体虚弱，又其先辈偏多短折，遂立志学医。刘之屏精通医理，主张吸收西医长处以充实中医，先生得刘氏薪传。又从族公徐浩如学疡科，兼读医籍，深窥秘奥。[3]

"医必须儒"，就是儒生有较好的古代传统文化素养，能很好阅读《内经》《难经》等古典医籍，能更好、更准确地领会医理和接受前人遗留下来的医学知识，提高理论思维能力，提高研究效率，所以古有"秀才学医，笼中捉鸡"的说法，儒生学医能获快捷的学习效果。

徐菫侯先生师从乐清著名儒医刘之屏学文及习医，他还曾师从陈介石（维新派东瓯三杰之一）、刘绍宽、朱鹏等名家习文史词赋，又师事池仲霖、杨伯畴等名医，后来到上海还请益过中医名流陆渊雷等先生，可谓甚得诸高师指点。

徐西楼回忆跟随菫侯先生学医，先生常说："工欲善其事，必先利其器。""一个秀才半个医，文是基础医是楼。"为了确保对古典医著的正确理解，我们学中医的务必要具备一定的古典文学素养。[4]

三、仁心仁术，医德双馨

医乃仁术，诚如晋代杨泉所云："夫医者，非仁爱之士不可托也，非聪明答理不可任也，非廉洁淳良不可信也。"

何谓良医？清代名医叶天士有云："良医处世，不矜名，不计利，此其立德也；挽回造化，立起沉疴，此其立功也；阐发蕴奥，聿著方书，此其立言也。一艺而三善咸备，医道之有关于世，岂不重且大耶！"

如上所述，良医具有三品，即仁爱、聪明、廉洁；而行三立，即立德、立功、立言。

据徐菫侯先生女儿徐成宁回忆，1926年，江苏直系军阀齐燮元与浙江皖系军阀卢永祥发生"江浙战争"，当时盘踞福建的军阀孙传芳也属直系，将率部抄袭温州。9月中旬，他们攻下平阳，进军温州，将去乐清。父亲获得消息后，用三万银元打通关节，劝退孙部不从乐清城关经过，使当地百姓免遭兵火之灾。[2] 至今，乐清人还称颂菫侯先生秉承家风，扶危济困，乐善好施，乃仁爱之士。[3]

徐西楼回忆，先生诊病认真负责，一丝不苟。无论老少贵贱，一视同仁，一律免费施医，尽心尽术，从不挟技渔利。最叫人难忘的是，一位慢性肾病患者，就诊频繁，由于家境寒素，手头拮据，常常为药费犯愁，先生慷慨解囊，直至其病愈。那人千恩万谢，送上几斤粉干聊表心意，先生仍婉拒再三。[4]

徐菫侯先生故居在乐清县东门居仁巷，与我住的乾元亨大宅一巷之隔，"土改"运动后其子侄两家搬迁入乾元亨大宅，与我是邻居。20世纪60年代我师从周保康、李阆侯、周鹤龄先生习医。菫侯先生和诸先生是同龄人，亦是友好，均是我县乡贤、儒医，平日我师常谈及董侯先生。因常有亲朋求请董侯先生诊治，均由我陪同赴温州纱帽河于园请先生诊治。先生谦谦君子也，温文儒雅，宽厚和蔼，平易近人；对前来求诊者细心辨证，大胆遣药，屡起沉疴；诊后从不收诊费、伴手礼，还常留我吃饭。"文革"后期，政治气候有些开明，董侯先生也常来乐清看望子孙，或与吴天五、苏渊雷几位诗友到雁荡山暂憩，诗酒唱酬。每来乐清逗留时，病人闻风来求诊者众，我也来帮助，侍诊抄方，让我有学习先生临床经验的极好机会。先生每四诊毕，嘱我亦诊，并先问我该病人当为何病何证，当用何方何药？先生再将其辨证用药心法传授于我，谆谆善诱，如沐春风时雨，令我获益匪浅。

他的医学特点是中西并重。先要西医的明确诊断，再用中医理论辨证施治，治疗效果肯定要好。他对湿温发热治疗有独到之处。如对中药常山一味，他运用自如，先生仙逝以后，温州已经没有人会用这味药了。早年他偏重对时方的研究；中年转向对经方的探索，对皇汉医学尤为推崇；晚年熔经方时方为一体，已经达到"道常无为而无不为"的境界。[5] 民间有"徐一帖"之美誉，赞其药到病除，一帖便奏奇功。

四、学而不厌，诲人不倦

子曰："学而不厌，诲人不倦。"做人要不断学习，不感到厌烦；教育学生要有耐心，不感到疲倦。徐董侯先生青少年时，就转益多师，得诸多名师教授，如刘之屏、陈介石、刘绍宽、朱鹏、汪如渊、蔡履平、池仲霖、杨伯畴、陆渊雷等名医名流，在经史、中医、绘画、书法、诗词、琴箫、昆曲、武术、棋艺等各个领域均有不同凡响的建树。他广学博览，有"东瓯才子"之誉。其文友夏承焘盛赞其品德，誉为"永嘉医王，雁荡山贼"，即称其有菩萨心肠，康乐风流。吴鹭山曾有诗云："繁灯惊得林鸦散，为有医王山贼来。"足见先生转益多师，学而不厌，方臻此佳境。

徐董侯先生还有信陵君、孟尝君之遗风。每到周末，家里总是高朋满座，他们都是各路的精英，每人都有"生不用封万户侯，但愿一识韩荆州""一登龙门，则身价百倍"之感。如论医的有郑仰之先生、沙骥夫先生；论《易经》的有吴天五先生；论书画的有吕灵士、林剑丹、林秉达、陈天龙先生等；搞昆剧的有陈适先生；亦有做烹饪的、公园里的花匠来请教如何种兰花的；还有照相业三剑客陈明滔、邵家业、陈宝国等先生。[5]

徐堇侯先生教授学生，因材施教，谆谆善诱，诲人不倦。他十分重视学习中医必须打好古文基础。黄宗南回忆跟随徐堇侯先生学医，"一开始他就教我很多的古文，如《史记》《左传》《古文观止》《清文评注》及唐诗宋词等等。我的国学基础全拜老师所赐，通读了《内经》《伤寒论》《金匮要略》《温病条辨》《时病论》等等，尤其是《本草纲目》必定要我背得滚瓜烂熟"[5]。徐西楼也说："先生先系统地教我们精读《左传》《战国策》《史记》及唐诗宋词等经典著作，并且要求做到字词句落实，许多名篇更要熟读背诵；而后才开始对《内经》《难经》《伤寒论》《金匮要略》等的学习。经过前期的铺垫，后面阅读中医古籍就顺畅多了。"[4]

五、广学博览，多才多艺

徐堇侯先生广学博览，多才多艺，都是他性情中的事。他的书画，无不信手拈来，触笔成春。《美术报》对先生作这样的高度评价："对他来讲绘画虽只是业余之事，但这种非功利、非职业的创作心态，恰恰成就了这位艺术家。国画方面，他尤长意笔花卉，落笔苍劲郁勃、端庄灵动，设色艳而不俗，画格在艺坛上享有高誉，是永嘉画派的传承者和开来者，并成为近现代温州文人画的代表人物。"[6]

对于堇侯先生的国画，上海艺术家徐建融评论道："早年的作品，山水出于'正统派'……出规入矩，法度森严，笔墨松灵，设色淡冶，空明静寂的意境，俨然明清的气息。先生晚年的作品，于恽东园'写生正宗'用功特勤……笔的轻、重、垂、疾、徐、粗、细、长、短，墨的枯、湿、浓、淡、疏、密、聚、散，从心所欲而不逾矩，粗头乱服而不失正，精、气、神的郁勃飞动，若不可抑止……水墨之外，更多作重彩，凡牡丹之雍华，冬梅之劲艳，春兰之葳蕤，芙蓉之斓斑，夹竹之浓郁，萱草之鲜盈，水仙之清洁，无不信手拈来，能触笔成春，以气盛格清称。一般气盛者格易俗，而格清者气易靡，先生两能之，可见其深厚的功力和修养。"[6]

堇侯先生的书法，温籍书法家林剑丹评论说："初以钟繇为指归，晚乃往来米癫，高古沉著，于温州前辈中原已独树一帜，此时复因手颤眼花，笔下反添得一番萧疏老苍之气，沉着之余更增飞动之感，骨丰肉腴，入妙通灵，超逸优游，神采飞扬，与以学问著称而兼通书法诸前辈相比，先生则艺与学相称，意与法相得，传统所推崇之真正艺术家，先生可以当之无愧。"[7]

徐堇侯先生多年积有《海棠巢医案》《海棠巢医学随笔》等医学著作，于十年动乱中被毁，甚为惋惜。他的书画作品，也大多散藏于民间。

徐堇侯先生作为永嘉医派和永嘉画派之代表人物，今天，我们来追思缅怀堇侯先生，学习先生的品德情操，正是为了彰显中医药文化的精神，是十分有意义的。

今作七绝一首，不计工拙，以殿此文。诗云：

于园有幸索经方，春雨轻轻带嫩阳。

高曲而今成绝响，杏林长忆大医王。

参考文献：

［1］今文.徐堇侯书画作品展今日开展［N］.温州日报，2011-08-04.

［2］徐成宁.我的父亲徐堇侯［N］.温州都市报，2011-08-04.

［3］张炳勋.怀馨阁杂俎［M］.天津：百花文艺出版社，2003.

［4］徐西楼.医德光尘世，翰墨耀春秋［N］.温州晚报，2011-08-13.

［5］黄宗南.徐堇侯先生二三事［N］.温州日报，2011-08-18.

［6］徐建融.春情无奈艳霜花［N］.美术报，2011：923.

［7］林剑丹.温州前辈.眺舟楼随笔，2001.

（原载《浙南中医药》2011年第3期）

略论中医养生思想之渊源

中医养生学，是中医药学的精华之一，它的形成和发展，渊源于中国传统文化，经过长期实践和经验积累，形成其独特的理论和方法。现试作一概述。

一

早在远古时代，我们的先民处于饥寒交迫之中，过着构木为巢、赤身裸体、茹毛饮血的生活。如《韩非子·五蠹》所述："上古之世，人民少而禽兽众，人民不胜禽兽虫蛇，有圣人作，构木为巢，以避群害。"当时，根本谈不上养生。人类对火的认识、发明和使用，使人类同野兽彻底分开。先民们利用火来抵御寒冷，防御野兽的侵袭，改善了居住条件，进入山洞生活，开始养成熟食习惯，大大增加了营养的摄取，促进了身体的发育。同时，利用火进行了灸、熨等医疗活动。如《礼纬·含文嘉》言："燧人始钻木取火，炮生为熟，令人无腹疾，有异于禽兽。"火的使用，为人类的文明发展起了巨大的作用。可以说，火的应用使人类开始有了养生的实践活动。从殷商时期的甲骨文记载中，可了解到当时已经有了养生保健的医疗活动。如"病""身"字，甲骨文作"𤕫""𠂤"，两个字的构形中在腹上加上手形，表示按摩治疗疾病的办法；又如"𤕫""𤕫"，酷似手持针砭治病和灸焫治疗疾病的形象。《吕氏春秋·古乐》提到，"昔陶唐之始（尧帝时），阴多滞伏而湛积，水道壅塞，不行其源，民气郁而滞着，筋骨瑟缩不达，故作为舞以宣导之"。

西周时，进入奴隶社会，由于社会发展的专业分工的深化，在《周礼·天官》中，对当时宫廷中的医生已有食医、疾医、疡医、兽医之分工，并规定了医政组织措施和医疗考核制度等。

春秋时期的《山海经》中记载了三十八种病症的名称和一百多种药物，如蒇，服之不夭；櫰木，食之多力；蕳草，食之不愚；白蓉，治不饥和释劳等，可谓是养生保健延缓衰老药物应用之先例。

二

从春秋战国到秦汉这段历史时期，是社会形态从封建领主制向封建地主制过渡的时期。这个时期，生产力显著发展，生产关系发生了巨大的变化，思想意识形态十分活跃。在文化学术思想方面，冲破了"学在官府"的旧格局，开创了"文化下移"的新局面。由于各诸侯国竞相争雄，招贤纳士，重视知识，扶植学派，提倡争论，于是在学术思想界出现了"诸子蜂起、百家争鸣"的繁荣局面。这些学派主要有儒家、道家、墨家、法家、名家、阴阳家、农家、纵横家、兵家、杂家等等。众多的学派对养生长寿的认识，在理论上和方法上都有许多精辟的论述，见仁见智，各具特色，而影响最大的是儒家、道家二大派。

以孔子为首的儒家文化，继承和发扬了尧、舜、禹、汤、文、武、周公之道，承先启后，继往开来，在中国文化思想上建立了一个完整的思想体系。

儒家主张以格物、致知、正心、修身、齐家、治国、平天下为入世法。其门人曾子所著的《大学》、子思所著的《中庸》，着重阐明儒家养生修身心法之学。很多认识对养生长寿，乃至于对中医学基本理论体系的形成和发展，均产生很大的影响。

特别是儒家思想体系的"中庸"。孔子说："中庸之为德也。其至矣乎，民鲜久矣。"（《论语·雍也》）"中庸"就是"允执其中"（《论语·尧曰》），就是讲"中道"、讲"均衡"、讲"平和"。这个哲学概念上的"中""和"，发轫于《易经》。《易经·彖辞》提倡"乾道变化，各正性命，保合太和"这样的品德。何谓"保合太和"？就是在现实矛盾关系上体现为阴阳相交、刚柔相应，表明对立面的高度的自然和谐、协调一致。子思在《中庸》中又做了发挥，指出"中也者，天下之大本也；和也者，天下之达道也。致中和，天地位焉，万物育焉"。又说："隐恶而扬善，执其两端，用其中于民。其斯所为舜乎。""中庸之道"的精髓在于执"两"用"中"、"经"中有"权"、无"过"无"不及"，使得矛盾双方达到理想的和谐，实现高度的协调平衡。《中庸》讲性命之学，就突出了"致中和"的命题，要求人们调畅"七情"，做到"发而皆中节"。从"中"体现"和"，就在体、用关系上达到了自然的合一。有了这样的素养，于养生保健方面个体能调整性和命，各就正位，做到"中立而不倚""和而不流"，就深得"中庸"三昧。

秦汉之后，在儒家阵营内"中""和"平列并举，一直被奉为圭臬。形成辩证思维，是自立处世、养生修身的基础。如西汉董仲舒将养生与中庸之道相结合，强调养气和中和，他说："循天之道，以养其身。中者，天地之所始终；和者，天地之所生成也。能以中和养其身者，其寿极命。"此外，特别在两宋时期，道学（理学）昌盛，此风极为流行。如周敦颐说："阴阳理而后和。"（《周子通书·礼乐》）程颐说："天地之道，常久而不已者，保合太和也。"（《伊川易传》卷一）朱熹说："物有个分别，各得其理，便是和。"（《朱子语类》卷六十八）。既然强调"和"，当然就离不掉"中"。

中医基本理论体系中的"阴平阳秘，精神乃治"（《素问·生气通天论》）、"气血正平，长有天命"，以及"谨察阴阳所在而调之，以平为期"（《素问·至真要大论》）等论点，由此所提出的执中持平的理论，说明这一儒家思想对中医养生学来说是不容低估的。

以老子为首的道家学派，同儒家一样，都滥觞于《易经》思想。经过老子、庄子、列子、魏伯阳、葛洪等阐发和推广，在中国文化思想史上建立了另一个完整的思想体系。道家以老子的《道德经》为祖书。庄子的《南华经》、魏伯阳的《参同契》、张伯端的《悟真篇》，以及后来道家正统的《丹经道书》，无不以《道德经》为依据来阐述发扬养生观。

道家学派崇尚"道法自然""清静无为""少私寡欲""返朴归真"的处世哲学，是指人们的思想要清静无为，使神气健全，精神内守，延年益寿，做到"致虚极，守静笃。万物并作，吾以观其复。夫物芸芸，各复归其根。归根曰静，是曰复命"（《老子·十六章》）；达到"专气致柔""冲气以为和"（《老子·十章》），"绵绵若存，用之不勤"（《老子·六章》），这样获得的协调和谐，在自然生态表现上，有如"婴儿终日号而不嗄；和之至也"（《老子·五十六章》）。真正做到"知和"，也就掌握了"道常"，而臻养生长寿之道。这里，老子把"致柔""知和"提到"道"的高度，同儒家的"中庸"思想一样，都是对《尚书·尧典》指出的"人心惟危，道心惟微，惟精惟一，允执厥中"思想的反复阐扬。这一"致柔""知和"思想，被道家学派、历代中医学家和养生家所吸收，并发扬光大，成为治疗疾病和养生的重要原则。

不同于儒家学派在中国政治社会中的作用和地位较为明显，道家学派每每隐伏于幕后，且其内容综罗万象，博大精微，犹神龙见首而不见其尾，被人们称为东方神秘文化。在秦汉时期由于秦始皇、汉武帝等帝王热衷于追求长生不老的方药，道家也得到大发展，因而社会上出现了一批自称持有长生术的方士和得道的神仙。于是，养生、食气、却谷、导引、炼丹术、服石法、神仙术、房中术之类的养生书充斥天下，还有不少的道家妄图炼制金丹以求长生不老。如公元前219年，方士徐福奉秦始皇之命出海寻找长生不死药，就是最明显的例子。

成书于东汉时代的中药专著《神农本草经》，将药物分为上中下三大类。上品"养命"，注明久服之后可以达到"耐老""增年""长年""不夭"等效果，包括人参、菊花等，还包括丹砂、云母等矿物类。中品"养性"，包括干姜、葛根等，还包括雄黄、雌黄、水银等矿物类。下品"除病"，包括附子、乌头等，还包括铁精、铅丹、粉锡等矿物类。因为时代的关系，受道家炼丹术的影响，其内容存在许多错误的地方。特别是对一些矿物类的药，如雄黄条云"炼食之，轻身神仙"；雌黄条云"炼之，久服，轻身增年不老"；水银条云："久服神仙不死"；等等。

1973—1974 年，在长沙马王堆发掘的汉文帝初元十二年（公元前 168 年）的墓葬中发现一些养生的资料，如彩绘的《导引图》《养生方》《却谷食气》《十问》等，这批古书据学者考证，多数是战国中后期至秦初时期写成的。《导引图》主要介绍了 44 幅导引身姿，包括呼吸运动、徒手运动和一些利用器械的运动;《养生方》是一部以养生为主的方书;《却谷食气》《十问》介绍了一些养生理论和技艺。

在秦汉魏晋时期道教极为盛行，从而使老庄养生之说也得到了一定的继承和发展，而且对中医学影响甚大。道家著作中的养生内容为当时的医家和方士所继承，并巧妙地予以融合，加以发挥，从而使中医养生理论和方法有了较大的发展和充实。一些著名的医家，如葛洪、陶弘景等，也都属于道家。

总之，中国文化中的养生学术思想渊源甚早，特别是周秦之际，学术界"九流十派"开展学术思想上的"百家争鸣"，对中医学基本理论体系，包括中医养生学的形成和发展有着不容低估的影响。儒家学派的养生观主张正心修身，中庸仁寿；道家学派的养生观则主张道法自然，清静无为，又在方法上派分出吐纳导引、食气却谷、炼丹服石等分支。其他诸家学派虽都有许多精辟论述，但远不及儒道二家影响之深广。或自儒入医，或由道及医，中医学对各家学说广泛吸收，兼收并蓄，博采众长，融合贯通，奠定了中医养生学的理论和方法基础。

（本文作于 1989 年）

略谈中医药发展的几点外源性因素

一、活跃的学术争鸣，促进了中医药学术发展

周秦之际，是我国历史上社会形态由奴隶制过渡到封建制的重大变革时期。这个时期，生产力显著发展，生产关系发生了巨大变化，思想意识形态

十分活跃。在文化学术方面，冲破了"学在官府"的旧格局，开创了"文化下移"的新局面。各诸侯国竞相招贤纳士，重视知识，提倡争论，于是出现了"诸子蜂起，百家争鸣""九流十派"的繁荣景象，出现了儒家、墨家、道家、名家、法家、农家、杂家、阴阳家等各种学术流派，他们各自立说争鸣，融汇成丰富多彩的中华民族的文化，医家当然亦是组成这股文化洪流的一个分支，而且是较重要的一个支流。

在那时，许多医学家根据当时既存的文献进行整理、总结、汇集，写出《黄帝内经》《黄帝外经》等多种典籍。如托名黄帝作《内经》十八卷，即现存《素问》《灵枢》。以《黄帝内经》两个八十一篇而论，其已将医学中的基础理论囊括无遗，内容十分丰富，包括阴阳、人合、脏象、经络、俞穴、身度、营卫气血、病机、气论、风论、邪论、伤寒、杂病、诊候、摄生、设方、补泻、针刺等，可谓初步形成中医学理论体系。

考察现存的《素问》，其中采用了二十多种古医经，可以说从这些古医经里，就可知《内经》非一人所作，而是综合众多医学家之作的产物。

《汉书·艺文志》称古代有医经七家，计：《扁鹊内经》《扁鹊外经》《白氏内经》《白氏外经》《白氏旁篇》《黄帝内经》《黄帝外经》，凡二百十六卷；经方十一家，计：《妇人婴儿方》《五脏六腑痹十二病方》《五脏六腑瘅十六病方》《五脏六腑瘅十二病方》《风寒热十六病方》《泰始黄帝扁鹊俞拊方》《五脏伤中十一病方》《客疾五脏狂颠病方》《汤液经法》《神农黄帝食禁》《金创疭瘛方》，凡二百七十四卷。若想从这里窥见当时中医药学术的发展，完全是可能的。

二、温疫的流行，刺激了中医药学术发展

在中医学术发展史上，可以看到三个重要的发展阶段：即东汉张仲景伤寒论学派的创立；金元期间刘、李、张、朱四大学派的争鸣；以及明清期间温病学派的产生。中医学术这三次大的飞跃，细究一下，不难看出，有一个共同的外源性因素，就是温疫流行。当时医家们目睹疫疠鸱张，生灵妄死，仁心难安，而采用固有的医学理论和办法，不能治愈和控制温疫戾气，迷愧恨黔驴技穷。于是激发了仁人志士重新探索和研究中医典籍，寻求救命方药之心。因此促进了中医学在理论上的突破和方药上的创新，推动了中医学术的发展。

如东汉末年，天下大乱，疫疠流行。张仲景《伤寒论·自序》说："余宗族素多，向余二百，建安纪元以来，犹未十稔，其死亡者，三分有二，伤寒十居其七。"于是"感往昔之沦丧，伤横夭之莫救，乃勤求古训，博采众方"，撰成《伤寒杂病论》。

金元时期，北宋灭亡，在女真统治下北方社会经济呈现一片凋敝景象。金国境内，东起莒、淄、潍坊、青诸州，西至河中、陕西各地，都爆发了农民起义，与女真统治者斗争。1227年蒙古的西征军东返，大举攻金，继而扫荡中原，烧杀掠夺，南宋残部和义军奋起反抗，战争频繁，导致疾疫流行，民不聊生。

由于宋、辽、金、蒙古等民族的迁徙交往，或因地域、气候、岁时、民族、习俗之差异，或因疾疫病种等因素，在《太平惠民和剂局方》实行之后，医界逐渐形成了按证索方、不求病因的不良风气，且盛行一时。许多医学家反思和批评这种错误倾向，反对拘泥于"局方"的风气，提出了各自的主张，逐渐形成了学派和学派之间的争鸣。这种学术争鸣论辩，促进了中医学的发展。于是，出现了刘完素以阐发火热病机，善治火热病证，成为河间学派的开山；张从正倡言病由邪生，攻邪已病，主张汗、吐、下三法；李东垣论建言脾胃论，强调调理脾胃学说；朱震亨以"阳常有余，阴常不足"立论，倡扬"相火论"，倡滋补的学说，即金元刘、张、李、朱四大家。

明代吴又可《温疫论·自序》说："崇祯辛巳，疫气流行，山东、浙江、南北两直，感者尤多，至五、六月益甚，或至阖门传染。"其感叹"守古法不合今病，以今病简故书，原无明论，是以投剂不效"，遂"静心穷理，格其所感之气，所入之门，所受之处，及其传变之体，平日所用历验方法"，撰成《温疫论》。

清代纪晓岚《阅微草堂笔记》云："乾隆癸丑，京师大疫。"徐后山《柳崖外编》云："乾隆甲子，五六月京都大暑，冰至五百文一斤，热死者无数，九门出榇，日至千余。"

吴瑭其父亲和儿子均先后殁于温疫，他"愧恨难名，哀痛欲绝"，"慨然弃举子业，专事方术"，有志采辑历代名贤著述，去其驳杂，取其精微，间附己意及考验，撰成《温病条辨》。

己亥岁（2019年）末，武汉市新冠肺炎大暴发，并引发全国大流行。在以习近平同志为核心的党中央领导下，坚持中西医结合、中医药并用。从全国调集精锐力量，4900余名中医药人员来驰援湖北，包括院士3人，专家数百名，对患者开展分类救治。轻症和恢复期治疗中医药早期介入，重症、危重症实行中西医结合；制定了相应的治疗规范和技术方案，筛选出有效方药，推动科技攻关，对已经纳入第五、第六、第七版诊疗方案的中成药和方剂进行了临床疗效的同步观察，筛选出有明显疗效的"三药三方"，即金花清感颗粒、莲花清瘟胶囊、血必净注射液和清肺排毒汤、化湿败毒方、宣肺败毒方等，发挥了重要作用。全国新冠肺炎确诊病例中，有74187例使用了中医药，占91.5%；其中湖北省有61449例使用了中医药，占90.6%。临床疗效观察显示，中医药总有效率达到了90%以上。中医药能够有效缓解症状，减少轻型、普通型向重型发展；能够提高治愈率、降低病死率，促进恢复期人群机体康复。

新冠肺炎疫情在早期没有特效药、没有疫苗的情况下，总结中医药治疗病毒性传染病规律和经验，深入发掘古代经典名方，结合临床实践，形成了中医药和中西医结合治疗新冠肺炎的诊疗方案，成为中国方案的重要特色和优势，筛选出了以"三药三方"为代表的一批有效方药。这次的实践再次充分证明，中医药学这个老祖宗留下来的宝贵财富屡经考验，历久弥新，值得珍惜，它依然好使、管用，并且经济易行。这次中医药抗击新冠肺炎疫情所取得成效，必将推动全国中医药事业的发展。当前疫情进入了全球性的大流行期，中医药在中国的经验已经走向世界，让世界共享中医药吧！

三、外来文化的渗透，刺激了中医学术发展

17世纪中叶，西方传教士相继利用医药、天文、历算等来中国传教活动。鸦片战争后，中英签订了《南京条约》，中国被迫开放门户。此后帝国主义列强加紧了对我国的侵略、瓜分和掠夺，我国逐步沦为半殖民地半封建社会。随着社会、经济和文化发生变化，加之受到外来文化的传播和冲击，中国该走向何方？而中医学的发展道路究竟该走向何方已成为中医界有识之士关心的问题。一些有识之士倡导中西汇通，提出了以彼之长补我不足，不分畛域，择善而取的新主张，出现了医家如汪昂、赵学敏、王学权、王清任、陈定泰等，他们均愿意接受西方医学知识，凡此诸家，实开后来持汇通论者之先声。主张中西汇通，衷中参西论者，当以王宏翰、朱沛文、唐宗海、张锡纯四家为先行，擎旗腊腊。

民国以后，留洋西方学医者回国的渐多，西方医学渐渐遍及国内，并正式列入教育系统。于是中医、西医俨然鸿沟对峙，并且西医掌权在朝，中医在野。民国初始，曾两次掀起"消灭中医""废止中医"的浪潮。两次浪潮都有政府支持的背景。

1913 年，北洋政府教育部废止中医教育法规颁布后，立即引起中医药界的强烈反对，各地代表于 11 月 23 日启程赴京请愿。在全国中医药界的反对和社会舆论压力下，最终不了了之。

1929 年 2 月 23—26 日，南京国民政府卫生部召开第一届中央卫生委员会，余云岫提出《废止旧医以扫除医事卫生之障碍案》，会议一致通过废止中医。中医药界、海内外大众无不为之震动。1929 年 3 月 17 日，全国医药团体代表大会在上海总商会开幕，大会提出"拥护中医药就是保持我国国粹""取缔中医药就是致民病的死命""反对卫生部取缔中医的决议案"等口号标语，并通过中医界抗争和全国人民的支持，终于取得了胜利。

中医界觉悟者面对这一严酷的现实，出于巩固中医在此舆论论争中的有利地位，奋发学习西医知识，以中医学固有理论与技术，论证中医早已符合西医先进性、科学性，他们通过大量历史事实，进行了有理有据的论述。所有这些论证，都给予中医与社会人士以有力的鼓舞与支持，从而在一定程度上巩固了中医药学的阵地。

中医为了适应时势，为了生存，为了自强，恽铁樵提倡改进中医之说；为了抵制余云岫"中医不科学"论，陆彭年倡扬中医科学化之说，实开后来中西医结合之先河。

因此，中西医汇通学派的汇通中西医研究，对巩固中医阵地发挥了重要的进步作用，不可低估。中西医汇通学派的最大积极性，就是寻求中医药发展的新途径、新方法，这是应该予以充分肯定的。

四、执政者的重视，促进了中医药发展

我国长期处在封建专制的统治之下，执政者的喜恶直接关系到某一事业的兴衰。如果执政者重视民生，提倡中医药，制定有关政令法规，创造有利的社会环境，则有利于促进中医药发展。

自汉武帝"独尊儒术，罢黜百家"，迨至清代，儒家文化一直占据统治的地位。纵观历代史记、方志、传记，多详于仕名而略于方技。如唐代韩愈

《师说》云："巫医乐师，百工之人，君子不齿。"《新唐书》云："卜相医巧，皆技也……小人能之。"可见封建社会对医学的态度。

唐代是封建社会发展的巅峰期，唐王朝廿四个帝王都喜爱诗文，并以诗文取仕，故诗歌文学艺术十分繁茂，诗歌创作也达到了登峰造极地步。但是，医学未得到重视，相比之下处于十分冷落的状况。北宋林亿喟然而叹道："惜乎唐令列之医学，付之执技之流，而荐绅先生难言之。"

虽然，唐高宗李治采纳了苏敬的建议，征召医药学家编撰《新修本草》，但未见史载由唐政府出面的医药事例。孙思邈（581—682）收集编撰的《备急千金要方》和《千金翼方》，以及王焘（670—755）整理编辑成书的《外台秘要》，这都是民间私家创举。

但是，宋朝历代帝王却对医学很重视。开宝六年（973年），宋太祖诏令医药学家刘翰等人，详定《新修本草》，编成《开宝新详定本草》二十卷，赵匡胤亲自撰写序言，并命令"广颁天下，传而行焉"。在《开宝新详定本草》刊行后不久，发现尚有缺陷之处，宋太宗再诏令李昉等重加校订，增加新药，并改进药物分类方法，书成后定名《开宝重定本草》，简称《开宝本草》，共二十一卷，收药983种，较《新修本草》增加新药139种，开创了北宋多次严肃认真重修本草之始，也成为其后诸帝效法的榜样。《开宝本草》成为宋初80年间考试医生与临床用药之典范。

太平兴国初（976年），宋太宗诏令王怀隐等编纂《太平圣惠方》。太平兴国三年（978年），诏令"翰林医官院，各具家传经验方以献"，集方万余首，成一百卷。经过调研、征集、编撰，历时14年，于淳化三年（992年）完成了宋以前最大的方书《太平圣惠方》的编撰，雕刻印版，颁行天下。于此足见宋太宗对本书之关注与重视。《太平圣惠方》计100卷，分1670门，载方16834首，内容丰富，是一部理论联系实际，具有理、法、方、药完整体系的医方大全性专著，很有临床参考价值，被誉为"医方之渊薮"。

太平兴国六年（981年），宋太宗继宋太祖之遗旨，诏令"校历代医书"，命贾黄中等于崇文院编录医书。嘉祐二年（1057年），宋仁宗又诏令创设"校正医书局"。"校正医书局"掌禹锡、林亿、高保衡、孙奇、孙兆等经过十个寒暑，终于完成了《素问》《伤寒论》《金匮要略》《金匮玉函经》《针灸甲乙经》《脉经》《诸病源候论》《备急千金要方》《千金翼方》《外台秘要》等十部宋以前最富有代表性的医学巨著的系统校正和印行，对我国医学发展的继往开来发挥了重大的作用。

宋仁宗赵祯于天圣初年（1023年）诏令翰林医官院医官王惟一铸造针灸铜人，作为针灸之准则。

宋神宗于熙宁九年（1076年），任用王安石，主持变法，在开封设立太医局卖药所（又称熟药所）。1136年，南宋时也设"和剂局"，后改称"太平惠民局"。药局所卖的熟药，及一系列惠民举措，在大大方便医生和病人使用的同时也促进了中医药的发展。

五、结语

新中国成立以来，党和国家十分重视中医药事业发展。在毛泽东主席的领导指示下，"团结中西医"成为国家卫生大政方针。中医研究院的建立，强调关键在于西医学习中医，不是中医学习西医。同时，创办中医高等医学院，设立中医院，大型综合医院设中医科，中医各级卫生行政领导工作，直至中央正式成立国家中医药管理局，管理全国中医药工作。《中华人民共和国宪法》第二十一条明确规定："国家发展医疗卫生事业，发展现代医药和我国传统医药""将中医与西医放在同等重要地位"。毛泽东主席在卫生部党组关于举办西医离职学习中医班文件上批示："中国医药学是一个伟大的宝库，应当努力发掘，加以提高。"

党的十九大以来，以习近平总书记为代表的党中央，十分重视中医药事业。2016年12月25日国家颁布了《中华人民共和国中医药法》，2019年10月26日又发布了《中共中央国务院关于促进中医药传承创新发展的意见》，并多次对中医药工作做了重要指示。中医药事业迎来前所未有的历史机遇。中医药事业是我国医药卫生事业的重要组成部分，国家大力发展中医药事业，实行中西医并重的方针，建立符合中医药特点的管理制度，充分发挥了中医药在我国医药卫生事业中的作用。

全国中医药界，正在坚持以习近平新时代中国特色社会主义思想为指导，深入贯彻落实党的十九大以来党中央精神，坚持新发展理念，以高质量发展为主题，以全面贯彻落实《中共中央国务院关于促进中医药传承创新发展的意见》，以深化改革、完善制度为动力，遵循中医药发展规律，传承精华，守正创新，开放包容，强化服务体系内涵和能力建设，改革人才培养模式，加强人才队伍建设，加快传承创新体系布局，推动中药质量提升和中药产业高质量发展，拓展对外交流合作，走特色发展、内涵发展、转型发展、融合发展之路，充分发挥中医药在防病治病中的独特作用，为健康中国建设、全面建成小康社会做出新贡献。

（本文作于 2020 年 2 月新冠肺炎疫情流行，居家防疫时）

漫话茶与健康

茶，既是药品又是食品，是中医学"药食同源"理论的最好例证。茶作为国饮，渗透到中国人生活的各个层面：在生活层面——柴米油盐酱醋茶；在文化层面——琴棋书画诗酒茶。近来，省、地、市政协都组织了茶文化研究会，对茶文化展开了研究和推广。应我市政协邀请，笔者做关于茶文化的讲座，编写此稿以供参考，并请博雅之士不吝赐教。

一、何谓茶？

茶为山茶科山茶属植物 *Camellia sinensis*（L.）O.Kuntze，多年生常绿灌木，或乔木植物。

分布区域：热带和亚热带地区，我国主产长江以南。

异名：荼、茗、苦荼、槚、蔎、荈等。

茶的树型：

灌木型茶树：1.5 ～ 3m，多为栽培，分布于我国江浙地区。小乔木型茶树：3 ～ 4m，大叶种茶树，分布于云南、广东、福建等地区。乔木型茶树：10m 以上，为野生古茶树，分布于云南、贵州等地区。云南的茶树王，树高达 34m，直径要 2 ～ 3 人才能合抱。

茶的原产地：

茶在中国历史达 5000 多年，原产于中国西南地区云贵高原。中国是世界上最早发现、最早利用人工栽培茶树、最早加工茶叶的国家，也是茶类最为丰富的国家，被誉为茶的祖国和茶文化的发源地。

茶的原产地在中国的三个理由：

1. 中国西南地区山茶科植物最多，是山茶属植物的分布中心；

2. 中国西南地区野生古茶树最多（如 1200 年前茶树、云南特大型古茶树。中国茶树类型之多、数量之大、面积之广均为世界之最）；

3. 中国西南地区茶树种内变异最多（形态、叶型等资源之丰富，是世界上任何地区都不能比拟的）。

二、茶的发现和历史

1. 神农说　唐代陆羽《茶经》云："茶之为饮，发乎神农氏。"在中国的文化发展史上，往往是把一切与农业、与植物相关的事物起源最终都归于神农氏，中药亦然，如《神农本草经》《神农食经》等。以神农过去尝百草的经验，判断茶是一种药，这是有关中国饮茶起源最普遍的说法。

2. 西周说　东晋代常璩《华阳国志·巴志》云："周武王伐纣，实得巴蜀……漆、茶、蜜……皆纳贡之。"这一记载表明在武王伐纣时，巴国就已经以茶与其他珍贵产品纳贡与周武王了。《华阳国志》中还记载，那时已经有了人工栽培茶树的茶园。《诗经》曰："谁谓荼苦，其甘如荠。"

3. 秦汉说　西汉王褒《僮约》载："烹茶尽具""武阳买茶。"经考证，"茶"即茶。在长沙马王堆汉墓中，发现陪葬清册中有"槚笥"和"槚笥"竹简文和木刻文，经查证，"槚"即"槚"的异体字，说明当时湖南饮茶颇广。现在，我们还饮用着很古老的与祖先相同的饮品，确实很让人感慨，生出无限的遐想。

在古代史料中，茶的名称很多，"茶"是正名。"茶"字在中唐之前，一般都写作"荼"字。到了中唐时，"茶"的音、形、义已趋于统一。又因陆羽《茶经》的广为流传，"茶"的字形进一步得到确立，直至今天。

在中国古代文献中多有关于食茶的记载。早在西汉时茶便传到国外，汉武帝时曾派使者出使印度支那半岛，所带的物品中除黄金、锦帛外，还有茶叶。南北朝时齐武帝永明年间，中国茶叶随出口的丝绸、瓷器传到了今天的土耳其。唐代鉴真和尚东渡日本，唐顺宗永贞元年日本最澄禅师回国，将中国的茶籽带回日本。尔后，茶叶从中国不断传往世界各地，使许多国家开始种茶，并且有了饮茶的习惯。

三、茶的影响

现在全世界有 160 个国家和地区有喝茶习惯，150 个国家和地区进口茶叶，60 个国家和地区种植茶叶，30 个国家和地区出口茶叶，30 多亿人口喝茶（占全世界人口的 50%）。

1997 年以来我国茶产量

1997 年达 20 万吨，1998 年达 45 万吨，1999 年达 85 万吨，2000 年达 185 万吨，2001 年达 300 万吨，2004 年达 400 万吨，2008 年达 800 万吨，2009 年达 900 万吨。还有茶饮料生产销售量，已超过了可口可乐、雪碧。

唐代元稹有一首很著名的宝塔茶诗：

茶

香叶，嫩芽。

慕诗客，爱僧家。

碾雕白玉，罗织红纱。

铫煎黄蕊色，碗转曲尘花。

夜后邀陪明月，晨前命对朝霞。

洗尽古今人不倦，将至醉后岂堪夸。

"酒壮英雄胆，茶引文人思"，以茶为题材的文艺作品琳琅满目。元稹的这首宝塔诗，先后表达了三层意思：一是从茶的本性谈到了人们对茶的喜爱，二是从茶的煎煮谈到了人们的饮茶习俗，三是点出茶道最高理想境界。全诗构思精巧，趣味盎然。

中国茶馆的四大"茶门"

杭州的茶，喝的是精致文化。坐在西子湖畔，沏好一壶茶，茶不醉人人自醉。

成都的茶，喝的是平民文化。大树荫处，凉棚底下，"大碗茶、龙门阵"。

潮汕的茶，喝的是茶道文化。潮汕"功夫茶"，名扬海内外。

北京的茶，喝的是贵气文化。皇城根下，都沾染着大气，富贵含在嘴里头。

茶是文明的催化剂、现在社会的风向标：乱世喝酒，盛世喝茶。以茶代酒，不伤身体。喝茶，让我们的生活慢下来。"不抽烟，少喝酒；多喝茶，喝好茶"。现在酒店越开越难，茶店越来越多，茶馆越来越兴旺。据有关部门统计，目前全国有十二万五千多家茶馆，从业人数达二百五十多万人，已然成为中国休闲文化产业的一支生力军。茶馆业对于各地经济发展和精神文化生活的丰富多彩做出了积极的贡献。

四、茶的分类

绿茶

绿茶是中国产量最高的一类茶叶，是不经过发酵的茶，即将鲜叶经过摊晾后直接下到二三百度的热锅里炒制，以保持其绿色的特点。绿茶具有香高、味醇、形美等特点。中国绿茶十大名茶是西湖龙井、太湖碧螺春、黄山毛峰、六安瓜片、信阳毛尖、太平猴魁、庐山云雾、四川蒙顶、顾渚紫笋茶。

红茶

红茶与绿茶恰恰相反，是一种全发酵茶（发酵程度大于 80%）。红茶的名字得自其叶片及汤呈红色。中国著名的红茶有安徽祁红、云南镇红、湖北宣红、四川川红。

黑茶

黑茶也就是普洱茶，原来主要销往边区，原料粗老，加工时堆积发酵时间较长，使叶色呈暗褐色，是藏、蒙古、维吾尔等兄弟民族不可缺少的日常必需品。有湖南黑茶，湖北老青茶，广西六堡茶，四川西路边茶、藏茶，云南的紧茶、饼茶、方茶和圆茶等品种，云南普洱茶和湖南的安化黑茶就是中国传统的经典黑茶。

青茶

青茶也就是乌龙茶，是一类介于红绿茶之间的半发酵茶，即制作时适当发酵，使叶片稍有红变，既有绿茶的鲜爽，又有红茶的浓醇。因其叶片中间为绿色，叶缘呈红色，故有"绿叶红镶边"之称。主要品种有：武夷岩茶、武夷肉桂、闽北水仙、铁观音、白毛猴、八角亭龙须茶。

黄茶

黄茶的制作与绿茶有相似之处，不同点是多一道闷堆工序。在制茶过程中，经过闷堆渥黄，因而形成黄叶、黄汤。主要有：君山银针、蒙顶黄芽、北港毛尖、鹿苑毛尖、霍山黄芽、沩江白毛尖、温州黄汤、皖西黄大茶、广东大叶青、海马宫茶。

白茶

白茶是中国的特产，主要通过萎凋、干燥制成。白茶外形、香气和滋味都是非常好的。它加工时不炒不揉，只将细嫩、叶背满茸毛的茶叶晒干或用文火烘干，而使白色茸毛完整地保留下来。 主要产于福建的福鼎、政和、松溪和建阳等县，有银针、白牡丹、贡眉、寿眉等品种。

五、茶的成分

1. 水分 75%，干物质 25%。

2. 有机物 93%，无机物 4% ～ 7%。

3. 有机物中：

含 N 化合物：蛋白质 20% ～ 30%；氨基酸 1% ～ 7%；生物碱 2% ～ 5%；

无 N 化合物：茶多酚 20% ～ 35%；有机酸 1% ～ 3%；碳水化合物 20% ～ 30%；脂类 8%；芳香物质 0.02%；

其他：色素 1.0%；维生素 0.5% ～ 1.0%。

4. 无机物：水溶性部分 2% ～ 4%；水不溶性部分 1.5% ～ 3%。

茶氨酸——茶叶中的氨基酸已发现的有 28 种之多，大部分为人体所必需，口感为甘甜鲜爽。其中茶氨酸为茶特有的氨基酸，为检查茶叶真伪的化学指标。茶氨酸有较高的水溶解度，使得茶汤具有鲜甜的味感。茶氨酸可参与机体的氧化还原反应和物质的甲基转运过程，调解脂肪代谢，防止动物实验性营养缺乏所导致的肝坏死，降低血氨，治疗放射性伤害。

茶多酚——又称茶单宁，口感为涩味。对多种病原菌（如痢疾杆菌、大肠杆菌、链球菌、肺炎球菌）有抑制作用；和蛋白质结合可缓和肠胃紧张，消炎止泻；对重金属盐及生物碱中毒又是拮解剂；能保护微血管，控制微血管的渗透性，增加微血管的弹性，对糖尿病、高血压均有作用；又能防止血液和肝脏中的胆固醇等的贮积。儿茶素类化合物有利于调节人体机能，防辐射，有利造血功能的恢复，明显提高白细胞的总数，增强身体的抵抗力，具有抗癌及抗突变作用；并且有促进血液中纤维蛋白原的溶解，防止血栓形成的作用；还具有减肥健美作用。

咖啡碱——茶叶所含的生物碱主要是咖啡碱、茶叶碱、可可碱、腺嘌呤等，其中咖啡碱含量较多，口感为苦味。咖啡碱能兴奋中枢神经系统，增强大脑皮质的兴奋过程，帮助人们振奋精神、消除疲劳、提高工作效率；能消解烟碱、吗啡等药物的麻醉与毒害作用；还有利尿、消浮肿、解酒精毒、强心解痉、平喘、扩张血管壁的作用。古人称茶有"益意思""少眠""醒酒""清心""悦志"等功能。

维生素——维生素是茶叶中的重要营养成分，其种类有维生素 A、磺胺素（维生素 B_1）、核黄素（维生素 B_2）、尼克酸（维生素 B_3）、叶酸（维生素 B_{11}）、烟酸（维生素 B_5）、维生素 B_{12}、抗坏血酸（维生素 C）、维生素 D、维生素 E、维生素 K、维生素 U、生物素、肌醇等。茶叶中的维生素种类很丰富，所以古人把茶作为一种养生防老的饮料。

矿质元素——茶叶中含有几十种矿质元素，含量较多的是钾。人体细胞不能缺钾，饮茶是补充钾的理想方法。其次还有磷、钠、硫、钙、镁、锰、铅，微量元素有铜、锌、钼、镍、硼、硒、氟等，这些元素大部分是人体所必需的。矿质元素对人体内某些激素的合成，能量转换，人类的生殖、生长、发育，大脑的思维与记忆，生物氧化，酶的激活，信息的传导等都起着至关重要的作用。

碳水化合物——茶中的碳水化合物含量很高，其中的单糖、双糖是茶汤中甜味的主要呈味物质。多糖类化合物中的复合多糖具有降低血糖作用，从而起到预防或缓解糖尿病的功效。茶叶中的脂多糖有改善造血功能、保护血相的作用，同时具有抗辐射的作用，为癌症患者放疗、化疗后提高白细胞的辅助手段。脂多糖可增强机体的非特异性免疫能力，提高机体的抵抗力。

芳香物质——茶叶中的芳香物质含量很少，但是种类却多达 500 多种。正是这些芳香物质使茶叶产生了怡人的香气。一杯茶水，清馨甘甜，使人心旷神怡。饮茶习惯千古流传，除了它的药用价值和保健功效外，和它的芳香也是分不开的。

六、茶的主要保健功效

茶可以说是人体第七营养素，茶是万病之药，茶是长命之饮品。

茶寿＝廿＋八十＋八＝108。"一日一杯茶，活到百零八"。

茶人＝中间是一人，上是今年廿，下是明年十八。

茶的主要保健功效：

1. 预防心脑血管病 茶叶中的茶多酚和维生素 C 都具有抗氧化、清除氧自由基、活血化瘀、防止动脉硬化的作用。经常饮茶的人，高血压、冠心病的发病率较低。茶可防治老年痴呆、帕金森综合征。

2. 降低血脂、减肥 茶中的咖啡碱、肌醇、叶酸、泛酸和芳香类物质等多种化合物，能调节脂肪代谢，特别是乌龙茶对蛋白质和脂肪有很好的分解作用。茶多酚和维生素 C 能降低胆固醇和血脂，所以饮茶能减肥。

3. 抑制癌细胞 茶叶中的黄酮类物质茶多酚有抑制癌细胞作用，对肿瘤的启动、促进、增殖三个阶段均有抑制作用，抑制癌细胞作用较强的有牡荆碱、桑色素和儿茶素。

4. 兴奋 茶叶的咖啡碱能兴奋中枢神经系统，帮助人们振奋精神、消除疲劳、提高工作效率。

5. 强心解痉 咖啡碱具有强心、解痉、松弛平滑肌的功效，能解除支气管痉挛，促进血液循环，是治疗支气管哮喘、心肌梗死，止咳化痰的良好辅助药物。

6. 防龋齿 茶中含有氟，氟离子与牙齿的钙质有很大的亲和力，能变成一种较为难溶于酸的"氟磷灰石"，就像给牙齿加上一个保护层，提高了牙齿防酸抗龋能力。

7. 抗菌、抑菌 茶中的茶多酚和鞣酸作用于细菌，能凝固细菌的蛋白质，将细菌杀死；可用于治疗肠道疾病，如霍乱、伤寒、痢疾、肠炎等。皮肤生疮、溃烂流脓，外伤皮损，用浓茶冲洗患处，有消炎杀菌作用。口腔发炎、溃烂、咽喉肿痛，用茶叶来治疗，也有一定疗效。

8. 抗辐射 茶叶中的茶多酚、茶氨酸具有抗氧化作用，再加上茶叶内含有锰元素，可起到类似防护墙作用，能抗辐射，减少放、化疗副作用，提升白细胞。

9. 利尿 茶叶中的咖啡碱和茶碱具有利尿作用，用于治疗水肿、尿潴留。利用红茶糖水的解毒、利尿作用能治疗急性黄疸型肝炎。

10. 延缓衰老 茶叶中的茶多酚、儿茶素、维生素 C，具有较好的清除氧自由基作用，能够祛色斑，具有延缓衰老作用。

七、茶叶的质量

茶叶的质量判断，主要包括茶叶的色、香、味、形，有关 QS 认证，有机茶认定，重金属量的测定和农药残留量的检测。

无公害茶叶的质量标准 根据 GB/T5009.11-1996 食品中总砷的测定方

法；GB/T5009.19–1996 食品中六六六、滴滴涕残留量的测定方法；GB7718–1994 食品中标签通用标准；GB8321.1–1987 农药合理使用准则；GB9679–1988 茶叶卫生标准；GB9679–1989 食品包装用原纸卫生标准，GB14935–1994 食品中铅限量卫生标准；GB/T17331–1998 食品中有机磷、氨基甲酸酯类、有机氯和拟除虫菊酯类农药多种残留的测定。

鲜叶的加工条件

1. 鲜叶盛装容器必须清洁卫生；2. 堆放地点应通风、干燥、洁净；3. 茶厂选址、厂区和建筑设计必须符合《食品卫生法》《工业企业设计卫生标准》等有关规定；4. 人员要求上岗前和每一年度均须体检，健康合格者才能上岗；5. 包装材料：无公害茶叶的包装料必须符合 GB11680 的规定；6. 无公害茶的卫生要求：无公害茶叶的卫生标准必须符合 GB9679 校准；7. 感官要求：具有该茶类正常的商品外形及固有的色、香、味。

八、茶的品尝

对于茶的品尝，唐代卢仝有《七碗茶歌》："一碗喉吻润，二碗破孤闷，三碗搜枯肠，惟有文字五千卷。四碗发轻汗，平生不平事，尽向毛孔散。五碗肌骨清，六碗通仙灵。七碗吃不得也，唯觉两腋习习清风生。"描写得可谓活灵活现。

唐代刘贞亮还有《饮茶十德》："以茶散郁气，以茶驱睡气，以茶养生气，以茶除病气，以茶利礼仁，以茶表敬意，以茶尝滋味，以茶养身体，以茶可行道，以茶可雅志。"说得十分到位。

1. 茶叶储藏　茶叶的储藏保管以干燥（含水量在 6% 以下，最好是 3% ～ 4%）、冷藏（最好是零摄氏度）、无氧（抽成真空或充氮）、避光保存最为理想，一般放冰箱或锡瓶为宜。

2. 茶具选择　茶具材料多种多样，造型千姿百态，纹饰百花齐放。究竟如何选用，要根据各地的饮茶风俗习惯和饮茶者对茶具的审美情趣，以及品饮的茶类和环境而定，以瓷器茶具、陶器茶具最好，玻璃茶具次之，搪瓷茶具再次之。

3. 茶叶泡法　绿茶、花茶、白茶一般直接冲泡饮用。普洱茶、红茶、乌龙茶可洗茶，普洱茶一般泡三次以上才能出味道。

4.泡茶水质 水分为天然水和人工处理水。天然水包括泉水、河水、井水和天落水，人工处理水有自来水、蒸馏水、无离子水。各种水所含溶解物质的不同，对茶汤品质影响很大。泉水泡茶为最佳，其次是江水，再次是井水。杭州有"龙井茶，虎跑泉"之说，乐清有"雁荡茶，龙湫水"之说，这些都大有讲究。

泡茶的水温：安吉白茶、太平猴魁——60℃～65℃。绿茶——80℃～85℃。黄茶——85℃～90℃。花茶、红茶——95℃。白茶、普洱茶——100℃。乌龙茶——85℃～90℃。重发酵、重焙火乌龙茶——90℃～95℃。

健康饮茶，三因制宜：就是讲要按照人的不同的年龄、性别、体质，以及工作性质、生活环境、季节等来选择。看人饮茶，看时饮茶，看茶饮茶。

本草有"四性"，茶叶也有"四性"：本草有"四性"——寒、热、（中）、温、凉。茶叶也有"四性"。寒性：苦丁茶；凉性：绿茶，白茶，黄茶，普洱新茶；中性：青茶（乌龙茶）；温性：黑茶（普洱茶），红茶。

人体体质分类：

人分九类，就是要因人体体质的不同特征，选择不同的茶叶饮用。

1.平和质 阴阳气血调和，以体态适中、面色红润、精力充沛等为主要特征，宜绿茶、白茶。

2.气虚质 元气不足，以疲乏、气短、自汗等气虚表现为主要特征，宜人参茶。

3.阳虚质 阳气不足，以畏寒怕冷、手足不温等虚寒表现为主要特征，宜红茶、参桂茶。

4.阴虚质 阴液亏少，以口燥咽干、手足心热等虚热表现为主要特征，宜洋参茶。

5.痰湿质 痰湿凝聚，以形体肥胖、腹部肥满、口黏苔腻等痰湿表现为主要特征，宜橘红茶。

6.湿热质 湿热内蕴，以面垢油光、口苦、苔黄腻等湿热表现为主要特征，宜荷叶茶、普洱茶。

7.血瘀质 血行不畅，以肤色晦黯、舌质紫黯等血瘀表现为主要特征，宜苦丁茶、普洱茶。

8.气郁质 气机郁滞，以神情抑郁、忧虑脆弱等气郁表现为主要特征，宜茉莉花茶、玫瑰花茶。

9. 特禀质　先天失常，以生理缺陷、过敏反应等为主要特征，易患哮喘、荨麻疹、花粉症及药物过敏等，宜乌龙茶。

春夏秋冬饮茶法：因四时季节不同，宜选择不同的茶叶饮用。

春饮花茶——春天，属温，春风复苏，阳气生发，给万物带来了生机，但这时人们却普遍感到困倦乏力，表现为春困现象，此时宜喝花茶。花茶甘凉而兼芳香辛散之气，如茉莉花香气清婉，饮之浓醇爽口，馥郁宜人。

夏饮绿茶——夏天，属热，赤日炎炎，骄阳似火，气候闷热，出汗多，造成水、电解质平衡紊乱，体力消耗很大，精神不振，宜品绿茶为好。绿茶性寒，能清热去火、生津止渴。如杭州龙井，汤色碧绿，香气浓郁，清香宜人。

秋饮青茶——秋天，属凉，有萧杀之象，天高云淡，金风萧瑟，花木凋落，气候干燥，令人口干舌燥，嘴唇干裂。适值"秋燥"，宜饮用青茶。青茶，又称乌龙茶，不寒不热，有润肤、润喉、生津、清热的作用。

冬饮红茶——冬天，属寒，天寒地冻，万物蛰伏，寒邪袭人，人体生理功能减退，阳气渐弱，生机闭藏，人的机体生理活动处于抑制状态。养生贵乎御寒保暖，宜喝红茶。红茶甘温，可养阳气。

九、结语

五千年来，茶文化的形成和发展历史非常悠久。茶文化是以茶为载体，并通过这个载体来传播各种文化，是茶与文化的有机融合，这包含和体现了一定时期的物质文明和精神文明。

茶文化发展至今天，茶的社会功能更加突出，归纳起来，有科技教育、文化艺术、医疗保健、经济贸易、餐饮茶馆、茶具茶食、茶道茶艺、旅游休闲、民族宗教、对外交流、新闻传媒等等。茶文化内容十分丰富，有待我们更进一步研究、发扬广大。

（原载《浙南中医药》2013 年第 1 期）

遵《内经》，百世方论成一派；承《金匮》，千般疾难约三因

——亦谈陈无择的《三因极一病证方论》

陈无择（1131—1189），名言，以字行，宋代青田鹤溪（今青田县鹤溪镇）人，久居东瓯永嘉，行医济世。其精于方脉，学诣深谌。他博览医籍，宗《内经》《金匮要略》之旨，究前贤明哲之论，悉心研究，探穷受病之源，搜集众长，由博返约，阐发"三因学说"，著成《三因极一病证方论》十八卷，简称《三因方》，又称《三因极一病源论粹》，为中医病因学之专著，对后世中医病因病理学有很大影响。

我温州市中医药学会医史学分会诸公提出，陈无择的《三因方》为永嘉医派奠定了学术基础，应为永嘉医派的创始人。今夏，青田鹤溪镇陈氏宗族人，为弘扬先祖懿德，建祠纪念，特邀李珍先生组织医家为陈无择先生祠堂撰写楹联，以致纪念。今再读《三因方》，记数语于后，受正于方家。

一、立三因，以概括脉病证治

中医典籍，上自《素问》《灵枢》《伤寒论》《金匮要略》，继而《难经》《诸病源候论》《针灸甲乙经》《脉经》《千金要方》《外台秘要》，自下浩如烟海，汗牛充栋。倘未能反约，则何以适从。故陈氏以立三因，"乃收拾诸经筋髓，其亦反约之道也"，以"究明三因，内外不滥，参同脉证，尽善尽美"。他提出"凡学医，必识五科七事。五科者，脉病证治，及其所因；七事者，所因复分为三。故因脉以识病，因病以辨证，随证以施治，则能事毕矣"。

对于脉学，素有二十四脉之说。陈氏说："脉为医门之先，虽流注一身，其理微妙""医者要门，在脉难明，惟证易辨。"诊脉亦以三因统领，提出"切脉动静者，以脉之潮会，必归于寸口。三部诊之，左关前一分为人迎，以候六淫，为外所因；右关前一分为气口，以候七情，为内所因；推其所自，用背经常，为不内外因"。接着又以四脉为总纲，他说："脉者血之腑也，长则气治，短则气病，数则烦心，大则病进。文藻虽雅，义理难寻，动静之辞，

有博有约。博则二十四字，不滥丝毫；约则浮沉迟数，总括纲纪。故知浮为风为虚，沉为湿为实，迟为寒为冷，数为热为燥。风湿寒热属于外，虚实冷燥属于内，内外既分，三因颖别。"令学医者执简驭繁，心中了了。

陈氏在《内经》和《金匮要略》病因理论的启迪下，阐扬了"三因学说"，提出"是欲知致病之本也。然六淫，天之常气，冒之则先自经络流入，内合于脏腑，为外所因；七情，人之常性，动之则先自脏腑郁发，外形于肢体，为内所因；其如饮食饥饱，叫呼伤气，尽神度量，疲极筋力，阴阳违逆，乃至虎野狼毒虫，金疮折，痓忤附着，畏压溺等，有背常理，为不内外因。《金匮要略》有言：千般疢难，不越三条，以此详之，病源都尽。如欲救疗，就中寻其类例，别其三因，或内外兼并，淫情交错；推其深浅，断其所因为病源，然后配合诸证，随因施治，药石针艾，无施不可"。"巢氏《病源》具列一千八百余件，盖为示病名也。以此三条，病源都尽，不亦反约乎。"

陈氏把三因学说具体运用于临床各种病证的辨证之中，都列有外因证、内因证、不内外因证；指出"分别三因，归于一治"；提出"凡治病，须识因……不知其因，施治错谬，医之大患，不可不知""治之之法，当先审其三因，三因既明，则所施无不切中"。

二、追《千金》，畅发论脏腑辨证

脏腑辨证发韧于《伤寒论》《金匮要略》，提升于《千金要方》。陈氏在《千金要方》脏腑辨证论治基础上，又有新的发展。他说："夫脏腑合手足三阴三阳为十二经，各有所主，故为十二官……故五脏为阴，六腑为阳，此十二官不得相失者，正由阴阳消息盈虚。当随四序而调养之，不可使其偏胜，偏胜则偏复，偏复则偏害，胜克流变，则真病生焉。夫阴阳虚实者，乃脏腑更相胜复也。若其子母相感，则母虚能令子虚，子实能令母实。经曰：实则泻其母，虚则补其子。"《千金》亦云：肝虚当补心，心旺则感于肝，皆此类也。此正本藏十二官冷热盈虚而为病，非外感淫邪，及故为背理者之比。然内所因惟属七情交错，爱恶相胜而为病，能推而明之，此约而不滥，学人宜留神焉。"

陈氏又说："论云，治伤寒有法，医杂病有方。方即义方，法即法令。外病用法令，犹奸邪外扰，非刑不除；内病用义方，犹父子兄弟不足，以礼格之而已。故内外之治，由是而分。外邪难辨，当以例明；内证易知，只叙方证，学人不可不审。"

他按肝胆经、心小肠经、脾胃经、肾膀胱经、心包三焦经，分列病情性质虚、实、寒、热之证治。

如肝胆经虚实寒热证治：

治肝实热阳气伏邪，胁痛，忿忿悲怒，发热喘逆满闷，目痛视物不明，狂悖非意而言，乍宽乍急，所作反常，用泻肝汤。

治胆实热，反洒洒恶寒，腹中气满，胁下硬，口苦咽干，头痛，不欲食，用泻胆汤。

治肝虚寒，两胁满，筋急，不得太息，寒热腹满，不欲饮食，悒悒不乐，四肢冷，发抢，心腹痛，目视眩眩；或左胁偏痛，筋痿脚弱；及治妇人心痛乳痈，膝热消渴，爪甲枯，口面青，用补肝汤。

治胆虚寒，眩厥，足痿，指不能摇，躄不能起，僵仆，目黄，失精，虚劳烦扰，因惊胆慑，奔气在胸，喘满，浮肿，不睡，用温胆汤。如此等等，为后世脏腑辨证、八纲辨证论治张本。

三、叙疫病，圣散子活人害人

陈氏在"叙疫论"中指出："夫疫病者，四时皆有不正之气，春夏有寒清时，秋冬亦有暄热时，一方之内，长幼患状，率皆相类者，谓之天行是也。"又说："其天行之病，大则流毒天下，次则一方一乡，或偏着一家。"又云："疫之所兴，或沟渠不泄，畜其秽恶，熏蒸而成者；或地多死气，郁发而成者……凡春分以前，秋分以后，天气合清寒，忽有温暖之气折之，则民病温疫。春分以后，秋分以前，天气合湿热，忽有清寒之气折之，则民病寒疫。治之各有法，不可拘以日数汗下。"每年遇有不正之气，即当纪而用之。疫病有温疫；有燥疫；有寒疫；有湿疫等之别。其论治更须以时斟酌，不可偏执。

北宋宣和年间，天下大疫，苏东坡从其同乡朋友巢谷（字元修）那里得了一方，名曰圣散子方。他谪居黄州时，用此方治疫，"所全活者，至不可数"。苏氏说："时疫流行，平旦辄煮一釜，不问老少良贱，各饮一大盏，则时气不入其门。平居无病，能空腹一服，则饮食快美，百疾不生，真济世卫生之宝也。其方不知所从来，故巢君数世宝之，以治此疾，百不失一。"因而，东坡为之作序，后传给蕲水庞安常，广为流传，"且使巢君之名，与此方同不朽也"。

圣散子方：

草豆蔻（十个） 木猪苓（去皮） 石菖蒲 茯苓 高良姜（锉炒） 独活 柴胡 吴茱萸 附子（炮、去皮、脐） 麻黄（去节） 浓朴（姜汁制，炒） 藁本 芍药 枳壳（麸炒，去瓤） 白术 苍术（泔浸） 半夏（汤洗去滑） 泽泻（各半两） 藿香 防风 细辛（各半两） 甘草（炙，一两）

上为剉散。每服五钱，水盏半，煎七分，去滓热服，空腹用。

《圣散子叙》云："用圣散子者，一切不问阴阳二感，或男女相易，状至危笃者，连饮数剂，则汗出气通，饮食渐进，神宇完复，更不用诸药，连服取瘥。其余轻者，额微汗，正尔无恙。药性小热，而阳毒发狂之类，入口即觉清凉，此殆不可以常理诘也。"

陈氏有言："此药似治寒疫，因东坡作序，天下通行。辛未年（1151年），永嘉瘟疫，被害者不可胜数。盖寒疫流行，其药偶中，抑未知方土有所偏宜，未可考也。东坡便谓与三建散同类，一切不问，似太不近人情。夫寒疫，亦能自发狂。盖阴能发躁，阳能发厥，物极则反，理之常然，不可不知。今录以备疗寒疫，用者宜审之，不可不究其寒温二疫也。辛巳年，余尝作《指治》，至癸巳（1173年）复作此书，见《石林避暑录》亦云：宣和间，此药盛行于京师，太学生信之尤笃，杀人无数，医顿废之。然不妨留以备寒疫，无使偏废也。"

可见疫病当先推天元五运六节，知其司天在泉胜复，辨病气寒热，方能立法施治。大学士苏东坡为之作序，其名重，影响甚广。不知疫有寒温，不加辨证，害人非浅。

四、说蛊毒，千年疑惑难识明

陈氏在"蛊毒叙论"中记载："江南闽中山间人，以蛇虺、蜈蚣、蜒蚰、虾蟆等百虫同器畜之，使其自相食啖，胜者为灵以事之，取其毒，杂以菜果饮食之类以害人，妄意要福，以图富贵。人或中之，证状万端，广如治百蛊说，或年岁闻人多死。又有人家，香火伏事如家先者，亦谓之蛊，能病患，世谓之蛊注；以姓类属五音，谓之五蛊。此皆边鄙邪僻之地，多有此事，中都则蔑闻也。"

"中蛊证治：

夫中蛊毒者，令人心腹绞痛，如有物啮，吐下血皆如烂肉。若不即治，食人五脏即死。

验之，令病患唾水，沉即是蛊。有人行蛊毒以病患，若欲知其姓名者，以败鼓皮烧作末，饮服方寸匕，须臾自呼蛊家姓名，可语令呼唤将去则愈。治之亦有方。

丹砂丸

治蛊毒从酒食中着者方。端午日合。

辰砂（别研） 雄黄（别研，水飞） 赤脚蜈蚣 续随子（各一两） 麝香（一分）

上为末，糯米饮为丸，如鸡头大。若觉中毒，即以酒下一丸；蛇蝎所螫，醋磨涂之。

矾灰散

治中诸毒物。

晋矾 建茶（各等分）

上同为末。每服三钱，新汲水调下。得吐即效，未知再作。

解毒丸

治误食毒草，并百物毒。救人于必死。

板蓝根（四两，干者，净洗，日干） 贯众（一两，到，去土） 青黛（研） 甘草（生，各一两）

上为末，蜜丸，梧子大，以青黛别为衣。如稍觉精神恍惚，恶心，即是误中诸毒，急取药十五丸，烂嚼，用新汲水送下即解。此方传得异人京师陈道士。用水浸炊饼为丸，尤妙。

如常服，可三五丸，大解暑毒。

凡中毒，嚼生黑豆不腥，嚼白矾味甘者，皆中毒无疑。

青黛雄黄散

凡始觉中毒，及蛇虫咬，痈疽才作，即服此，令毒气不聚。

上好青黛、雄黄（等分）

上为细末。新汲水调下二钱。"

儿时，曾闻前辈谈及，平阳人养食蛊。农村妇女凡见小孩不乖，每有骂儿话语："如果你再千捣（温州方言：即不乖、烦扰意），就把你送去喂食蛊。"以此来吓唬孩子。

2005年秋，我往西藏旅游，考察藏南林芝一带，听导游说，当地藏民也有藏蛊毒。对生人若起毒害之心，每取蛊毒，掺入茶水饮食之中以害人。若早有知觉，必以重金求解毒药，始得救治。听后令人悚然。归来后读《天堂隔壁是西藏》一书，内有记载，西藏墨脱白马岗有放蛊毒陋习，"据说整个白马岗地区几乎家家都有蛊毒药，但并不是每家人都有放毒习惯，一般说来，通常较大的村庄有三四户这样的人家。制毒与放毒的秘法，总是由家中的女性掌握，非女莫传，男人们对此往往不得而知，这一点和该地区的女性为主导的生活方式密不可分"。她的放毒害人动机是"出于对你的羡慕，因羡慕而杀人，恐怕是世界上最古怪的杀人动机了"。

蛊毒抑或是蛇蝎恶虫之毒？不得而知。

（原载《浙南中医药》）

中药毒性、不良反应的分析和防范策略

近年来，有关中药毒性、不良反应的报道日渐增多，对加深人们对中药的认识及应用提供了有益的启示，同时也暴露了目前在中药应用和管理方面的某些问题。如何安全应用中药，减少不良反应的发生，克服中药毒性，避免医疗事故和医疗纠纷的发生，已成为摆在中医药工作者面前的一个新课题。

一、中药毒性问题的认识

（一）中医药学对中药毒性的定义

中医药学对中药毒性的认识历史久远，《素问·五常政大论》云："大毒治病十去其六，常毒治病十去其七，小毒治病十去其八无毒治病，十去其九……"《神农本草经》把中药分为上、中、下三品，"上药120种为君，是养命以应天，无毒，多服久服不伤人""中药一百二十种为臣，主养性以应人，无毒有毒，斟酌其适""下药一百二十五种为佐使，主治病以应地，多毒，不可久服"。

中药的毒性有广义和狭义之分。广义中药毒性泛指一切中药的作用或中草药的偏性，以救偏补弊，调整阴阳。中医药学认为中药的毒性具有普遍性，凡是药物都是有毒的。张景岳明确指出："药以治病，因毒为能，所谓毒者，以气味之有偏也。盖气味之正者，谷食之属是也，所以养人之正气。气味之偏者，药饵之属是也，所以祛人之邪气。其为故也，正以人之为病，病在阴阳偏胜耳。欲救其偏，则唯气味之偏者能之，正者不及也……是凡可辟邪安正者，均可称为毒药。"狭义的中药毒性指药物对人体的毒害性，即指服用后容易引起毒副反应。隋代巢元方在《诸病源候论》卷二十六中言："凡药物云有毒及有大毒者，皆能变乱，于人为害，亦能杀人。"我国历代本草及现行国家药典将部分药物标明"大毒""有毒""小毒"，而对一般药物不注明是否有毒，即是根据狭义的中药毒性而限定的。

中医药学对有毒中药的应用，历来有"以毒攻毒""中病即止""不可久服"的主张。古今善用有毒中药者也很多，如汉代张仲景善用附子、乌头、巴豆之峻毒之品；近年来，医家用砒霜等治疗白血病，雷公藤、马钱子治疗类风湿性关节炎，以及用蟾酥、斑蝥等大毒中药治疗恶性肿瘤等。

（二）产生中药毒性的情况和原因

虽然中药因其毒副作用小而深受广大患者的喜爱，但不可否认目前有关中药毒性的报道愈来愈多。引起中药毒性的情况和原因较为复杂，归纳起来有以下几个方面：

1. 剂量过大

每味中药都有其一般用量，这是中医在长期临床实践中的经验积累。剂量过大，超出人体的耐受极限，必然产生毒副反应。近年来中药用量有加大趋势，但对一些毒性中药及尚无大剂量应用先例的药品，必须严格注意，医生在无十分把握及丰富临床经验的情况下，不能盲目加大剂量，以免发生毒性反应。

据报道，一男性癫痫患者服用瓜蒂30克、藜芦6克、常山30克中药一剂后吐泻频作、腹痛便血，抢救无效死亡。此三味药中，瓜蒂常用量为0.6～1.5克，藜芦为1～1.5克，常山为3～9克。上药竟超量数倍或数十倍，以致造成病人死亡。如关木通的常用量为3～9克，在目前国内报道因服用关木通导致急性肾功能衰竭的8例患者（其中6例死亡）中，所服关木通的用量分别为60～66克5例，120克1例，200克1例，25克连服10剂1例。

2. 服法不当

临床应用中药治病，辨证处方用药固然重要，但服药方法是否得当，也是不容忽视的问题，尤其在服用有毒中药时，医生更应详细告诉病人服药方法，以免发生意外。一女病人因患风湿性关节炎，服含川乌、草乌各 6 克的中药，误将两服 1 次煎服，服后一小时出现头晕、腹痛、四肢口唇发麻、血压下降等毒性反应，经及时抢救而脱险。

此外，长时间服用同一种中药也可能导致肾功能损害。一例长期口服中药龙胆泻肝丸导致慢性肾间质损害的患者，最终进入慢性肾功能不全尿毒症期，从病史、症状及化验检查分析，诊为中药肾损害。

3. 炮制不当

一般中药都要经过炮制方能应用，炮制方法不同，药物的理化性质、性味、归经则不同，而炮制的另一个目的，是为了减轻毒副作用。中药不经炮制服用，也是引起中药不良反应的原因之一。如果川乌、草乌不炮制，就会中毒，如制首乌、炒大力子，炮制不到位，就会引起腹泻。如某患者因服用未经去毛的枇杷叶、旋覆花，未包煎，或包后砂布袋外沾有旋覆花，都会刺喉，而引起喉头严重水肿。所以要严格遵循中药炮制规范，把好药品质量关。

4. 混合用药

随着中药剂型的改进，中药注射剂日渐增多，两种以上注射液混合应用是否会产生拮抗而带来副作用，这方面研究尚少。一患者因发热身痛，医生处以板蓝根注射液 2 毫升、柴胡注射液 2 毫升混合肌注，15 分钟后出现眼睑及口唇肿胀、呼吸急促，经抗过敏处理而愈。此案例提示中药注射剂混合用药有引起不良反应的可能，临床应当注意。

此外，还有不合理的中西药并用。中西药合用，如组方合理可收到良好的治疗效果，但也有可能产生毒副作用，如 1990—1992 年，比利时有 105 名妇女在同一诊所服了一种叫"苗条丸"（主要成分为芬氟拉明、安菲拉酮、防己、厚朴等）的减肥药，1～2 年后，其中有近 70 人进入慢性肾功能不全尿毒症期，靠血液透析或肾移植维持生命，就不能排除此因素。

中药调剂配方时混入有毒中药，亦可出现中毒反应，也有案例发生，如草乌混入致死。

5. 药证不符

漠视辨证应用中成药，若长期如此，会导致中毒致病。20 世纪 70 年代初期，日本的津村顺天堂制成了小柴胡汤颗粒，同时有地滋教授发表了《津村小柴胡汤颗粒对慢性肝炎有治疗效果》的报告，一时间在日本引起很大反响。小柴胡汤颗粒成了畅销药，舆论认为日本汉方正走向现代化。短短的几年里，津村顺天堂便成了日本乃至世界注目的制药企业。但自20世纪90年代初，不断爆出小柴胡汤颗粒有副作用的新闻。1991年4月日本厚生省向医师、药剂师下达了要注意小柴胡汤导致间质性肺炎的通告。1994年1月—1999年12月，报道了因小柴胡汤颗粒的副作用发生了188例间质性肺炎，其中22人死亡。结果津村顺天堂1997年破产，2000年津村顺天堂社长津村昭被判刑3年。

一个药方可使一个企业兴旺，又可使其灭亡，这是值得人们深思的。所谓日本小柴胡汤的副作用，主要原因是应用时脱离了辨证论治理论指导的结果。为了早日得到中西医结合的成果，日本学者探索了用西医病名诊断指导应用中药的道路。其中对小柴胡汤治疗慢性肝炎的研究规模最大、发表论文最多。值得注意的是，有地滋强调"慢性肝炎、肝硬化患者有关小柴胡汤的'证'消失了，还要继续服用小柴胡汤""汉方药非常安全，长期服用也没有问题"，这无疑给滥用小柴胡汤开了绿灯。再加上厂家通过杂志、学术会议等宣传小柴胡汤还能治各种急性热性病、感冒、肺炎、慢性胃肠障碍等等，人们无论有无小柴胡汤方证，仅仅依据这些西医诊断病名就纷纷争服小柴胡汤。但当报纸、广播、电视等媒体报道小柴胡汤的副作用造成间质性肺炎甚至死亡的消息时，人们又惧之如虎。从争相服用到惧怕服用，很显然是对小柴胡汤缺乏认识，是对中医辨证论治缺乏认识。

我们发现，特别是西医师用中成药，也有很多像津村昭、有地滋一样，临床用药不是依据辨证，而仅根据西医诊断病名就大胆地长期服用，认为中成药很安全，无毒性反应，出现开中成药处方，四五种合并运用，导致同类药物重复使用，用量过重现象。

6. 相恶相反

在复方配伍中，有些药物应避免合用。《神农本草经》称这些药物之间的关系为"相恶"和"相反"。据《蜀本草》统计，《神农本草经》所载药物中，"相恶"的有六十种，而"相反"的则有十八种。金代张子和编成"十八反"歌诀，明代刘纯编成"十九畏"歌诀，现将歌诀内容列举于下：

（1）十九畏：硫黄原是火中精，朴硝一见便相争。水银莫与砒霜见，狼毒最怕密陀僧。巴豆性烈最为上，偏与牵牛不顺情。丁香莫与郁金见，牙硝难合京三棱。川乌草乌不顺犀，人参最怕五灵脂。官桂善能调冷气，若逢石脂便相欺。大凡修合看顺逆，炮燔炙煿莫相依。

（2）十八反：本草明言十八反，半蒌贝蔹及攻乌。藻戟遂芫俱战草，诸参辛芍叛藜芦。

《神农本草经·序例》指出："勿用相恶、相反者""若有毒宜制，可用相畏、相杀者，不尔，勿合用也。"自宋代以后，将"相畏"关系也列为配伍禁忌，与"相恶"混淆不清。因此，"十九畏"的概念，与"配伍"一节中所谈的"七情"之一的"相畏"，含义并不相同。

"十九畏"和"十八反"诸药，有一部分同实际应用有些出入，历代医家也有所论及，并引古方为据，证明某些药物仍然可以合用。如：①感应丸中的巴豆与牵牛同用；②甘遂半夏汤以甘草同甘遂并列；③散肿溃坚汤、海藻玉壶汤等均合用甘草和海藻；④十香返魂丹将丁香、郁金同用；⑤大活络丹乌头与犀角同用；等等。现代这方面的研究工作做得不多，有些实验研究初步表明，如甘草、甘遂两种药合用时，毒性的大小主要取决于甘草的用量比例，甘草的剂量若等于或大于甘遂，毒性较大；又如贝母和半夏分别与乌头配伍，毒性未见明显增加；细辛配伍藜芦，则可导致实验动物中毒死亡。

新中国成立以来，开展"十八反"现代科学研究至少已经有半个世纪。近几年来中国中医科学院中药所分工合作，对"十八反"进行较系统的研究，其中以实验研究为主，同时进行了文献、临床和社会调查研究，主要目的在于探索在临床或接近临床的条件下，即当机体处于病理生理状况时，"十八反"对患者可能产生的不利情况，以及其意义和规律性。

实验证明：十八反不是绝对的配伍禁忌。只有少数十八反组对经口给药，对健康动物和病理模型动物都显示一定程度的毒性增强；大多数十八反组对只在特定的病理生理条件下显示不同程度的毒性增强或不利于治疗的效应。除了个别十八反组对所观察的病理模型或指标较少，没有观察到毒性增强或不良反应，或者是并存于某些疗效的不良反应乃至病情加重。但是，十八反并不是绝对安全的配伍，有的十八反组对在一定的病理生理状态时必须禁忌使用。

"十八反"是前人留给我们的配伍时可能发生严重不良反应、影响治疗的告诫。尽管绝大多数没有精确的理论说明，也可能存在着讹传，或可能存在着失误，但对于这些前人遗留的告诫必须严肃对待。"十八反"临床应用必须十分谨慎，必须严格选择适应症。未经系统、周密研究，取消某个十八反组对的配合禁忌，似乎不妥。要警惕某些十八反组对在应用中潜在的或尚未认可的不良反应或危害。某些十八反组对的特殊疗效，经过实验或临床周密观察后，应予肯定，但推广应用时必须严格规定其适应症，密切注意、周密观察，以及时发现毒副作用，保证患者的生命安全，减免不必要的机体伤害和痛苦。

7. 妊娠药忌

某些药物具有损害胎元以致堕胎的副作用，所以应该作为妊娠禁忌的药物。根据药物对于胎元损害程度的不同，一般可分为禁用与慎用二类。禁用的大多是毒性较强，或药性猛烈的药物，如巴豆、牵牛、大戟、斑蝥、商陆、麝香、三棱、莪术、水蛭、虻虫等；慎用的包括通经去瘀、行气破滞，以及药性辛热的药物，如桃仁、红花、大黄、枳实、附子、干姜、肉桂等。

凡禁用的药物，绝对不能使用；慎用的药物，则可根据孕妇患病的情况，酌情使用。但没有特殊必要时，应尽量避免，以防发生医疗事故。

8. 假冒伪劣

前几年，假劣中药材问题严重，药品质量问题突出，主要有：

（1）伪品中药材依然存在。如有的药商用小米染色后加工伪造菟丝子，用贝壳磨制成"珍珠"，用它种体大的蛇加工后伪充蕲蛇，用蔬菜佛手瓜切片后伪充佛手，以水栀子充作栀子，以赤链蛇加工后冒充金钱白花蛇等。

（2）劣品中药材较易查见。如火麻仁和柏子仁严重"走油"，钩藤茎多钩少，鹿茸片骨化明显，厚朴皮薄气味不足，沉香树脂含量极少等。

（3）掺假现象也时有发生。有的药材水分含量明显过高，如八角茴质地柔软；有的药材非药用部分较多，如款冬花带较长花梗、金银花带花梗及叶、山茱萸带大量非药用的果核、酸枣仁混果壳、乌梢蛇加工时插入异物以增重、水线草除去果实后混入白花蛇舌草等。

二、当前出现的五大特殊的问题

（一）木通致"肾毒"

中药同名异物的问题与世人开了一个不小的玩笑，一味木通却有三个不同的身份：木通科的木通（古称三叶木通）、毛茛科的川木通和马兜铃科的关木通都统称为木通。正是这三个木通，演绎出木通从"无毒"到"有毒"的故事。目前在我国，除了云贵川以外大部分地区，人们使用的中药木通主要是指关木通，而据考证，此木通非彼木通。如今市场常见、临床常用的关木通与《神农本草经》等古籍中所记载的木通虽同名为"木通"，但并非一物。关木通含马兜铃酸，经研究证明能引起人体肾脏损害，属"有毒"类中药；而《神农本草经》中所记载的木通为木通科的木通，其性无毒。

翻开 2000 年版《中国药典》，我们只能找到关木通和川木通，而作为正品的木通科的木通却榜上无名。这一令人费解的现象是如何产生的呢？

据考证，关木通首载于 1860 年的吉林地方志，其先在关外地区使用，后逐渐南下入关，因而得名。具体是由于什么原因使关木通这个"后起之秀"取代了曾在大江南北普遍使用的正品木通已无从考证，但经过百余年，关木通无论是从市场占有率还是从认知上都"成功"取代了木通科的木通已是不争的事实。据了解，《中国药典》1965 年版曾收载过木通科的木通，但因市场份额的缘故其在后来的版本中被"除名"。可以说，市场这只无形的手有意无意间蒙蔽了科学的眼睛。

在对木通家族进行正本清源后，国家药典中医专业委员会将有针对性地开展一些后续工作，包括在 2005 年版《中国药典》中恢复收载木通科的木通的必要的准备工作。另外，对于药典部颁复方中出现关木通的 68 个方剂也将酌情进行处理，对于传统方剂，将恢复使用木通科的木通，而对于按国家药品法批准的新药则需与有关生产厂家协商后解决。另外，科技部已出资 80 万元立项开展"有毒中药的中毒机理研究"，以期从根本上弄清中药毒性的问题。

马兜铃科的常用中药有马兜铃、青木香、天仙藤、关木通、木防己、细辛、寻骨风等，这些药物均含有马兜铃酸，对人体肾脏有损害，要注意用量，中病即止，不可大剂量长期使用。

（二）52 种促癌植物

前几年，中国预防医学科学院病毒所曾毅院士对植物所含物质的促癌作用进行了研究，从 1693 种中草药和植物中共检出 18 个科中的 52 种植物含有促癌物质。这 52 种致癌植物为：石栗、变叶木、细叶变叶木、蜂腰榕、石山巴豆、毛果巴豆、巴豆、麒麟冠、猫眼草、泽漆、甘遂、续随子、高山积雪、铁海棠、千根草、红背桂花、鸡尾木、多裂麻疯树、红雀珊瑚、山乌桕、乌桕、圆叶乌桕、油桐、木油桐、火殃勒、芫花、结香、狼毒、黄芫香、了哥

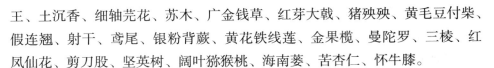

王、土沉香、细轴芫花、苏木、广金钱草、红芽大戟、猪殃殃、黄毛豆付柴、假连翘、射干、鸢尾、银粉背蕨、黄花铁线莲、金果榄、曼陀罗、三棱、红凤仙花、剪刀股、坚英树、阔叶猕猴桃、海南蒌、苦杏仁、怀牛膝。

这52种植物中有多种是常用中药，这一报道对应用中药的安全性认识有一定意义，给中医学界敲起了警钟。

（三）中药重金属含量超标问题

重金属通常是指比重在5以上的金属，如铬、镉、铜、铅、银、金、汞等。①从食品卫生角度主要限制的是铬、镉、铜、铅、汞等5种金属元素；②营养化学、毒物学和环境污染研究中公认铍、锑、铊、锆、铬、镉、铅、汞等对生物和人体有毒害作用，被称为污染元素，而锰、钴、铜、钒、硒、钼、铬等在含量过高或形态（如价态）不同时，对人体亦有毒害作用。

中药材重金属主要来源于其生长的土壤（植物药），或其食物（动物药），或其形成时的物质（矿物药），其次是工业"三废"排放到土壤、空气中，药材被动吸收，以及施肥与病虫害防治过程中化肥、化学农药的重金属被药材吸收。

中药材重金属含量超标是影响中药出口、中药进入国际市场的主要制约因素之一。当前，国际上进口中药材和中成药的国家和地区对中药材、中成药的重金属含量都提出了严格要求，如新加坡要求进口的中药材和中成药中铅含量低于20ppm、汞含量低于0.5ppm、铜含量低于159ppm，美国禁止含有汞、铅等重金属的中药材与中成药销售。我国也明确规定：中草药制成的注射剂中重金属含量不得超过0.15ppm，其他药品中不得超过20ppm。重金属对人类乃至所有生物的危害已引起世界各国的重视，现代中药必须解决重金属含量超标问题。有效地控制中药重金属含量超标，应从中药生产的源头抓起，即从中药材生产上解决重金属含量的超标问题。

目前，我国某些方剂中仍在沿用重金属矿物药，如：中药矿物药中就有朱砂（含硫化汞），常用方剂如朱砂安神丸、磁朱丸等；雄黄（含硫化砷），常用方剂如紫金锭等治急喉风；石硫黄（含硫），常用方剂如半硫丸治虚冷便秘，黑锡丹治肾火衰微，下元虚冷证；铅丹（含铅），常用方剂如铅丹、青蒿等治疟疾；砒石（含三氧化二砷）经升华精制成砒霜，常用方剂如紫金丹等治肺气喘急等。对重金属矿物药的使用，《中国药典》没有一个矿物药限量及安全剂量标准。去年英国药物安全机构在"复方芦荟胶囊"中检测到朱砂含量是英国食品标准的 500 倍，提出了"中药有毒"的意见。目前，我国中药也存在重金属含量超标问题，一些有问题的中药饮片无人检测，中药房照进不误，中医师照用不误。看来，中国人的命比外国人廉价？！

（四）正确认识中药的肝毒性和肾毒性

至今，临床发现可致肝损伤的常用中药有：黄药子、菊三七、苍耳子、何首乌、雷公藤、艾叶、望江南、苍术、天花粉、桑寄生、贯众、蒲黄、麻黄、柴胡、番泻叶、蜈蚣、合欢皮、丁香、川楝子、鸦胆子、毛冬青、蓖麻子、黎芦、丹参、罂粟、姜半夏、泽泻、大黄、虎杖、千里光、防己、土荆芥、肉豆蔻、商陆、常山、大枫子、朱砂、斑蝥、穿山甲、黄芩、缬草、乌头、白果等。

已知临床上可引起肝损伤的中药复方制剂有：壮骨关节丸、小柴胡汤、大柴胡汤、复方青黛胶囊（丸）、克银丸、消银片（丸）、消核片、白癜风胶囊、白复康冲剂、白蚀丸、六神丸、疳积散、麻杏石甘汤、葛根汤、大黄牡牡丹皮汤、防风通圣散、湿毒清、血毒丸、追风透骨丸、消咳喘、壮骨伸筋胶囊、骨仙片、增生平、牛黄解毒片、天麻丸、复方丹参注射液、地奥心血康、昆明山海棠片等。

能引起肾脏损害的中药：

第一类为植物类中药：有雷公藤、草乌、木通、使君子、益母草、苍耳子、苦楝皮、天花粉、牵牛子、金樱根、土贝母、马兜铃、土荆芥、巴豆、芦荟、铁脚威灵仙、大枫子、山慈菇、洋金花、钻地风、夹竹桃、大青叶、泽泻、防己、甘遂、千里光、丁香、钩藤、补骨脂、白头翁、矮地茶、苦参、土牛膝、望江南子、棉花子、蜡梅根等。

第二类为动物类中药：有斑蝥、鱼胆、全蝎、蜈蚣、蛇毒等。

第三类为矿物类中药：含砷类（砒石、砒霜、雄黄、红矾）、含汞类（朱砂、升汞、轻粉）、含铅类（铅丹）和其他矿物类（明矾）等。

（五）转基因中药问题

转基因中药研究项目品类包括：金银花、忍冬藤、连翘、板蓝根、鱼腥草、人参、太子参、大枣、枸杞子、核桃仁、丹参、绿豆、黄芪、百合、青蒿、何首乌、龙眼肉、杜仲、甘草、半夏、桔梗、银杏、麻黄、防风、芦根、地骨皮、竹叶、菊花、广藿香、巴戟天、枳壳、夏枯草等。

中医药是中华民族的瑰宝，如果中药也被"转基因"了，那么中药不但起不到治病的作用，而且还会加重用药者的病情，成为慢性"毒药"。转基因对中医药将是毁灭性的打击，这绝不是危人耸听。

"中医将亡于药？"这一担忧或将由中药材转基因加快实现，"转基因"对中药材质量的影响可能远超过化肥、农药、除草剂、人工激素、农膜等在中药材种植的应用，化学化中药材已对中药材质量形成了致命的打击。

三、中医药学对中药毒性认识的局限性

中医药学对中药毒性的问题有深刻的认识，此认识都是从实践经验中不断总结，不断积累的。然而，这一认识还存在某些局限性，主要表现在：

（一）中药质量控制标准还未规范

中药材质量检测标准不完善。2000年版国家药典中，只有中药材外观形状标准，而无内在质量标准，例如没有有效成分含量标准，致使对药材内在质量无法检测判定。

（二）国家药典对中药毒性的界定还未规范

目前国家药典中虽然对有毒中药分别注明为"小毒""有毒""大毒"和"无毒"四类，但其数据的界定大都未在GLP（药品非临床研究质量管理规范）条件下，未按SOP（标准操作规程）规范进行严格的实验结果去得出结论，因而，所谓"无毒"中药可能有一定的毒性。

（三）中药化学成分复杂

中药化学成分复杂，作用部位不大明确，而复方中药的成分、作用部位及途径更加复杂，因而对大多数有毒中草药的作用机制至今尚不清楚。如含有马兜铃酸成分的中草药的肾毒性问题，尚缺乏深入的认识。因而从某种意义上讲，中草药毒性问题的提出是对中草药毒副作用深入观察和研究的结果，应该说是认识上的一种进步。

四、中药如何面对机遇和挑战

中药毒性问题的提出，给中医药的发展提出了挑战。中医界必须有一个正确的认识，应重视它、研究它并最终科学地认识它。药物有毒并不可怕，在临床上，有些药物如抗生素中的氨基糖苷类等，其肾毒性及耳毒性很明显，但由于其毒副作用已为临床所熟悉，并得到了应用的重视，因而得到了有效的防范。可怕的是对药物的毒性缺乏正确的认识，甚至根本就没有认识，如20世纪60年代发生的"四环素牙"事件，以及近年来拜耳公司的降血脂药"拜斯亭"引起心肌损害的问题。从这个意义上讲，中药毒性问题的提出，有助于消除中药无毒的观念。对于防止不合理使用中药，如长时间用药、大剂量用药、违背中医炮制配伍规则及重复用药，特别是滥用所谓"偏方""秘方"等有积极的作用。从一定意义上讲，更加有利中医药的发展。

中药不良反应的原因是复杂多样的，而解决这个问题也是一个十分复杂的系统工程，关系到中药的产、购、供、销、用多个环节。预防中药不良反应的发生，关键是医药部门应认真贯彻执行国家中药管理方面的现行法规，建立配套的具体实施方法，加强对医疗单位的管理与监督，对基层中医药人员进行严格业务考核，提高中医药人员整体素质。这不仅能提高医疗质量，而且对促进中医药事业的健康发展都具有重要意义。

（一）中药方面

1. 中药材生产质量管理规范（试行）（GAP）

从源头入手，发展中药材种植养殖大户，建立若干种植养殖基地，形成规模化生产。国家设立扶贫基金会，通过"龙头中药企业＋农户"实行GAP基地建设，推行科学种植养殖；中药材的种植要因地制宜，要实行异地引种栽培申报制度。

达到"道地药材""绿色药品"，实施GAP，中药材将完成从农副产品向药品转化，以及从一家一户的小农经济模式向产业化、集约化经营模式的转变。

（1）科学规划中药材生产基地。

①土壤成土母质考查；②土壤成土过程与污染情况考查；③土壤利用情况调查。

（2）有效解决土壤污染。

（3）采取科学有效的生产管理。

①施肥管理技术；②中药材病虫害防治技术、低毒杀虫剂使用。

2. 中药饮片生产管理规范（GPP）

中药饮片制作包括中药的"净选""切制"和"炮制"三方面。中药饮片品种约 1000 余种，常用品种约 500 种。中药应用于临床，必须经过不同的炮制方法加工处理后方可入药。所以中药饮片的质量好坏，直接影响疗效和用药安全问题。20 世纪 80 年代，由于中药市场放开，中药变成了"农副产品"，中药饮片由个体农民就地进行加工，直接进入市场。可想而知，这在一定程度上使中药饮片质量下降，伪劣假冒中药饮片层出不穷。

GPP 的实施，走中药饮片加工集约化、产业化、质量标准化、生产现代化的道路。杜绝个体分散加工，扶持发展国有饮片生产加工厂，实行饮片上市批准文号制度和品牌商标注册制度，保证中药饮片名、特、优。

3. 药品生产质量管理规范（GMP）

GMP 要求药厂在生产过程中，全方位保证质量和管理。①厂家生产管理和质量管理部门的负责人和生产人员必须由具备药师、助理药师的专业技术人员担任。②厂家必须具有保证药品质量的厂房、设施和卫生环境及生产所要求的完全洁净条件。③厂家必须具有能对所生产药品进行质量检验的独立机构、人员和检验仪器设备。④厂家生产的物料购入、储存、发放、使用必须符合国家药典要求。⑤生产管理和质量管理，必须按操作法和标准操作规程进行操作，并有规范制度和记录，从而确保中成药的质量稳定、安全有效。

4. 中成药、中药饮片经营和质量管理规范（GSP）

前几年，对药品市场开办者缺乏监督管理，很多药品市场只管收摊位费，不管进入市场的药品质量如何，对假、劣药无鉴别能力，导致大量伪劣药品流入市场。一些旅游景区、大商场、宾馆饭店都经营中药饮片。中药饮片是最容易造假的，而这些单位自身没有鉴别中药材的专业技术人员，进货又不送药检部门检验，所销售饮片往往外观很好看，其实是假的或劣质品。

应加强对中药材营销市场的管理，实行中药材经营许可证制度。①经营人员必须具有药师、助理药师专业技术职称。②经营场所：营业场所有一定规模场所和样品柜。有与经营规模相适应的仓库条件，并有各种分类保管储存库，如危险品、剧毒药品的贮藏、冷藏等设备。③制定健全药品质量管理和检验制度，做好药品储存保管和养护工作。保证销售中成药品、中药饮片安全、有效。

5. 药品非临床研究质量管理规范（GLP）

建立符合 GLP 中药非临床安全评价中心。在 GLP 的条件下对药典记载的有毒中草药的概念进行毒理学阐明，包括有毒中药的毒性作用机理、用药剂量、有毒成分的含量测定，以及生殖性试验、致突变试验、致癌试验、各种刺激性试验、依赖性试验等，并在 GLP 条件下按 SOP（标准操作规程）操作规范规定出大毒、小毒及有毒或最大药量范围。在 GLP 条件下确立每种有毒中草药的主要毒性成分及次要成分，以及这些物质在体内可能的存在状态和作用的靶器官等诸多方面。建立科学的中草药毒性的临床诊断标准。进行中草药毒性的临床治疗及强化中药新药开发过程中急、慢性毒理实验的研究等。在产生中草药毒性的诸多因素中，长时间、大剂量服药是其中重要的一个方面。特别是对一些顽症采用所谓"以毒攻毒"的中草药治疗的病人，由于中药治疗没有明确的时间期限，患者可能长时间、大剂量服药，因而不可避免地增加药物的毒性，应当引起高度重视。

6. 中药质量控制与"中药指纹图谱"

中药由于其成分的复杂性，长期以来未能从根本上解决质量标准化的问题，从而直接阻碍了它跨出国门，走向世界。

中药质量控制，从靠经验鉴别发展到现代仪器分析，虽然有了长足的进步，但它是沿着化学药品质量控制的模式发展起来的。目前所建立的质量控制方法，都是局限在一个或几个成分的定性和定量，这与中医药理论的整体观念是有很大差距的。中医药理论讲究的是整体观念，中药中的一两种成分代表不了这个药。比如人参皂苷，现在已经分离出三十几种了，还在不断发现新的成分，但是所有含有人参的药品都只是用人参皂苷 Rg_1、人参皂苷 Re 等几个指标性成分做定性、定量，而中医是不承认人参皂苷就代表人参的。黄连、黄柏都含有小檗碱，但中医的用法完全不一样，如果按指标成分测小檗碱，两个药就成了一个药了。故中药指纹图谱应运而生。一份好的指纹图谱应当基本可以看到一个药的特征全貌，主要成分都可以通过提纹图谱反映出来。

什么叫中药指纹图谱？就像每个人都有各不相同的指纹一样，每一味中药的有效成分和特性也是千差万别的。借助计算机和现代分析技术，可以将中药的特性和有效成分采用图谱的形式描绘出来，使每味中药都拥有如人的指纹一样的特征性图谱，这就是中药指纹图谱。

现在所说的中药指纹图谱反映的是一个药的总体特征面貌，主要成分都要通过指纹图谱反映出来，这涉及许许多多的实验条件，需要研究和摸索，并且要把有些可变因素相对固定下来，包括最后的数据处理，这些是研究的难点。目前研究的指纹图谱，我们不要求对所有的成分都说清楚，只要求每批产品做出指纹图谱整体相似，以保证产品质量的稳定。指纹图谱的基本属性是整体性、综合性、特征性，又有模糊性。

目前，对药材只要求做与最终成品所含成分有关的那一类相关成分的指纹图谱，其次为半成品指纹图谱与成品指纹图谱，这三个指纹图谱应能找到对应的特征峰。如果药材原有的特征峰丢失了，需要查找丢失的原因。对成分复杂的药，特殊情况下允许有规律的丢失。对于一个产品而言，指纹性的图谱应该是排他的，在大量信息中是独具特征的图谱。

国家药品监督管理局将中药指纹图谱作为法规要求，到2004年，中药注射剂须要用指纹图谱控制质量，否则已批准的品种将被撤销批准文号，新药不能通过审批。

中药注射剂指纹图谱的研究不仅拓宽了中药质量标准研究的思路，随着其将来转入普遍应用的质量标准，必将促进中药研究与其他学科的结合，促进 GAP 的发展，从而带来中药质量控制方法学新的飞跃，推动中药材、中药饮片、中成药生产的质量管理规范化，为中药走向世界铺平道路。

7. 国家药典的修定、完善

国家药典是一个国字药品质量规格的最高法典，它为药品生产、供应、检验、临床应用提供统一的衡量标准。我国早在唐高宗显庆四年（659年）就诞生了世界上第一部药典《唐本草》，尔后，代有修撰。

新中国成立以来，国家药典也进行了10版的修撰、重新修定。国家药典以现代高标准要求，但是还存在许多不足之处。如中药的命名：同名异物、同物异名等，尚未厘清；剂量：常用量、极限量，妇女、儿童安全剂量等尚未确定；毒性：急性毒性、慢性毒性，致畸、致突变、致癌试验未表明；质量控制标准：中药指纹图谱未明确；等等。这些均有待完善，需做大量的实际工作。

（二）中医临床方面

基于对中药毒性的认识，目前采取了许多行之有效的办法以控制中药的毒性，常用的方法有：

1. 辨证用药。中医的辨证用药是保证用药安全的有效方法之一。通过四诊合参，辨明病因、病机，然后确定治则、方药，以减少药不对证所致的毒副作用。

2. 讲究配伍。中药组方严格按"君、臣、佐、使"的原则，方中既有治疗主证的君药，又有协助君药治疗主证的臣药，特别是方中还有辅助君药治疗兼证或减轻君药毒副作用的佐药，以及引经与调和诸药的使药。中药"君、臣、佐、使"的组方原则为减少中药的毒副作用提供了一条有效途径，大部分方剂配伍得当可减少有毒中药的毒性，或改变有毒中药成分在体内的存在状况。

3. 炮制减毒。在中医药的长期实践过程中，积累了许多减毒增效、转变药性的炮制方法和经验，并形成了中医学的一部重要分支学科——中药炮制学。正确的炮制方法可减轻中药的毒副作用，此乃中医药的一大特色。

4. 控制药量。一般来讲，药物的剂量和其毒副反应的程度有直接关系。"中病即止"是前人保证用药安全的重要原则。在现代中药药理中更是明确提出了"极量"或"临界量"准确界限。

5. 重视煎药方法。通过不同的煎药方法如先煎、先下、深化（烊化）、另炖或另煎、冲服等，达到增强疗效、减轻中草药的毒副作用的目的。

（本文作于 2005 年）

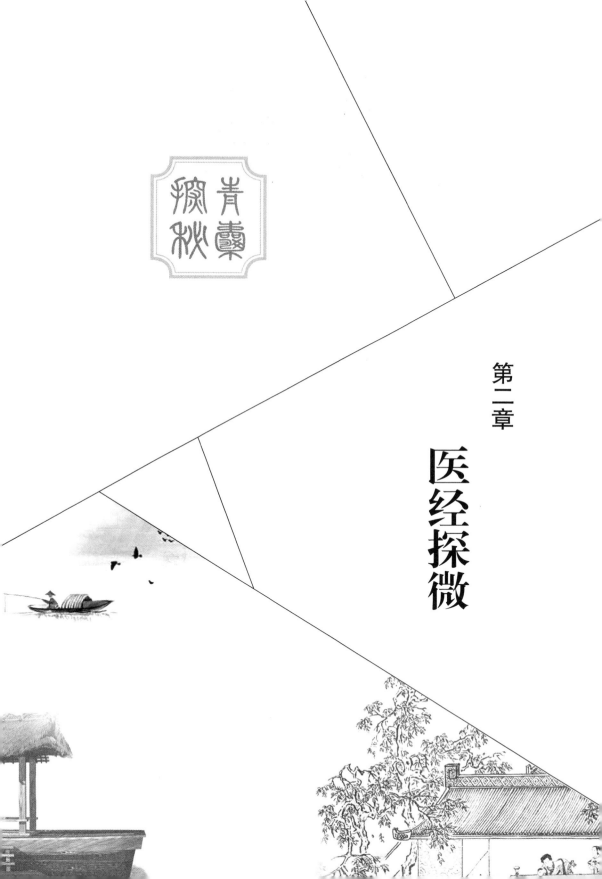

青囊 瘈秋

第二章

医经探微

《内经》中的医学心理学思想

《内经》以朴素的唯物主义思想为指导，对人的心理活动与生理、病因、病理和治疗等之间的关系，做了较明确的阐发，体现了祖国医学理论体系中的整体观的辩证思想。本文就《内经》中有关医学心理学思想试做粗浅的探讨，谬误之处，请批评指正。

一、对心理的生理基础的认识

心理是脑的机能，脑是心理的器官。人的心理是在周围现实作用下由脑产生的。《内经》中对脑已有一定的认识，把它归属于"奇恒之府"，认为"诸髓者，皆属于脑"（《素问·五脏生成》）；对脑的机能和病理，则分别归属于五脏，尤其是心。如《素问·灵兰秘典论》云："心者，君主之官也，神明出焉……故主明则下安，以此养生则寿……主不明则十二官危。"《灵枢·邪客》指出，"心者，五脏六腑之大主也，精神之所舍也"。都说明了人体的心理活动主要属于心的生理功能，这与古希腊对心理的生理基础的认识是一致的。

《内经》认为心理活动除由心所主外，与五脏的生理也有着密切的关系，并且是以五脏精气作为物质基础的。如《素问·阴阳应象大论》云："人有五脏化五气，以生喜怒悲忧恐"，心"在志为喜"，肝"在志为怒"，脾"在志为思"，肺"在志为忧"，肾"在志为恐"。《灵枢·本神》还明确指出，"心藏脉，脉舍神""肺藏气，气舍魄""肝藏血，血舍神""脾藏营，营舍意""肾藏精，精舍志"等。这里所谓的"神"是指精神意识思维活动而言。所谓"魄"者，也是精神意识活动的一部分。"魄之为用，能动能作，痛痒由之而作"（《类经》），说明魄指的是人体对外界的反应功能及感觉功能，属于本能的感觉和动作。所谓"魂，芸也，芸芸动也"（《孝经·授神契》），是说"魂"即运动或活动的意思。所谓"意"者，有意度、测意之意，指的是想象力，属思维范围。所谓"志"者，指记忆力而言，亦属思维范围。

《内经》还对心理活动的产生和相互转化做了精辟的论述。如《灵枢·本神》云："所以任物者谓之心；心有所忆谓之意；意之所存谓之志；因志而存变谓之思；因思而远慕谓之虑；因虑而处物谓之智。"生动地说明了心理活动中的认识过程和意向过程是紧密联系、互相转化、互相制约的。

二、对心理与病因关系的认识

人的心理状态、心理因素同人的疾病、健康关系密切，有些心理因素是某些疾病的致病原因。祖国医学认为喜、怒、忧、思、悲、恐、惊等七种情志变化，在正常情况下，是属于人体对客观事物的不同心理活动的反映，它是有节制的，并不致病。而突然、强烈和过度的情志刺激，就会影响正常的生理变化而导致疾病。如《素问·阴阳应象大论》云："喜怒不节，寒暑过度，生乃不固。"因此，祖国医学对于病因的认识，一直把心理因素作为一个重要的方面。如《素问·调经论》云："夫邪之生也，或生于阴，或生于阳……其生于阴者，得之饮食居处，阴阳喜怒。"《灵枢·口问》云："夫百病之始生也，皆生于风雨寒暑，阴阳喜怒，饮食居处，大惊卒恐。"

《内经》中还指出不同的心理状态和心理因素对五脏有不同的影响。如《素问·阴阳应象大论》说："怒伤肝""喜伤心""思伤脾""悲伤肺""恐伤肾。"并指出七情等心理因素的致病，主要是引起气机升降失常影响内脏。如《灵枢·寿夭刚柔》云："忧恐忿怒伤气，气伤脏，乃病脏。"《素问·举痛论》则详细地阐述了气机失调的各种表现，如"怒则气上""喜则气缓""悲则气消""恐则气下""惊则气乱""思则气结"。《灵枢·本神》还专门论述了心理因素影响五脏的不同表现，如"心怵惕思虑则伤神，神伤则恐惧自失"；"脾愁忧而不解则伤意，意伤则悗乱，四肢不举"；"肝悲哀动中则伤魂，魂伤则狂妄不精，不精则不正"；"肺喜乐无极则伤魄，魄伤则狂，狂者意不存人"；"肾盛怒而不止则伤志，志伤则喜忘其前言"。

《素问·六节藏象论》云："心者生之本，神之变也。"七情变化虽然影响五脏而致病，但是总离不开心主神志的功能。故《灵枢·口问》说："故悲哀愁忧则心动，心动则五脏六腑皆摇。"充分说明了心在心理活动中的重要地位。

三、对心理与病理关系的认识

有关心理因素与病理之间的关系，《内经》认为七情等过度的刺激会影响有关内脏的功能，导致"血气分离，阴阳破败，经络厥绝，脉道不通，阴阳相逆，卫气稽留，经脉虚空，血气不决，乃失其常"（《灵枢·口问》）等一系列的病理变化。在《灵枢·本神》中又详细地做了说明："怵惕思虑者则伤神，神伤则恐惧流淫而不止；因悲哀动中者，竭绝而失生；喜乐者，神惮散而不藏；愁忧者，气闭塞而不行；盛怒者，迷惑而不治；恐惧者，神荡惮而不收"。

脏腑功能失调也常常产生各种不同的情志改变的病理现象，如《灵枢·本神》说："肝气虚则恐，实则怒""心气虚则悲，实则笑不休。"同时，精、神、气、血等虚实、相并和逆乱也会产生情志变化，如《素问·宣明五气论》云："精气并于心则喜，并于肺则悲，并于肝则忧，并于脾则畏，并于肾则恐。是谓五并，虚而相并者也"；《素问·四时刺逆从论》云："血气上逆，令人善怒"；《素问·调经论》云："神有余则笑不休，神不足则悲""血有余则怒，不足则恐""血并于上，气并于下，心烦惋善怒。血并于下，气并于上，乱而喜忘。"

《内经》中关于心理因素与疾病关系的论述，更是屡见不鲜。如《素问·阴阳别论》云："二阳之病发心脾，有不得隐曲。"《素问·痿论》云："悲哀太甚……溲血也。"《灵枢·玉版》云："有喜怒不测……乃发为痈疽。"《灵枢·百病始生》说："卒然外中寒，若内伤于忧怒……而积皆成矣"等等，不胜枚举。

四、对心理与诊断关系的认识

医学心理学认为，人的身体与精神上的健康和疾病不仅与自身的躯体因素有关，而且与本身所特有的心理因素以及人本身生活中的社会因素有关。因此，疾病的概念不应仅仅局限于身体器官机能与组织结构的损害本身，而应该扩大到人体各器官系统之间的联系、人的心理因素与躯体因素之间的联系，以及人与外界社会环境之间的联系等，从整体上综合地来观察。《内经》对于诊断疾病，除了强调躯体因素和心理因素的互相作用以外，还应注意到这些因素与人们所处的社会环境和条件变化之间的关系。如《灵枢·师传》提出了"入国问俗，入家问讳，上堂问礼，临病人问所便"的主张。《素问·疏五过论》则专门提出对医生的要求："凡未诊病者，必问尝贵后贱，虽不中邪，病从内生，名曰脱营；尝富后贫，名曰失精。五气留连，病有所并。

医工诊之，不在脏腑，不变躯形，诊之而疑，不知病名，身体日减，气虚无精，病深无气，洒洒然时惊。病深者，以其外耗于卫，内夺于荣。良工所失，不知病情，此亦治之一过也。"指出了诊断疾病时，不可忽视心理及社会因素方面，应询问心理状态。如"凡欲诊病者，必问饮食居处，暴乐暴苦，始乐后苦，皆伤精气"。

《内经》中对脉象与心理因素、个性和居处环境等关系也做了阐述，如《素问·经脉别论》云："人之居处动静勇怯，脉亦为之变乎？岐伯对曰：凡人之惊恐恚劳动静，皆为变也。"

五、对心理与摄生和治疗关系的认识

如前所述，心理因素的过度刺激，可以导致许多疾病和心身疾病的发生、发展和转化。因此，避免和消除那些伤害人们健康的心理和社会因素，维护心身健康，减少疾病，是心理卫生的原则。《内经》中早就提出了心理卫生与摄生长寿之间的关系。如《素问·上古天真论》云："恬惔虚无，真气从之，精神内守，病安从来。"《灵枢·本脏》云："志意者，所以御精神，收魂魄，适寒温，和喜怒者也……志意和则精神专直，魂魄不散，悔怒不起，五脏不受邪矣。"《灵枢·本神》亦说："故智者之养生也，必顺四时而适寒暑，和喜怒而安居处，节阴阳而调刚柔。如是，则僻邪不至，长生久视。"如果不注意心理卫生，"嗜欲无穷，而忧患不止，精气弛坏，荣泣卫除，故神去之而病不愈也"（《素问·汤液醪醴论》）。这种以人体自身调整和自我控制的能力，来保养真气、预防疾病、防止早衰的养生方法，就现在来说也是正确的。

心理治疗是通过医生的语言、表情、姿势、态度和行为影响或改变病人的感受、认识、情绪、态度和行为，以减轻或消除使病人痛苦的各种情绪和行为问题，以及由此引起的各种躯体症状。《内经》中有关心理治疗的内容也是十分丰富的。如《灵枢·师传》说："人之情，莫不恶死而乐生，告之以其败，语之以其善，导之以其所便，开之以其所苦，虽有无道之人，恶有不听者乎？"明确指出以诚恳的言语来开导、劝说，以解开病人的思想疑虑。

总之，《内经》中的医学心理学思想是丰富多彩的，但由于时代局限，有些认识可能还达不到科学细致的分析，只能是停留在朴素阶段。今天，有待于我们用现代科学知识和方法去继承研究，探索和阐明中医基础理论的科学

道理，促进中医现代化。

（本文原载《浙江中医杂志》1981年第6期）

《内经》腹诊初探

腹诊是中医具有特色的诊法之一，源于《内经》。综观《内经》论腹诊，内容丰富，理论精湛，对临床诊治具有较大的价值。本文拟就其腹诊的部分论述，作精浅的探讨。

一、腹诊的方法

《灵枢·胀论》说："藏府之在胸胁腹里之内也，若匣匮之藏禁果也，各有次舍，异名而同处，一域之中，其气各异……故五藏六府者，各有畔界，其病各有形状。"腹诊就是通过四诊来观察患者胸腹部显现的各种不同体征和症状，以探明病变的原因、病邪的性质、病位的深浅，以及推测正气的盛衰，为辨证提供更多的依据，从而做出正确的诊断。

《内经》腹诊，是建立在古代解剖学和脏腑经络学说基础上的诊断方法。它的具体操作方法，在《素问·脉要精微论》中有一段精妙的论述："尺内两傍，则季胁也，尺外以候肾，尺里以候腹。中附上，左外以候肝，内以候膈；右外以候胃，内以候脾。上附上，右外以候肺，内以候胸中；左外以候心，内以候膻中。前以候前，后以候后。上竟上者，胸喉中事也；下竟下者，少腹腰股膝胫足中事也。"这段经文多数注家解释为尺肤诊法或寸口诊法，但也有不少注家提出异议，认为不太妥切，难合《内经》本意。有人认为这段经文当是指腹诊，笔者同意此说。要理解这段经文，首先要了解古代人体定位法有两种，一是"自身定位法"，如《素问·平人气象论》云"胃之大络，名曰虚里，贯膈络肺，出于左乳下"，即以患者的左右定左右；一是"他身定位法"，如《素问·刺禁论》云"藏有要害，不可不察，肝生于左，肺藏于右"，即以医者的左右定左右。这段经文中兼存此两法，因此可释为：患者两肘中尺泽横纹内侧，正是两胁尽处，即季胁。向季胁之近外侧按摸，可测知肾的情况；向里按摸可知腹内情况。腹中近上处，医者向左外侧（患者右外侧）可以触按肝，内侧可以触按膈；医者右侧（患者左侧）可以触按脾和胃。上腹部以上（即胸），右外侧以候肺，内侧以候胸中；胸中偏左侧以候心，内侧以候膻中气海之盛衰。此段生动地说明了腹诊的部位和方法。

二、腹诊的内容

《内经》腹诊的内容十分丰富，散见于各篇中，兹加以分析综合，可概括为六个方面：

（一）视形色

《灵枢·本脏》说："视其外应，以知其内脏，则知所病矣。"指观察胸腹部肌肤腠理的色泽、粗密、厚薄和形态变化等，可推知内脏的大小、高下、坚脆和端正偏倾。如"青色小理者肝小，粗理者肝大。广胸反骹者肝高，合胁兔骹者肝下。胸胁好者肝坚，胁骨弱者肝脆。膺腹好相得者肝端正，胁骨偏举者肝偏倾也"。又如《灵枢·水胀》指出，肤胀病则见"腹大，身尽肿，皮厚，按其腹，窅而不起，腹色不变"，鼓胀病则见"腹胀身皆大""色苍黄，腹筋起"，都是启示医者观察腹部的形色来分辨病证。

（二）探寒温

触按胸腹部肌肤的寒温，可以窥测邪正盛衰和病变性质。如《灵枢·师传》说："胃中热，则消谷，令人县心善饥，脐以上皮热；肠中热，则出黄如糜，脐以下皮寒；肠中寒，则肠鸣飧泄。"又如《素问·至真要大论》说："少腹生寒，下为鹜溏。"

（三）按虚里

虚里穴在左乳下第四、五肋骨间，内藏心脏，是胃之大络，诸脉所宗。在这里按其跳动的强弱，可以审察宗气的盛衰和疾病的轻重。如《素问·平人气象论》说："胃之大络，名曰虚里，贯膈络肺，出于左乳下，其动应手（手，原作衣，据《针灸甲乙经》改），脉宗气也。盛喘数绝者，则病在中，结而横，有积矣；绝不至，曰死。"提示了按虚里的重要意义。

（四）听腹音

听患者脘腹部音响或叩击音响的异常，可推测病变部位和病情的寒热虚实。《素问·至真要大论》说："诸病有声，鼓之如鼓，皆属于热。"如《素问·藏气法时论》指出，脾病"虚则腹满肠鸣，飧泄，食不化"。又如《灵枢·邪气藏府病形》说："大肠病者，肠中切痛而鸣濯濯。"《灵枢·百病始生》说："虚邪之中人也……留而不去，传舍于肠胃。在肠胃之时，贲响腹胀。"这些经文中的"如鼓"声、"鸣濯濯""贲响"等，都是叩听而得的腹音。

（五）审痛征

《灵枢·厥病》说："厥心痛，与背相控，善瘛，如从后触其心，伛偻者，肾心痛也。""厥心痛，腹胀胸满，心尤痛甚，胃心痛也。""厥心痛，痛如以锥针刺其心，心痛甚者，脾心痛。""厥心痛，色苍苍如死状，终日不得太息，肝心痛也。""厥心痛，卧若徒居，心痛间，动作痛益甚，色不变，肺心痛也。""真心痛，手足清至节，心痛甚，旦发夕死，夕发旦死。""心腹痛，侬作痛肿聚，往来上下行，痛有休止，腹热喜渴涎出者，是蛟蛕也。"这段经文提出通过腹诊，审察厥心痛的不同痛征，以辨别其病位和病机等。

（六）摸形质

触摸脘腹部有无积聚痞块，以及肿块的形状性质，可以推测病变部位、病情新久。如《灵枢·百病始生》对积证的腹诊做了较详细的叙述，积证"著于伏冲之脉者，揣之应手而动，发手则热气下于两股，如汤沃之状"，若"著于膂筋在肠后者，饥则积见，饱则积不见，按之不得"。又如《灵枢·刺节真邪》论"肠溜"的肿块特征是"以手按之柔"，而"昔瘤"的特征是"以手按之坚"。再如《灵枢·邪气藏府病形》论"肥气"的特征，肝脉"微急为肥气，在胁下，若覆杯"，这些都是以按摸肿块形质来判断病证。

以上所概举的腹诊内容，是古人在长期医疗实践中总结出来的宝贵经验，是中医诊断学重要内容之一，而今验之临床，仍颇有实用价值。

三、腹诊的运用

《内经》腹诊的具体运用是非常广泛而又灵活的，归纳起来，有如下几个方面：

（一）辨别证候

《灵枢·胀论》言，五脏六腑皆能生"胀"，如"肝胀者，胁下满而痛引少腹""胆胀者，胁下痛胀，口中苦，善太息"。肝内附胆，其生理上关系紧密，病理上互为影响，尽管在临证时难以截然分辨，但运用腹诊来诊察其"胀形"，即可辨别其病变所在。如《素问·举痛论》专门对五脏卒痛的腹诊症状、体征进行辨别，提出："其痛或卒然而止者，或痛甚不休者，或痛甚不可按者，或按之而痛止者，或按之无益者，或喘动应手者，或心与背相引而痛者，或胁肋与少腹相引而痛者，或腹痛引阴股者，或痛宿昔而成积者，或卒然痛死不知人有少间复生者，或痛而呕者，或腹痛而后泄者，或痛而闭不通者。凡此诸痛，各不同形"，说明用腹诊来诊察病证，辨别证候，可为辨证提供依据。

（二）揣测病机

《素向·藏气法时论》说："心病者，胸中痛，胁支满，胁下痛，膺背肩甲间痛，两臂内痛；虚则胸腹大，胁下与腰相相引痛。"又说："肾病者，腹大胫肿，喘咳身重，寝汗出憎风；虚则胸中痛，大腹小腹痛，清厥意不乐。"这两条经文，都用腹诊推断其为实为虚。在《素问·厥论》中，还详细论述以腹诊为主，诊断"六经脉之厥状病能"，如"太阴之厥，则腹满䐜胀，后不利，不欲食，食则呕，不得卧。少阴之厥，则口干溺赤，腹满心痛。厥阴之厥，则少腹肿痛，腹胀，泾溲不利，好卧屈膝，阴缩肿，䯊内热"。又如《素问·至真要大论》说："诸胀腹大，皆属于热。"这些经文，都启示医者用腹诊来审察证候，揣测病机的寒热虚实，以及病位在何脏腑经络。

（三）鉴别诊断

应用腹诊可以对多种腹部肿大的疾病进行鉴别诊断，如《灵枢·水胀》说："水与肤胀、鼓胀、肠覃、石瘕、石水何以别之？"指出"水"的特征是

"以手按其腹，随手而起，如裹水之状"，类似于心性水肿。而"肤胀"的特征是"腹大，身尽肿，皮厚，按其腹，窅而不起，腹色不变"，可推知"肤胀"是一种皮肤浮肿的疾病。"鼓胀"的特征是"腹胀，身皆大，大与肤胀等也，色苍黄，腹筋起"，这可能是腹水症。那么"肠覃"如何？"其始生也，大如鸡卵，稍以益大，至其成，如怀子之状，久者离岁，按之则坚，推之则移，月事以时下"，这酷似卵巢囊肿。"石瘕"的特征则"生于胞中，寒气客于子门，子门闭塞，气不得通，恶血当泻不泻，衃以留止，日以益大，状如怀子，月事不以时下，皆生于女子"，类似子宫肌瘤。通过几种类似疾病的腹证相互比较，就能得到正确的诊断。

（四）指导治疗

在《内经》中，根据腹诊来确定治疗大法，屡见不鲜，但大多用来指导针灸治疗。如《灵枢·杂病》说："小腹满大，上走胃至心，淅淅身时寒热，小便不利，取足厥阴；腹满，大便不利，腹大，亦上走胸嗌，喘息喝喝然，取足少阴；腹满食不化，腹向向然，不能大便，取足太阴。"说明根据不同的腹证，分别选用不同的经脉施行刺灸。如"心痛，腹胀啬啬然，大便不利，取足太阴；心痛引背不得息，刺足少阴；不已，取手少阴；心痛引小腹满，上下无常处，便溲难，刺足厥阴"，根据心痛的不同体征和症状，分别取相应的经脉进行治疗。《素问·腹中论》指出："有病心腹满，旦食则不能暮食……名曰鼓胀……治之以鸡矢醴，一剂知，二剂已。"根据鼓胀的腹证，而投以下气宽中行水的药物。又如《素问·奇病论》说："病胁下满，气逆，二三岁不已……病名曰息积。此不妨于食，不可灸刺。积为导引服药，药不能独治也。"通过观察息积的腹证轻重，指出不可使用针灸，而应该采用服药和导引相配合的治法。

（五）推断预后

《灵枢·玉版》说："腹胀，身热，脉大，是一逆也；腹鸣而满，四肢清，泄，其脉大，是二逆也……如是者，不过十五日而死矣。其腹大胀，四末清，脱形，泄甚，是一逆也；腹胀便血，其脉大，时绝，是二逆也……如是者，不及一时而死矣。"这里以腹诊为主，结合其他诊法决断预后的顺逆生死。《内经》中诸如此类内容，不胜枚举。总之，凡腹证和脉及其他证相符者为顺为生，预后多良好；反之，腹证和脉及其他证不符或相背者为逆，预后多不良。

腹诊在《内经》中占有相当重要的地位，既有较完整的理论，又有丰富的实践经验，两者紧密结合，自成一体，独具特色，可供临床应用。

（本文原载《浙江中医杂志》1986 年第 2 期》）

《内经》论医德

中医历来十分重视医德，早在《内经》中就有丰富的论述，它植根于中国传统文化的沃土上，以古代传统伦理道德观念来规范中医人格和医德修养，培养中医人才。值此加强精神文明建设和弘扬中医药文化学术之际，本文拟就《内经》有关医德论述，试作归纳，以为借鉴，谬误之处，敬请指正。

一、尊重医学科学，反对迷信鬼神

《内经》以朴素的唯物论来认识疾病，指导医疗实践，反对迷信鬼神。《灵枢·贼风》指出："卒然而病者，其故何也？唯有因鬼神之事乎？岐伯曰：此亦有故。邪留而未发，因而志有所恶，及有所慕，血气内乱，两气相搏，其所从来者微，视之不见，听而不闻，故似鬼神。"强调疾病是由于邪气侵犯，血气内乱而发生的，虽然这些因素一时不能用感官去察觉，但绝非鬼神作祟。所以"凡治病必察其（上）下，适其脉，观其志意与其病也。拘于鬼神者，不可与言至德"（《素问·五脏别论》），指出医者应当细致诊察病人，审视脉候、精神状态以及病情变化，对那些相信鬼神的人，与其就谈不上至深的医学理论了；并指出有了疾病，要由医者来诊治，靠求神问卜是不行的。如《素问·移精变气论》说："忧患缘其内，苦形伤其外，又失四时之从，逆寒暑之宜，贼风数至，虚邪朝夕，内至五脏骨髓，外伤空窍肌肤……故祝由不能已也。"基于此观点，扁鹊还把"信巫不信医"列为不可治的禁例。这种提倡相信医学科学，反对迷信鬼神的认识，从根本上划清了疾病与鬼神、医与巫的界限。

二、提倡精益求精，反对不懂装懂

医为仁术，医关性命。为医者必须要有高尚的医德和精湛的医术。《素问·征四失论》指出："道之大者，拟于天地，配于四海，汝不知道之谕，受以明为晦。"如果不明医道的神圣职责，不能明了其至理，则贻误不浅。因此，《内经》强调医者必须认真刻苦钻研，熟练掌握医疗技术，做到精益求精。故要求医者"治病也，必知天地阴阳，四时经纪，五脏六腑，雌雄表里，刺灸砭石，毒药所主，从容人事，以明经道，贵贱贫富，各异品理，问年少长，勇怯之理，审于分部，知病本始，八正九侯，诊必副矣"《素问·疏五过论》）。要掌握渊博的医学知识和精湛的医疗技术，方能行医。如果"受师不卒，妄作杂术，谬言为道，更名自功，妄用砭石"，则"后遗身咎"。或者"受师不卒，使术不明，不察逆从"，"是为妄行"（《素问·方盛衰论》）。没有认真向老师请教，掌握好医疗技术，就去治病，乱投药石，误人性命。批评那些不懂装懂，自以为是的医生是"粗工嘻嘻，以为可知，言热未已，寒病复始，同气异形，迷诊乱经"（《素问·至真要大论》），强调为医者应不断提高医疗技术和质量。

三、热情对病人，取得密切合作

《素问·汤液醪醴论》强调："病为本，工为标，标本不得，邪气不服。"指出病人与医者的关系是病人为本，医者为标。病人要相信医者，医者要细致为病人治病，两者必须密切合作，才能战胜疾病。《素问·五脏别论》还提出："恶于针石者，不可与言至巧，病不许治者，病必不治，治之无功矣。"为了做到病人同医者很好地合作，《内经》提出医者必须针对病者的心理，做耐心细致的心理咨询工作。如《灵枢·师传》说："人之情，莫不恶死而乐生，告之以其败，语之以其善，导之以其所便，开之以其所苦，虽有无道之人，恶有不听者乎？"说明热情地对待病人，给予疏导，解除病人的思想顾忌，则病人能够同医者配合。同时，还指出诊病必须有一个安静而不被扰乱的诊室，使病人能够尽情地倾吐病史："闭户塞牖，系之病者，数问其情，以从其意"（《素问·移精变气论》）。明代张景岳亦认为"闭户塞牖，系之病者，欲其静而无扰也，然后从容询其情，委曲顺其意，盖必欲得其欢心，则问者不觉烦，病者不知厌，庶可悉其本末之因而治无误也"。

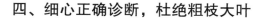

四、细心正确诊断，杜绝粗枝大叶

《内经》还再三强调医德必须体现于诊治方面。《素问·方盛衰论》说："是以诊有大方，坐起有常，出入有行，以转神明，必清必净，上观下观，司八正邪，别五中部，按脉动静……逆从以得，复知病名，诊可十全……道甚明察，故能长久。"明确指出医者首先必须德行高尚、心地纯正、举止庄重、精神专一、对病人高度负责，这样的诊疗庶有定见而不致差错。反之，"不十全者，精神不专，志意不理，外内相失，故时疑殆"（《素问·征四失论》），难免在诊治上出差错。此外，《内经》还特别注重疾病与病人个体环境的关系，要求医者不能忽视各方面的因素对病人的影响。如"凡未诊病者，必问尝贵后贱，虽不中邪，病从内生""凡欲诊病者，必问饮食居处，暴乐暴苦""凡诊者，必知终始，有知余绪"（《素问·疏五过论》），指出要了解病者的生活环境、饮食和精神状态等情况，从而了解疾病的全过程，分析推断疾病的预后转归。此外《内经》还强调"入国问俗，入家问讳，上堂问礼，临病人问所便"（《灵枢·师传》），以及"医之治病也，一病而治各不同……地势使然也"（《素问·异法方宜论》）。早在两千多年以前，《内经》就提出重视不同的地理、地形、气候和风俗人情等与疾病密切关联的整体观，从现代医学模式来看，这不能不令人惊叹。

总之，《内经》中有关医德的论述，它对后世的医学伦理道德教育起了很大的影响，许多观点至今仍不失其价值。当前，全国正在加强精神文明建设的力度，作为精神文明"窗口"的医疗行业，今天我们学习和讨论中医学医德的优良传统，并发扬光大，应该是很有意义的。

（本文原载《上海中医药杂志》1997 年第 9 期》）

略论《内经》邪正学说与治则

邪正学说是中医学理论中的一个重要组成部分，早在《内经》中就有所阐述。它是古人在长期的医疗实践中，运用朴素的唯物论和自发的辩证法来阐明发病过程、病理变化，并用以指导预防和临床治疗，形成了一个较为完整的体系。本文试就《内经》中有关邪正学说的部分论述，略谈学习的体会。

一、邪正与发病

中医学常以"阴平阳秘"来概括人体正常的生理活动，如《素问·调经论》说："阴阳匀平，以充其形，九候若一，命曰平人。"所谓的"阴阳匀平"，正如《灵枢·天年》所说的"五脏坚固，血脉和调，肌肉解利，皮肤致密，营卫之行，津液布扬，各如其常"。就是说机体的一切功能活动和物质代谢处于相对的动态平衡，并与外界环境协调统一状态，即是健康的表现。

那么发病是怎样一回事？《灵枢·口问》说："夫百病之始生也，皆生于风雨寒暑，阴阳喜怒，饮食居处，大惊卒恐，则血气分离，阴阳破败，经络厥绝，脉道不通，阴阳相逆，卫气稽留，经脉空虚，血气不次，乃失其常。"说明了在各种致病因素的作用下，机体内某些功能活动和物质代谢失去动态平衡常态，不能适应内在和外在环境的变化，出现"阴阳失调"，便发生疾病。因此，发病关系到内在和外在两个因素，也就是"邪"与"正"相对的两个方面。所谓"邪"，即上面所说的包括六淫、七情、饮食、劳倦、痰瘀等各种致病因素。所谓"正"，包括机体内的脏腑经络、精神津液、气血营卫、皮肉筋脉等各种生理活动及其抗病能力。《内经》中十分重视在邪正斗争过程中正气的决定性作用，如《素问·刺法论》说："正气存内，邪不可干。"《素问·上古天真论》说："精神内守，病安从来。"此二条都指出正气强盛，疾病就不会发生。又如《素问·评热病论》所说："邪之所凑，其气必虚。"《灵枢·百病始生》说："虚邪之风，与其身形，两虚相得，乃客其形。"说明只有在正气不足，抵抗力低下时，邪气才会乘虚干犯，而导致疾病。如上所述，邪正学说在阐明发病时，不仅重视外因条件，更强调机体的内在条件。这一学说符合辩证法思想的发病学，对于认识疾病和指导临床起到了积极的作用。

二、邪正与病理变化

中医学认为，疾病的发生、发展及其整个过程，都体现着邪正斗争的矛盾。如《灵枢·胀论》中说："真邪相攻，两气相搏。"《伤寒论》在论述少阳病时说："血弱气尽，腠理开，邪气因入，与正气相搏，结于胁下，正邪分争，往来寒热，休作有时……"虽然指的是少阳病的病理机制，但也可以说，邪正斗争概括了整个外感热病的病理变化过程。正邪双方在斗争过程中是此消彼长的。如《素问·评热病论》说："今邪气交争于骨肉而汗者，是邪却而精胜也。精胜则当能食而不复热；复热者，邪气也，汗者，精气也，今汗出而辄复热者，是邪胜也，不能食者，精无俾也。"就是说，在热病中的发热是邪气的病理反应，汗是正气的表现；汗后而不复热与能食，是正胜邪却的现象；汗后而复热与不能食，是邪胜正衰的现象。这是邪正盛衰消长的病理变化过程，《素问·通评虚实论》概括为"邪气盛则实，精气夺则虚"这两种相对的病机和证候。而五脏的虚实在《素问·玉机真藏论》中做了具体的论述："脉盛，皮热腹胀，前后不通，闷瞀，此谓五实；脉细，皮寒，气少，泄利前后，饮食不入，此谓五虚。"这种邪正斗争的消长，不仅决定疾病的虚实，而且关系到疾病的转归，其结果是正胜于邪，则病退而趋向好转、或痊愈；反之，邪胜于正，则病进而趋向恶化或死亡。

三、邪正与预防治疗

邪正学说认为，邪和正之间，邪气是发病的条件，正气是发病的根据，邪气通过正气的相对虚弱而起作用。因而维护正气对健康有着重要的意义，这为预防疾病提供了理论依据。《素问·上古天真论》说："虚邪贼风，避之有时。"《素问·刺法论》说："五疫之至，皆相染易……不相染者，正气存内，邪不可干，避其毒气。"此二条都指出预防疾病，一方面应重视增强抗病力，另一方面应避免和预防邪气的干犯。

在强调重视正气作用的理论指导下，中医学确立了治未病和早期治疗的思想。如《素问·四气调神论》说："不治已病，治未病；不治已乱，治未乱。"《难经》又做了进一步的阐发："所谓治未病者，见肝之病，则知肝当使之于脾，故先实其脾，无令得受肝之邪，故曰治未病焉。"

在治疗上，中医学始终以维护或扶持正气为主要目的，就是要扶助正气，祛除邪气。因此，"扶正祛邪"是应用邪正学说指导临床治疗的一个重要法则。《素问·阴阳应象大论》说："故善治者，治皮毛；其次治肌肤，其次治筋脉，其次治六腑，其次治五脏。治五脏者，半死半生也。"明确地提出了早期治疗的意义，在正气尚未虚弱，病邪轻浅之时，及时积极地采取治疗，不致贻误病情，酿成正气甚虚，病邪深痼的地步。在使用祛邪方法时，也必须时时注意不可损伤正气。如《素问·六元正纪大论》说："大积大聚，其可犯也，衰其大半而止，过者死。"《素问·五常政大论》说："大毒治病十去其六，常毒治病十去其七，小毒治病十去其八，无毒治病十去其九，谷肉果菜，食养尽之，无使过之，伤其正也。"生动地说明了在使用药物治病时，必须注意保护正气，中病即止，防止药过病所，损伤正气的原则。

《灵枢·九针十二原》指出："知其邪正，左右推之。"强调要观察和分析疾病中正邪双方消长盛衰的情况，在运用"有余者泻之，不足者补之"的治则时，分别确定扶正和祛邪的主次先后、轻重缓急，采取各种相应的方法。例如祛邪为主，用各种泻法；扶正为主，用各种补法；先祛邪后扶正，用先泻后补法；先扶正后祛邪，用先补后泻法；祛邪兼以扶正，用寓补于泻法；扶正兼以祛邪，用寓泻于补法等。总之掌握扶正不留邪、祛邪不伤正的原则，达到"正胜邪去""邪去正安"，以调整人体阴阳的相对的动态平衡，恢复健康。

（本文原载《绍兴中医》1982 年第 1 期）

《灵枢经》"岁露"浅释

《灵枢·岁露论》云："黄帝曰：愿闻岁之所以皆同病者，何因而然？……少师曰：候此者，常以冬至之日，太一立于叶蛰之宫，其至也，天必应之以风雨矣。风雨从南方来者，为虚风，贼伤人者也。其以夜半至也，万民皆卧而弗犯也，故其岁民少病。其以昼至者，万民懈惰而皆中于虚风，故万民多病。虚邪入客于骨而不发于外，至其立春，阳气大发，腠理开，因立春之日，风从四方来，万民又皆中于虚风，此两邪相搏，经气结代者矣。故诸逢其风而遇其雨者，命曰遇岁露焉。因岁之和，而少贼风者，民少病而少死；岁多贼风邪气，寒温不和，则民多病而死矣。"

按：文中言"岁露"，又以"岁露"命篇，其做何解释？杨上善《太素》说："露有其二：一曰春露，主生万物者也；二曰秋露，主衰万物者也。今岁有贼风暴雨以衰于物，比秋风露，故曰岁露焉。"张志聪《灵枢集注》说："风者，天之气；雨者，天之露。故诸逢其风而遇其雨者，命曰遇岁露焉。"

近年出版的《灵枢经白话解》引杨、张注，解为"如果在新年中不是风和日暖，春光明媚，而反常地出现风雨交加，好像是秋风秋雨、秋露淋漓的季节，这种风雨，就把它定名为岁露。"《灵枢经校释》和《针灸甲乙经校释》亦引杨、张注，并释为"指一年当中感受的风雨之邪"等等。

以上诸家把"岁露"之"露"训为"雨露"之"露"，欠妥当。其实，这里的"露"与《灵枢·九宫八风》中"两实一虚，病则为淋露寒热"的"淋露"之"露"字同义。莫枚士《研经言》云："淋露即赢露。古者以为疲困之称。"《左传·昭元年传》云："勿使有所壅蔽湫底，以露其体。"注：露，赢也。疏，谓肌肤瘦则赅骨露也。《管子·五辅》："匡贫窭，赈罢露。"《韩非子·亡徵》云："好罢露百姓。""露"字亦作"路"，《史记·楚世家》云："毕露蓝缕。"《左传》作"路"字。段玉裁说："亦段路为之，如《孟子·神农章》赢露字作路是也。"《管子·四时》云："不知四时之故，天下乃路。"《研经言》云："岁露者，谓岁气不及，虚风困之，民受虚风之邪，即被困成病，与《管子》之言正合。"

（本文作于 1983 年）

张仲景学说中的生物钟观点

时间生物学是近二十年来，随着自然科学的发展而崛起的一门边缘学科。它研究生物受着某种内在时计的控制而发生的节律性变化。这种内在时计的控制，称之为"生物钟"。生物钟有以近似二十四小时为周期的昼夜节律，有近似月、季、年为周期的节律，有些节律的周期长达几年甚至更长。对生物钟的解释，目前有两种看法：一种认为，节律是物种的遗传特征，而且也是单个动物或植物的遗传特征，这些节律可用外部的物质刺激来重新调整；另一种认为，这些节律的周期完全由各种宇宙环境现象所决定。[1]这一学科日益引起人们的广泛兴趣和重视，并已经开始应用于医学。祖国医学的古典著作《伤寒论》《金匮要略》，继承发展了《内经》的天人相应理论，用以阐述人与自然的密切关系和人体内外环境的统一性，在辨证论治中应用机体和环境的周期变化规律，实质上与"生物钟"观点很相似，本文拟作一初步探讨。

一、节律与呼吸脉搏的关系

生物钟学说告诉我们，人体中的化学变化和物理变化都是具有节律性的，如体温、血压、大脑和身体的其他各种器官表现出各自的机能节律；血液中的白细胞的数目、血糖指标、尿中的特殊化学成分和排尿量等都具有节律性变化，而且一个很明显的例子就是维持人类生命的心脏跳动和呼吸这两个重要的生理过程存在着节律性。张仲景对呼吸和脉象作了这样的论述："脉有三部，阴阳相乘，营卫血气，在人体躬。呼吸出入，上下于中，因息游布，津液流通。随时动作，效象形容。春弦秋浮，冬沉夏洪……尺寸及关，营卫流行，不失衡铨。肾沉心洪，肺浮肝弦，此自经常，不失铢分。出入升降，漏刻周旋，水下百刻，一周循环。当复寸口……"[2]提出了人体的营卫气血，借助肺气的呼吸出入而循环上下。由于气息的节律推动，使津液的输布流通无阻，脉象也随时波动；并认识到呼吸和脉搏的节律与古代计时工具"漏刻"是相应的。大凡昼夜漏水一百刻，血液循环一大周。同时，自然界四时气候的转变，对人体气血有着显著影响，而引起脉象更易，如"立夏得洪大脉，是其本位……四时仿此"[3]，从而出现春脉弦、夏脉洪、秋脉浮、冬脉沉等不同的正常脉象。

二、节律与病因病理的关系

由于地轴不垂直于地球绕日的轨道平面公转，它的北极有时朝向太阳，有时背离太阳，从而产生了日照射时数的长短变化，使地球上各地出现了四时气候的变化。生物钟的研究表明，生物对光照和黑暗的反应是很敏感的，这种对光和暗的反应就是一种计时机制，这种计时机制依照太阳日或季节控制着生物的生理和习性。一旦四时气候急骤变化，若人体不能及时做出相应的调节，出现生物节律紊乱，往往会导致发病或病理改变。今年春节正好是20世纪所能看到的最后一次日全食，上海中医学院科研观察小组赴昆明就日全食对人体及动物的影响进行了多项目的实地观测研究，发现在日食时，有部分病人出现头痛、胸闷、出汗、心慌和畏寒等自觉症状，有些病人血压、脉象描记均有变化，心电图中可见 T 波压低，部分病人唾液淀粉酶活性亦发生改变。[4]这恰恰表明，突然急骤的气象变化打乱了在人体各种化学变化和物理变化的复杂的相互关系中明显表现出来的生物节律。张仲景从四时气候变化与人体疾病发生相关的角度作过详细的论述，指出："夫欲知四时正气为病，及时行疫气之法，皆当按斗历占之。"[5]这里的"斗"是指北斗星，"历"是指历法。古人根据观察北斗的斗柄所转指的方向以测知季节的递变，称之为"斗历"。他又说："十五日得一气，于四时之中，一时有六气，四六为二十四气。然气候亦有应至仍不至，或有未应至而至者，或有至而太过者，皆成病气也。"[5]在《金匮要略》中也有相似的论述，并举出"冬至以后，甲子夜半少阳起"[6]而出现正常和反常气候变化的例子作为说明。不但四时气候反常，如仲景云："春时应暖而反大寒，夏时应热而反大凉，秋时应凉而反大热，冬时应寒而反大温，此非其时而有其气"[5]，可以导致时行病，而且四时气候还关系到虚劳内伤的病理变化，如"劳之为病，其脉浮大，手足烦，春夏剧，秋冬瘥"[7]。

三、节律与诊断预后的关系

如前所述，人体的生理活动和病理变化都与生物钟有关，如一天中生理函数的标准可以随时间的变化而变化。因此，提示我们在诊断上必须考虑生物钟方面的问题。如妊娠期和妊娠反应的出现是呈时间节律的，张仲景描述："妇人得平脉，阴脉小弱，其人渴，不能食，无寒热，名妊娠……于法六十日当有此证。"[8]这为诊断妊娠恶阻提供了依据。他还根据四时气候变化、阴阳消长盛衰在人体色脉上的表现，来诊断疾病和推断疾病的预后及转归，如"寸口脉动者，因其旺时而动，假令肝旺色青，四时各随其色。肝色青而反色白，非其时色脉，皆为病"[6]，说明四时气候的变化可以影响人体的生理机能，而色脉也有相应的变动，这与《素问·移精变气论》所说的"夫色之变化以应四时之脉"是一致的。关于月节与疾病转归关系的论述，书中亦不乏记载。如"问曰：二月得毛浮脉，何以处言至秋当死。师曰：二月之时，脉当濡弱，反得毛浮者，故知至秋死。他皆仿此"[2]。又如，"师曰：寸脉下不至关，为阳绝；尺脉上不至关为阴绝，此皆不治，决死也。若计其余命死生之期，期以月节克之也"[2]。光照的变化不仅是温度变化和季节气候变动的重要原因，而且与生物节律有很重要关系。古人早就认识到日光对人体的影响，非常重视一年四季中的二至二分这些光照长短交替的节气对疾病的影响，尤其是许多老年慢性病和危重病人因不能平衡而发生恶化和死亡。后世医家根据"期以月节克之"的理论，以脉诊决断为时不远的死期，这种例子在文献中不胜枚举。近年来，岳美中老中医就曾提供了例证。[9]

四、节律与缓解痊愈的关系

生物钟的研究证实，人类节律是以太阳日为基础，而且是似昼夜周期的。祖国医学很早就认识到具有卫护和防御作用的卫气循行和运行气血的经络流注是呈周日节律的。由于这些正气（卫气、经气、气血等均属于正气）都受到生物钟的控制，因此，在病理过程中表现的正邪斗争不能忽视节律的作用。张仲景根据"阴平阳秘，精神乃治"的理论，对六经病的痊愈期提出这样的见解："凡病欲知何时得何时愈？……日中得病夜半愈者，以阳得阴则解也，夜半得病明日日中愈者，以阴得阳解也。"[3]并指出六经病都有欲解之时，如"太阳病欲解时，从巳至未上""阳明病欲解时，从申至戌上""少阳病欲解时，从寅至辰上""太阳病欲解时，从亥至丑上""少阴病欲解时，从子至寅上""厥阴病欲解时，从丑至卯上"[10]。昼夜之中时间变化而阴阳消长，岳美中认为"巳午为阳中之阳，故太阳主之。至未上者，阳过其度也人身阴阳，合于大自然之气候，至太阳之时，人身太阳之病，得借其主气而解。六经病亦多随其主气而解。"[9]。张仲景认识到疾病不论自愈或服药而解，都有一定的痊愈时间，失去了"必至其所旺之旺"，疾病每每恶化或难治。如"病疟以月一日发，当以十五日愈；设不差，当月尽解，如其不差……此结为癥瘕"[11]。又"黄疸之病，当以十八日为期，治之十日以上瘥，反剧为难治"[12]。这些丰富经验，至今在临床上仍具有指导意义。

五、节律与治疗服药的关系

众所周知，人体对药物治疗的感受性因人而异。而生物钟的研究认为，人体对药物的感受性也有一定的节律，在某些时刻人体对药物的感受性比在其他时刻高。另一个值得注意的问题是人体周期节律与疾病有着密切关系。某些时刻比其他时刻容易感染病原体，甚至发现癌细胞的增生也是有节律的。因此，为了提高治疗效果，必须探索选择病人身体对药物的感受性最好、病变过程中最需要治疗的时间，这给当前医学提出了一个新的课题。张仲景根据《内经》"圣人治病，必知天地阴阳，四时经纪"的理论，概说一年中六经病的一般的治疗法则。他认为春夏之时，阳气生长升发，"大法，春夏宜发汗"[13]"春宜吐"[14]。而秋令主收主降，"大法，秋宜下"[15]。又根据月节更迭与五脏虚实的关系，提出治肝补脾之法时，认为"四季脾旺不受邪，即勿补之"[6]。妊娠期也存在着生物节律，张仲景提出"怀身七月，太阴当养"[8]等论述，为后世逐月分经养胎之说张本。而对于呈节律周期的疾病的认识和治疗，书中也屡见不鲜，如"下利差，至其年月日时复发者，以病不尽故也，当下之，宜大承气汤"[15]。疟疾发作是呈节律性的，这与疟原虫的周期性生活史有关，因而治疗上必须注意最有效的服药时间。张仲景用蜀漆散治牝疟，就曾做了很精彩的论述："未发前以浆水服半钱。温疟加蜀漆半分，临发时服一钱匕。"[11]在当时能提出这样的见解是十分可贵的。

六、节气与预防摄生的关系

我国农历的二十四节气，是太阳运行在黄道上的二十四个位置，冬至、夏至，春分、秋分，是在太阳周年视运动中相互对立的四个不同位置上，正好是光照期长短交替的时刻。因此，人体必须正常地调节生理活动，以适应自然环境的周期变化。张仲景说："夫人禀五常，因风气而生长，风气虽能生万物，亦能害万物，如水能浮舟，亦能覆舟。"[6]形象地说明了"天人相应"的关系。他又说："阴阳大论云：春气温和，夏气暑热，秋气清凉，冬气冰冽，此则四时正气之序也。冬时严寒，万类深藏，君子固密，则不伤于寒……其伤于四时之气，皆能为病。"[5]"天地动静，阴阳鼓击者，各正一气耳。是以彼春之暖，为夏之暑；彼秋之忿，为冬之怒。是故冬至之后，一阳爻升，一阴爻降也；夏至之后，一阳气下，一阴气上也。斯则冬夏二至，阴阳合也，春秋二分，阴阳离也，阴阳交易，人变病焉。此君子春夏养阳，秋冬养阴，顺天地之刚柔也。"[5]生动地指出了由于阴阳的消长，四时气候变化更递，人体生长收藏的生理活动也必须随着四时六气的更迭而变化，特别是在二至二分这些阴阳气交之枢机，应"顺天地之刚柔"，注意做好预防和摄生。不然的话，则"其伤四时之气，皆能为病"。

结　语

本文从生物钟的角度探讨《伤寒论》《金匮要略》中的有关论述。可以看出它是在《内经》"天人相应"理论指导下，进一步阐明自然界的昼夜、季节、寒暑等更递变化，不但与人体的生理功能、病理变化有关，而且与诊断、治疗、预防和摄生等方面有着密切的关系，形成了一个较为完整的理论体系，并指导临床实践，对后世医学影响甚大。

参考文献

［1］A. piltz，R.vanBever.生物钟［M］.王树凯，刘锦城，译.北京：科学出版社，1979：87.

［2］汉张仲景.伤寒论·平脉法第二.

［3］汉张仲景.伤寒论·辨脉法第一.

［4］莫启忠.上海中医学院科研观察小组实地观测日全食下人体奥秘［J］.上海中医学杂志，1980，3（6）:6.

［5］汉张仲景.伤寒论·伤寒例第三.

［6］汉张仲景.金匮要略·藏府经络先后病脉证第一.

［7］汉张仲景.金匮要略·血痹虚劳病脉证并治第六.

［8］汉张仲景.金匮要略·妇人妊娠病脉证并治第二十.

［9］岳美中.试谈辨证论治和时间空间［J］，上海中医学杂志，1978，（01）：14–17.

［10］汉张仲景.伤寒论.六经病脉证篇.

［11］汉张仲景.金匮要略·疟病脉证并治第五.

［12］汉张仲景.金匮要略·黄疸病脉证并治第十五.

［13］汉张仲景.伤寒论·辨不发汗病脉证并治第十.

［14］汉张仲景.伤寒论·辨可吐第十九.

［15］汉张仲景.伤寒论·辨可下病脉证并治二十一.

（本文原载《浙江中医杂志》1980年第11、12期）

读《本经》，学经方，说药用

《伤寒论》被视为中医治疗急危重症和疑难重病的典范。书中所载的113个方剂，用药仅91味（《金匮要略》载有145方），组方严谨，药少而精，量大力宏，疗效确切，只要方证对应相符，投之效如桴鼓，被后世尊为

"经方"。

1. 经方的起源和演革

自古中医就有不同学派，有神农伊尹学派与黄帝岐伯学派。神农伊尹学派与黄帝岐伯学派不同，神农伊尹学派是为汤液立法，黄帝岐伯学派主要是为针灸立论。最近，在成都金牛区天回镇老官山汉墓出土的医简被疑为"扁鹊学派失传医书"。有人提出是"扁鹊学派"的经典，"扁鹊学派"重五色脉诊。早在班固《汉书·艺文志》中就有《扁鹊内经》《扁鹊外经》的记载。[1]

《神农本草经》产生于神农时代，在黄帝时代之前，处于考古学上的仰韶文化时期。

《淮南子》云："神农尝百草之滋味，一日而遇七十毒。"上古未著文字，师学传承，薪火续焰，代代相传，《神农本草经》虽系后人收集编述，但实有其事。《神农本草经》显示了神农时代对本草的认识和用药经验，所论上、中、下三品，以分君臣佐使，合365味，而分天、人、地，以天人相应。四气五味，相须相恶之七情，以及寒热、虚实、表里、阴阳——即八纲理论，确立了本草学基本理论。[2]迨后，伊尹禀承《神农本草经》基本理论，撰《汤液经法》。

伊尹，名尹，一说名挚（约公元前1630年—前1550年），夏末商初人，出生于夏莘国（今洛阳嵩县莘乐沟），曾辅佐商汤王建立商朝，被后人尊为中国历史上的贤相，奉祀为"商元圣"，是历史上第一个以负鼎俎调和五味而佐天子治理国家的杰出庖人。史载"伊尹煎熬"（枚乘《七发》）、"伊公调和"（梁昭明太子《七契》）、"伊尹负鼎"（《史记》）、"伊尹善割烹"（《汉书》）等，他创立的"五味调和说"与"火候论"，至今仍是中国烹饪的不变之规。《史记·殷本记》有"伊尹以滋味说汤"的记载。班固《汉书·艺文志》载《汤液经法》三十二卷"，未著撰人姓名，今其书亦不传。《针灸甲乙经·序》亦谓"伊尹以亚圣之才，撰用神农本草，以为汤液"。《资治通鉴》称他"闵生民之疾苦，作汤液本草，明寒热温凉之性，酸苦辛甘咸淡之味，轻清重浊，阴阳升降，走十二经络表里之宜"。

晋代皇甫谧《针灸甲乙经·序》称："伊尹以元圣之才，撰用《神农本草》以为《汤液》"，"仲景论广伊尹《汤液》为十数卷，用之多验"。北宋成无己《注解伤寒论·序》云："继而伊尹以元圣之才，撰成《汤液》……后汉张仲景，又广《汤液》为《伤寒卒病论》十数卷。"鉴此，张仲景依据《汤液经》撰写了《伤寒论》已是不争的史实，可知从《汤液经》到《伤寒论》是一次历史的飞跃。

晋代皇甫谧《针灸甲乙经·序》曰"仲景论广《伊尹汤液》为数十卷"，但传世早期未见其书，致使学者生疑。敦煌医卷《辅行诀脏腑用药法要》（以下简称《辅行诀》）的发现，证实了其传不讹，其中记载："依《神农本草经》及《桐君采药录》上中下三品之药，凡三百六十五味，以应周天之度，四时八节之气。商有圣相伊尹，撰《汤液经法》三卷，为方亦三百六十首。上品上药，为服食补益方者，百二十首；中品中药，为疗疾却邪之方，亦百二十首；下品毒药，为杀虫辟邪痈疽等方，亦百二十首，凡共三百六十首也。实万代医家之规范，苍生护命之大宝也。今检录常情需用者六十首，备山中预防灾疾之用耳"。

现将《汤液经法》与《伤寒杂病论》的十三方相互对照如下：

《汤液经法》	《伤寒杂病论》
小阳旦汤	桂枝汤
正阳旦汤	小建中汤
大阳旦汤	黄芪建中汤
小阴旦汤	黄芩汤 + 干姜
大阴旦汤	小柴胡汤
小青龙汤	麻黄汤
大青龙汤	小青龙汤
小白虎汤	白虎汤
大白虎汤	竹叶石膏汤
小朱鸟（雀）汤	黄连阿胶汤
大朱鸟（雀）汤	黄连阿胶汤 + 人参、干姜
小玄武汤	真武汤
大玄武汤	真武汤 + 人参、甘草

此六神（六合，即东西南北上下也）之方，阳旦者，升阳之方，以黄芪为主；阴旦者，扶阴之方，以柴胡为主；青龙者，宣发之方，以麻黄为主；白虎者，收重为主，以石膏为主；朱鸟者，清滋之方，以鸡子黄为主；玄武者，温阳之方，以附子为主。此六合之正精，升降阴阳，交互金木，既济水火，乃神明之剂也。

2. 经方的剂量—疗效关系

《伤寒论》药味少而精纯，组方法度严谨，临床疗效确切，影响巨大。经方剂量传承了两千多年，各个朝代的度量衡制度迭经变化，众说纷纭。"中医不传之秘在于量"，有限的药物之所以可以发挥无限的作用，除了组方配伍的变化外，最根本的秘密就在于剂量。

中药的最佳剂量是多少？中药的安全剂量是多少？中药的中毒剂量又是多少呢？莫衷一是。

明清以后，人们依据李时珍《本草纲目》"古之一两，今用一钱可也"的说法，把古代处方中的 1 两，统统当作 1 钱，即约等于 3 克。《中国药典》的规定剂量也用这一折算方式。

1981 年的一项考古工作，发现了东汉大司农铜权，引起了关注经方剂量的医家的重视。

这件汉代国家铸造的法定衡器——东汉大司农铜权，使经方的剂量古今换算产生重大的突破。

这件汉代国家铸造的法定衡器重 2996g，按照当时 1 个铜权重为 12 斤计算，每斤是 2996 ÷ 12≈249.7（g）。按照这个重量来折合，1 两应该是 249.7 ÷ 16≈15.6（g）。仝小林等通过文献考据及药物实测考证，并结合现代药理及临床实际，认同经方的 1 两约为今天的 15.6 克。[3]

3. 经方临床药用举例

3.1 麻黄（《神农本草经》）

味苦、温。主中风，伤寒头痛，温疟，发表，出汗，祛邪热气，止咳逆上气，除寒热，破癥坚积聚，一名龙沙。

3.1.1《伤寒论》中用麻黄的主要条文

太阳病，头痛发热，身疼腰痛，骨节疼痛，恶风无汗而喘者，麻黄汤主之。

麻黄（三两，去节） 桂枝（二两，去皮） 甘草（一两，炙） 杏仁（七十个，去皮尖）

上四味，以水九升，先煮麻黄，减二升，去上沫，内诸药，煮取二升半，去滓。温服八合，覆取微似汗，不须啜粥，余如桂枝法将息。

汗出而喘，无大热者，可与麻黄杏仁甘草石膏汤。

麻黄（四两，去节） 杏仁（五十个，去皮尖） 甘草（二两，炙） 石膏

（半斤，碎，绵裹）

上四味，以水七升，先煮麻黄，减二升，去上沫，内诸药，煮取二升，去滓，温服一升。

伤寒瘀热在里，身必黄，麻黄连轺赤小豆汤主之。

麻黄（二两，去节） 连轺（二两，连翘根是） 杏仁（四十个，去皮尖） 赤小豆（一升） 大枣（十二枚，擘） 生梓白皮（切，一升） 生姜（二两，切） 甘草（二两，炙）

上八味，以潦水一斗，先煮麻黄再沸，去上沫，内诸药，煮取三升，去滓。分温三服，半日服尽。

3.1.2 临床体会

麻黄为辛温发汗之要药，然而有人视麻黄为虎狼之药，不敢用，甚则谈"麻"色变。究其原因，江南地区地暖气温，多感温热病。时清代温病四家相继出现，辛凉派占了上风，独崇辛凉解表，惯用银翘、桑菊等，于是罢黜辛温麻桂之用，恐麻黄辛热开泄，力猛大汗，易于亡阳劫液而偾事。[4]

考麻黄性味辛、苦、温，功能发汗、平喘、利水。其要旨在于开"闭"，无汗用麻黄，在于开腠理之郁闭；喘逆用麻黄，在于开肺脏之郁闭；水肿用麻黄，在于开鬼门、洁净府。

麻黄的剂量，张仲景用量多为1～4两，古法每药3服，每服最少亦3g，最多者18g。近代名医张锡纯说："其人之肌肤强厚，又当严寒之候，恒用至七八钱始能汗，用药之道贵因时、因地、因人灵活斟酌，以胜病为主，不能拘于成见。"

麻黄毕竟有泻无补，温燥发散，一般而言应中病即止，不宜长服久服。外感时病用麻黄，得汗即须停用；哮喘、痹证等内伤病用麻黄，须较长时期使用者，一般不宜大量，宜得效后减量，同时还须注意调整配伍。

3.1.3 验案举例

石某某，男性，36岁，乐清市象阳镇新河村。1998年5月20日初诊。

主诉：背部皮肤如虫蚁爬行五年余。曾在温州、杭州、上海及附近各医院诊治过，诊为末梢神经炎，服用中西药多种罔效。平素畏风易感冒，头额胀，鼻塞，喷嚏连连，日间工作繁忙时，背部如蚁行尚轻，夜间人静之时备受其煎熬，影响睡觉，特来我院邀诊。观其皮肤无红无肿，无疹无斑，察其面色不华，精神疲惫，纳谷不香，大便溏。舌淡苔薄，脉来迟缓。此卫阳素虚，风邪犯卫，交争于肌腠，风性主动，则现如蚁虫爬行。宜扶阳固卫、疏风透表为法。

处方：生麻黄 6g，细辛 2g，附子 10g（先煎），生黄芪 30g，苍术 10g，荆芥 12g，防风 12g，葛根 30g，藿香 30g，辛夷花 10g，苍耳子 20g，川芎 10g，羌活 12g，薏苡仁 45g，炙甘草 3g。7 剂。

二诊：背部皮肤如蚁爬行大减，头胀亦轻，夜寐平安。药已中的，续进 7 剂，遂告大功。

3.2 白术（《神农本草经》）

味苦、温。主风寒湿痹，死肌，痉，疸。止汗，除热，消食。作煎饵，久服，轻身延年，不饥。一名山蓟，生山谷。

3.2.1《金匮要略》中用白术的主要条文：

伤寒八九日，风湿相搏，身体疼烦，不能自转侧，不呕不渴，脉浮虚而涩者，桂枝附子汤主之。若大便坚，小便自利者，去桂加白术汤主之。

白术附子汤方

白术（二两）　附子（一枚半，炮，去皮）　甘草（一两，炙）　生姜（一两半，切）　大枣（六枚）

上五味，以水三升，煮取一升，去滓，分温三服。一服觉身痹，半日许再服，三服都尽，其人如冒状，勿怪，即是术、附并走皮中逐水气，未得除故耳。

心下坚大如盘，边如旋盘，水饮所作，枳术汤主之。

枳术汤方

枳实（七枚）　白术（二两）

上二味，以水五升，煮取三升，分温三服，腹中软，即当散也。

3.2.2 临床体会

炒白术能健脾益气、和中燥湿而止泻，诸位都很了解。然生白术能除湿益燥，消痰利水而通便，具有双向调节作用。药理作用示白术对胃肠平滑肌有明显作用。经文中，白术附子汤提示"若大便坚"，枳术汤提示"心下坚大如盘，边如旋盘，水饮所作"，即是明证。

近人北京名老中医魏龙骧，常用生白术 60g 以通便。本人效魏老经验，对气虚体弱、妊娠产后、老年便秘者率用生白术通便，随证或加益气、养血、滋阴、润肠、行气之品，得心应手，服后腹部无滚痛。大黄含蒽昆衍生物，若用大黄通便，有腹部滚痛不舒感。

3.2.3 验案举例

徐某，男性，81 岁，乐清市乐成镇仓桥村人，2007 年 9 月 5 日初诊。

主诉：久患大便秘结，长期服用通便药，过了一段时间不效，即行更换。曾用一轻松、果导、通便灵、硫酸镁、甘油、肠清茶、番泻叶、蜂蜜等中西药，但只能图一时之快。严重时甚至便秘 7 ～ 10 天之多，腹部胀痛，坚如复盘，只得入院洗肠，苦不堪言。症见面色无华，气弱声低，胃纳少。舌瘦、淡红苔少津，脉细弱。证属气阴两亏，脾虚肠燥，法当益气养阴、健脾润肠为治。

处方：生黄芪 20g，北沙参 20g，天麦冬各 12g，生白术 60g，枳壳 7g，玄参 20g，肉苁蓉 20g，生地 20g，石斛 15g，火麻仁 20g，炙甘草 3g。7 剂。药后大便顺畅，燥结得解。嘱用生白术 50g，煎煮代茶，每天一剂，多年宿患遂安。

3.3 石膏（《神农本草经》）

味辛、微寒。主中风寒热，心下逆气，惊喘，口干苦焦，不能息，腹中坚痛，除邪鬼，产乳，金创，生山谷。

3.3.1 《伤寒论》中用石膏的主要条文

太阳中风，脉浮紧，发热恶寒，身疼痛，不汗出而烦躁者，大青龙汤主之。若脉微弱，汗出恶风者，不可服之。服之则厥逆，筋惕肉瞤，此为逆也。

大青龙汤方

麻黄（六两，去节）　桂枝（二两，去皮）　甘草（二两，炙）　杏仁（四十枚，去皮尖）　生姜（三两，切）　大枣（十枚，擘）　石膏（如鸡子大，碎）

上七味，以水九升，先煮麻黄，减二升，去上沫，内诸药，煮取三升，去滓。温服一升，取微似汗。汗出多者，温粉之。一服汗者，停后服。若复服，汗多亡阳，遂虚，恶风烦躁，不得眠也。

发汗后，不可更行桂枝汤。汗出而喘，无大热者，可与麻黄杏仁甘草石膏汤。

麻黄（四两，去节）　杏仁（五十个，去皮尖）　甘草（二两，炙）　石膏（半斤，碎，绵裹）

上四味，以水七升，先煮麻黄，减二升，去上沫，内诸药，煮取二升，去滓，温服一升。

三阳合病，腹满身重，难以转侧，口不仁，面垢，谵语遗尿。发汗则谵语，下之则额上生汗，手足逆冷。若自汗出者，白虎汤主之。

知母（六两） 石膏（一斤，碎） 甘草（二两，炙） 粳米（六合）

上四味，以水一斗，煮米熟汤成，去滓。温服一升，日三服。

若渴欲饮水，口干舌燥者，白虎加人参汤主之。

知母（六两） 石膏（一斤，碎） 甘草（二两，炙） 粳米（六合） 人参（三两）

上五味，以水一斗，煮米熟汤成，去滓。温服一升，日三服。

伤寒解后，虚羸少气，气逆欲吐，竹叶石膏汤主之。

竹叶（二把） 石膏（一斤） 半夏（半升，洗） 麦门冬（一升，去心） 人参（二两） 甘草（二两，炙） 粳米（半升）

上七味，以水一斗，煮取六升，去滓，内粳米，煮米熟汤成，去米。温服一升，日三服。

病人脉已解，而日暮微烦，以病新差，人强与谷，脾胃气尚弱，不能消谷，故令微烦，损谷则愈。

3.3.2 临床体会

内服均应用生石膏。

《伤寒论》白虎汤四大证——大热、大渴、大汗、脉洪大，是石膏的使用指征。

北京名医孔伯华总结张仲景用石膏，认为是从烦躁、渴、喘、呕吐四处着眼。

清代医家余霖创清瘟败毒饮，大剂量石膏可用至180～240g。近代名医张锡纯对石膏有独特的认识，认为"无论内伤、外感用之皆效"，"即脏腑间蕴有实热，石膏皆能清之"。张锡纯用石膏："若大便不实者宜少用，若泻者石膏可不用，待其泻止便实仍有余热者，石膏仍可再用。"[4]

3.3.3 验案举例

李某某，男性，69岁，乐清市柳市镇苏吕村人。2011年1月11日初诊。

主诉：低热22天。患者22天来一直低热，在市某医院住院20天，用西药抗生素等未效，转来我院门诊。刻诊仍傍晚低热，鼻微塞有涕，少有咳嗽，胃纳差，大便调，舌红、苔薄黄燥，脉数。体温37.4℃。血常规示：白细胞

14.4×10^9/L，红细胞 3.7×10^{12}/L，中性粒细胞 75%，血小板 342×10^9/L，C-反应蛋白 87.7mg/L。CT 示：左下肺钙化灶，右肺局部少纤维化。证属风热犯肺，久郁肺热而伤阴，宜清气泄热，佐以滋阴为治。

处方：青蒿 10g，黄芩 7g，柴胡 30g，葛根 15g，石膏 30g，知母 7g，怀山药 20g，鸭跖草 15g，炙鳖甲 10g，地骨皮 15g，杏仁 10g，炙甘草 3g。3 剂。

二诊：低热未退，大便偏干结，舌脉如前。血常规示：白细胞 8.1×10^9/L，红细胞 4.2×10^{12}/L，中性粒细胞 71%，血小板 312×10^9/L，C-反应蛋白 49.9mg/L。

仍用原方加虎杖 20g，再进 3 剂。

三诊：上药后热退，血常规正常，C-反应蛋白 18.5mg/L。

处方：北沙参 15g，麦冬 10g，茯苓 10g，白术 10g，竹叶 10g，山药 20g，黄芩 7g，天花粉 15g，炙甘草 3g。服 3 剂而安。

3.4 泽泻（《神农本草经》）

味甘、寒。主风寒湿痹，乳难，消水，养五脏，益气力，肥健。久服耳目聪明，不饥，延年轻身，面生光，能行水上。一名水泻，一名芒芋，一名鹄泻。生池泽。

3.4.1 《金匮要略》中用泽泻的主要条文

心下有支饮，其人苦冒眩，泽泻汤主之。

泽泻（五两） 白术（二两）

上二味，以水二升，煮取一升，分温再服。

假令瘦人脐下有悸，吐涎沫而癫眩，此水也，五苓散主之。

泽泻（一两一分） 猪苓（三分，去皮） 茯苓（三分） 白术（三分）桂枝（二分，去皮）

上五味，为末。白饮服方寸匕，日三服，多饮暖水，汗出愈。

3.4.2 临床体会

泽泻汤之"苦冒眩"，五苓散之"癫眩"，当知其关键字曰"眩"。

泽泻是五苓散中的君药，用量最大，可知泽泻其功尤长于行水，为利水之主药。泽泻利水，能宣通内脏之水湿，通调三焦水道，不限于某处。

本人常用泽泻或五苓散，随证治疗脑积水、脑水肿、心包积液、胸腔积液、急慢性肾炎、尿潴留、眩晕、头痛、水肿等水饮内停之证，每收良效。

3.4.3 验案举例

牟某某，女性，81 岁，乐清市雾湖镇水涨村人，2011 年 1 月 13 日初诊。

主诉：头痛，面部浮肿 10 月余，加重 1 月。2010 年 1 月，因头部刺痛，面部浮肿，曾在外院诊治，CT 检查示：右脑颞顶叶占位。因病情危重且年迈，未予抗癌手术、化疗、放疗治疗。症见头部刺痛或胀痛，面部、眼睑水肿，眩晕，倦怠乏力，烦躁，纳谷差，小溲不利。舌淡、苔白薄腻，脉来细弦。此癌瘤阻窍，痰瘀水毒上干。拟通窍镇痛、利水化瘀为治。

处方：黄芪 30g，泽泻 30g，葶苈子 30g，茯苓 12g，白术 12g，桂枝 3g，葛根 30g，蜈蚣 2 条，全蝎 5g，川芎 10g，天麻 10g，白花蛇舌草 30g，薏苡仁 30g，石菖蒲 10g，细辛 2g，炙甘草 3g。7 剂。

二诊：服上药后，头痛、面部浮肿大减。此沉疴痼疾，难图治本，先解标急为要，仍以原方迭进。

3.5 附子（《神农本草经》）

味辛、温。主风寒咳逆邪气，温中，金创，破癥坚积聚，血瘕，寒温，踒（《御览》作痿）躄拘挛，脚痛，不能行步（《御览》引云：为百药之长，《大观本》作黑字），生山谷。

3.5.1《伤寒论》中用附子的主要条文

少阴病，脉沉者，急温之，宜四逆汤。

甘草（二两，炙）　干姜（一两半）　附子（一枚，生用，去皮，破八片）

上三味，以水三升，煮取一升二合，去滓，分温再服。强人可大附子一枚，干姜三两。

少阴病，饮食入口则吐，心中温温欲吐，复不能吐。始得之，手足寒，脉弦迟者，此胸中实，不可下也，当吐之。若膈上有寒饮，干呕者，不可吐也，当温之，宜四逆汤。

少阴病，始得之，反发热，脉沉者，麻黄细辛附子汤主之。

麻黄（二两，去节）　细辛（二两）　附子（一枚，炮，去皮，破八片）

上三味，以水一斗，先煮麻黄，减二升，去上沫，内诸药，煮取三升，去滓。温服一升，日三服。

少阴病，得之一二日，口中和，其背恶寒者，当灸之，附子汤主之。

附子（二枚，炮，去皮，破八片）　茯苓（三两）　人参（二两）　白术（四两）　芍药（三两）

上五味，以水八升，煮取三升，去滓。温服一升，日三服。

少阴病，身体痛，手足寒，骨节痛，脉沉者，附子汤主之。

3.5.2 临床体会

张仲景用附子的指征主要是"少阴之为病，脉微细，但欲寐也"，还强调"小便色白"亦是少阴病特点，一般多用在亡阳虚脱、阳虚、寒性痹痛、阳虚水泛等四方面，均属于寒证（或称阴证）。

黄煌教授总结出"附子脉"：脉微弱、沉伏、细弱，或脉突然浮大而空软无力。舌象也是判断是否使用附子的重要指征。四川范中林先生认为，凡舌质淡或淡红、暗淡，舌体胖或有齿痕，舌苔白腻、灰腻、白滑者，即舌无热象者。辨证属阳虚阴寒偏盛，寒邪痹阻经络，直犯脏腑等阴寒重证痛证；或寒湿内困胶结不化，痹阻经隧关节，经久难除等寒湿痹证；或大热伤阳耗阴，阴不敛阳，阳气将脱，阴阳离绝之危证。

王子泉老中医应用附子经验：一般证候用量可在 25 ～ 30g，重症可至 50 ～ 60g，少数危急重症可至 100g 以上。

祝味菊认为，对从未服过附子的患者，可从小剂量开始，逐步加量，同时可配甘草、生姜、白蜜以减药毒。[4]

煎煮方法：煎煮前，尽量一次加足水，待水开后再投入附子，久煎 1 ～ 3 小时。如中途水不够，只能添加烧开的沸水，切勿中途断火或加冷水。然后取出少许嚼一下，如不感到麻口，就可加入他药同煎。

张介宾推崇附子为药中"四维"之一，谓附子、大黄为药中之良将；人参、熟地黄为药中之良相。如果不会用，乃蹩脚郎中。

考虑到附子毒性大，煎煮方法麻烦、费时，加上当前医患关系十分紧张，用附子、草乌、乌头等饮片，担心饮片来路是否清楚、炮炙是否到位，故使用有毒中药，医者每首先考虑安全用药。用附子、草乌、乌头等饮片，本人的办法是用免煎中药颗粒的制附子、制川乌、制草乌等，既安全，又省时。厂家饮片来路清楚，所生产免煎中药颗粒，有记录，有检验，有验收，有药学工程师把关。如果有用药问题，责任可以追究。

3.5.2 验案举例

薛某某，男性，53 岁，住乐清市柳市镇薛宅村，1996 年 8 月 25 日初诊。

主诉：胸闷、心悸伴眩晕一月余，曾入住温州某医院，诊为冠心病、窦性心动过缓、高血压病等，夜间心率 37 次／分，血压 158/105mmHg。予抗心律失常、降血压等西药治疗，疗效平平，因工作繁忙，出院回家。症见胸闷气短、心悸心慌，自汗乏力，纳谷差。舌淡红、苔白薄，脉来沉迟。此心肾阳虚，阳虚则脉气不充。宜壮阳复脉、温通心肾为治。

处方：生黄芪 30g，人参 5g，淡附子 10g，桂枝 10g，炙甘草 7g，瓜蒌皮 15g，薤白 12g，川芎 10g，枳壳 7g，丹参 15g，麦冬 10g，五味子 10g，葛根 30g，生龙牡各 30g。5 剂。

二诊：服上药后，胸闷心悸已好转，气短自汗亦和，心率亦增加。药已中的，再以上方增减，以资巩固。

三诊：胸闷心悸已好，心率已恢复正常，血压亦有所降。再以生脉散、炙甘草汤调治而收功。

张某，女，71 岁，退休干部，住乐清市乐成镇乐湖小区，2005 年 9 月 23 日初诊。

久患冠心病、窦性心动过缓、二度房室传导阻滞、高血压等。两年多前，因病情加重，在上海某医院置入永久心脏起搏器。但仍头晕，心慌悸惕，胸痛憋闷，背膺胀重，气短自汗，神疲乏力，动则尤甚，失眠健忘，纳少，二便调，面色苍白。舌质淡有瘀斑点，苔薄白，脉来沉细。此乃心阳不振，心泵无力复脉，气虚而血瘀，治当温阳补气，复脉定悸。

处方：附子 6g（先煎），桂枝 3g，黄芪 20g，人参 5g，炙甘草 7g，瓜蒌 10g，薤白 10g，丹参 15g，桃仁 10g，红花 7g，川芎 10g，当归 10，青皮 7g，麦冬 10g，五味子 7g，生牡蛎 30g（先煎），龙骨 30g（先煎）。

服药一周，感觉心悸胸闷已轻，夜寐转安，精神亦佳。效不更方，续予原方，连服一月，情况均正常。嘱平日服用稳心颗粒、参松养心胶囊、通心络胶囊等，巩固疗效。

3.6 葶苈子（《神农本草经》）

味辛寒。主癥瘕积聚，结气，饮食寒热，破坚逐邪。一名大室，一名大适。生平泽及田野。

3.6.1 《金匮要略》中用葶苈子的主要条文

肺痈，喘不得卧，葶苈大枣泻肺汤主之。

肺痈胸满胀，一身面目浮肿，鼻塞清涕出，不闻香臭酸辛，咳逆上气，喘鸣迫塞，葶苈大枣泻肺汤主之。

支饮不得息，葶苈大枣泻肺汤主之。

葶苈（熬令黄色，捣丸如弹子大），大枣十二枚

上先以水三升，煎枣取二升，去枣，内葶苈，煮取一升，顿服。

腹满，口舌干燥，此肠间有水气，己椒苈黄丸主之。

防己　椒目　葶苈（熬）　大黄（各一两）

上四味，末之，蜜丸如梧子大。先食饮服一丸，日三服，稍增，口中有津液。渴者，加芒硝半两。

结胸者，项亦强，如柔痉状，下之则和，宜大陷胸丸方。

大黄（半斤）　葶苈子（半升，熬）　芒硝（半升）　杏仁（半升，去皮尖，熬黑）

上四味，捣筛二味，内杏仁、芒消，合研如脂，和散，取如弹丸一枚，别捣甘遂末一钱匕，白蜜二合，水二升，煮取一升。温顿服之，一宿乃下，如不下，更服，取下为效。禁如药法。

3.6.2 临床体会

《本草经百种录》："葶苈滑润而香，专泻肺气，肺如水源，故能泻肺即能泻水。凡积聚寒热从水气来者，此药主之。大黄之泻从中焦始，葶苈之泻从上焦始，故《伤寒论》中承气汤用大黄，而陷胸汤用葶苈也。"

葶苈子药理作用提示其既有强心作用，又有利尿作用。

本人用葶苈子治疗胸腔积液、腹腔积液、心包积液、脑积水、脑水肿、肝硬化腹水、肾脏积水等属水湿内停、潴留无出路之证，均可应用。用量要大，可用 30 ～ 60g。。

3.6.3 验案举例

金某某，男性，32 岁，住乐清市黄华镇歧头村，1998 年 7 月 15 日初诊。

主诉：两胁胀痛，胸闷腹胀，咳嗽 3 个月。住乐清市某医院，诊为原发性肝癌伴胸水、腹水。家属来我院邀诊。症见两胁胀痛，胸闷，咳嗽频频，气促，不能平卧，食欲不振，大便结，少气懒言，体倦乏力，消瘦，皮肤、巩膜黄染。舌红紫暗，苔薄黄燥、斑剥，脉细而弦数。证属鼓胀，正气虚亏，瘀毒湿热内蕴，闭阻不通，水浊内壅。急当益气扶阴，逐瘀泄浊。

处方：生黄芪 30g，太子参 15g，生白术 60g，灵芝 15g，防己 15g，川椒 5g，葶苈子 45g，生大黄 12g，泽泻 15g，瓜蒌实 30g，丹参 15g，白花蛇舌草 30g，半枝莲 30g，炮鸡内金 15g。3 剂。

二诊：药后大便解三次，如涂泥夹水，便后胸闷腹胀顿觉宽松。药已中

的，原方续进。

三诊：调治半月，胸水、腹水已除，精神转佳，胃纳亦振。拟益气健脾，抗癌消积为治。

处方：生黄芪30g，太子参15g，生白术30g，茯苓15g，山药20g，薏苡仁30g，灵芝15g，山楂15g，神曲15g，葶苈子15g，瓜蒌皮15g，楮实子15g，丹参15g，白花蛇舌草30g，半枝莲30g，蛇六谷12g，猫人参15g，炙鳖甲10g，炮鸡内金15g。15剂。

四诊：服上药后，病情基本稳定，再以上方加减调理。

3.7 酸枣仁（《雷公炮炙论》）

《神农本草经》：味酸，平。

《神农本草经》：主心腹寒热，邪结气聚，四肢酸疼，湿痹。

《名医别录》：主烦心不得眠，脐上下痛，血转久泄，虚汗烦渴，补中，益肝气，坚筋骨，助阴气，令人肥健。

3.7.1 《金匮要略》中用酸枣仁的主要条文

虚劳虚烦不得眠，酸枣汤主之。

酸枣汤方

酸枣仁（二升）　甘草（一两）　知母（二两）　茯苓（二两）　芎劳（二两）

上五味，以水八升，煮酸枣仁，得六升，内诸药，煮取三升，分温三服。

3.7.2 临床体会

1. 酸枣汤方用量是二升。一升约合60g，二升约合为120g，北京仝小林用量120g。

2. 上五味，以水八升，煮酸枣仁，得六升，内诸药，煮取三升，分温三服。可知其要久煎。

3. 《本草纲目》："酸枣仁，甘而润，故熟用疗胆虚不得眠，烦渴虚汗之证；生用疗胆热好眠。皆足厥阴、少阳药也，今人专以为心家药，殊昧此理。"

4. 酸枣仁，本草云性味甘平，其实味酸。我用酸枣仁量30～60g，可解决睡眠障碍问题，无成瘾性，可以消除长期服用安眠药之苦。对胃酸过多者，要用浙贝母、海螵蛸、山药等药来反佐制酸。

3.7.3 验案举例

郑某某，女，37岁，乐清市乐成镇南门村人，2010年9月23日初诊。

主诉：入睡困难，时常醒后不能再睡二月余。日间头晕，昏沉欲睡，呵欠连连，精神疲惫，无法驾车。心悸，少气乏力，口干，耳鸣，烦热有汗，纳便尚可，月经量少，色紫暗。舌红苔薄，脉来细弦。此气阴两亏，心神失养。拟益气养阴、宁心安神为治。

处方：生黄芪20g，太子参15g，麦冬10g，五味子7g，柏子仁15g，酸枣仁20g，远志7g，合欢皮15g，夜交藤20g，生地黄15g，百合15g，白芍15g，当归身10g，炙甘草3g，珍珠母30g。5剂。

二诊：药后睡眠好转，能睡六小时，日间精神亦振。效不更方，再以原法叠进，以资巩固。

3.8 茵陈蒿（《神农本草经》）

味苦、平。主风湿寒热邪气，热结黄疸。久服轻身，益气耐老（《御览》作能老）。生邱陵阪岸上。

3.8.1 《伤寒论》《金匮要略》中用茵陈蒿的主要条文

谷疸之为病，寒热不食，食即头眩，心胸不安，久久发黄，为谷疸，茵陈蒿汤主之。

茵陈蒿（六两） 栀子（十四枚） 大黄（二两）

上三味，以水一斗，先煮茵陈，减六升，内二味，煮取三升，去滓。分温三服，小便当利，尿如皂角汁状，色正赤，一宿腹减，黄从小便去也。

阳明病，发热汗出者，此为热越，不能发黄也。但头汗出，身无汗，剂颈而还，小便不利，渴引水浆者，此为瘀热在里，自必发黄，茵陈蒿汤主之。

伤寒七八日，身黄如橘子色，小便不利，腹微满者，茵陈蒿汤主之。

3.8.2 临床体会

茵陈，利湿逐热，专治黄疸之要药，能发陈致新，与他味之逐湿热者殊，乃治脾、胃、肝、胆等脏腑湿热之专药。凡蕴湿积热之证，如湿疸、酒疸，身黄、溲赤如酱，古今皆以此物为主，佐栀子，其效甚速。因此，茵陈蒿汤治黄疸，一直是两千年来的名方。

茵陈药理作用：利胆、护肝脏、降血脂、扩张冠状动脉、促纤溶以及降血压。对黄疸型传染性肝炎和高血压、高脂血症、脂肪肝、酒精肝、肝内胆管结石、胆结石症、痛风等代谢病尤其合适。

3.8.3 验案举例

朱某某，男，42 岁，乐清市乐成镇南门村人，2010 年 4 月 26 日初诊。

主诉：低热，右上腹部疼痛，牵引肩背胀一个月余。症见口苦恶心，烦躁易怒，不思饮食，大便干结，小便黄赤，眼白微黄。舌红、苔薄黄腻，脉弦。肝功能示：谷丙转氨酶 87U/L，谷草转氨酶 75U/L，谷氨酰转肽酶 132，碱性磷酸酶 53 ～ 148U/L，总胆红素 32.0umol/L，直接胆红素 21.7umol/L，间接胆红素 5.0 ～ 10.3umol/L，总蛋白 82g/L，白蛋白 50g/L，球蛋白 32g/L，白球比 1.60。B 超示：右肝内胆管多发结石，胆总管扩张，胆囊壁毛糙，胆囊炎。证属肝胆气郁，湿热内蕴。取清肝利胆、泄热通腑为法。

处方：川金钱草 30g，白花蛇舌草 30g，茵陈 30g，炒栀子 10g，柴胡 10g，枳壳 7g，郁金 15g，威灵仙 20g，炒金铃子 10g，延胡索 10g，生鸡内金 15g，苏梗 10g，香附 10g，白芍 30g，虎杖 30g，炙甘草 3g。5 剂。

二诊：服上药后，低热已退，大便已解，右上腹部疼痛已减。药证相符，原法续进，服 5 剂。

三诊：右上腹部胀痛消除，再服 5 剂而安。

结　语

本文论述了《神农本草经》的产生。商伊尹禀承《本经》，撰为《汤液经法》。汉张仲景又论广伊尹《汤液》，撰为《伤寒卒病论》。可知神农伊尹学派以本草汤液立法，一脉相承，代代相传，并发扬光大。本人读《本经》，学经方，例举了八味本草所论说的药用心得，多是近年来中医界精英的研究成果和经验，我的体会只是很肤浅的一点，聊作抛砖引玉之举。

参考文献

［1］刘澄中 . 老官山医书确属"扁鹊学派"［N］. 中国中医药报，2014-01-20（3）.

［2］张登本，孙理军，汪丹.《神农本草经》的由来［N］. 中国中医药报，2010-01-01（4）.

［3］徐亚静 . 量 - 效关系研究瞄准中药"剂量阈"［N］. 中国医药报，2009-12-29（ B06版药学周刊·传统医药）.

［4］仝小林 . 重剂起沉疴［M］. 北京：人民卫生出版社，2010.

附:

古今剂量换算（重量）

1 石 ≈ 四钧 ≈29760 克

1 钧 ≈ 三十斤 ≈7440 克

1 斤 ≈16 两 ≈248 克 ≈ 液体 250 毫升

1 两 ≈24 铢 ≈15.625 克

1 圭 ≈0.5 克

1 撮 ≈2 克

1 方寸匙 ≈ 金石类 2.74 克 ≈ 药末约 2 克 ≈ 草木类药末约 1 克

半方寸匙 ≈ 一刀圭 ≈ 一钱匙 ≈1.5 克

一钱匙 ≈1.5 ～ 1.8 克

一铢 ≈0.65 克

一铢 ≈100 个黍米的重量

一分 ≈3.9 ～ 4.2 克

古今剂量换算（容量）

1 斛 ≈10 斗 ≈20000 毫升

1 斗 ≈10 升 ≈2000 毫升

1 升 ≈10 合 ≈200 毫升

1 合 ≈2 龠 ≈20 毫升

1 龠 ≈5 撮 ≈10 毫升

1 撮 ≈4 圭 ≈2 毫升

1 圭 ≈0.5 毫升

古今剂量换算（度量）

1 引 ≈10 丈 ≈2310 厘米

1 丈 ≈10 尺 ≈231 厘米

1 尺 ≈10 寸 ≈23.1 厘米

1 寸 ≈10 分 ≈2.31 厘米

1 分 ≈0.231 厘米

古今剂量换算（特殊量）

梧桐子大 ≈ 黄豆大

蜀椒一升 ≈50 克

葶苈子一升 ≈60 克

吴茱萸一升 ≈50 克

五味子一升 ≈50 克

半夏一升 ≈130 克

虻虫一升 ≈16 克

附子大者 1 枚 ≈20 ～ 30 克

附子中者 1 枚 ≈15 克

强乌头 1 枚小者 ≈3 克

强乌头 1 枚大者 ≈5 ～ 6 克

杏仁大者 10 枚 ≈4 克

栀子 10 枚平均 15 克

瓜蒌大小平均 1 枚 ≈46 克

枳实 1 枚约 14.4 克

石膏鸡蛋大 1 枚约 40 克

厚朴 1 尺约 30 克

竹叶一握约 12 克

《金匮要略》杂疗、食忌等三篇之我见

张仲景的《金匮要略》"杂疗方""禽兽鱼虫禁忌""果实菜谷禁忌"等三篇，存有许多精粹的东西，很值得我们珍视和研究。本文试对其中部分内容做一粗浅的探讨，不当之处，请同道批评指正。

一、有关急救技术和方药的记载

在"杂疗方"中，张仲景急救等提出了许多宝贵的经验。例如论缢死的急救方法，他说："徐徐抱解，不得截绳，上下安被卧之，一人以脚踏其两肩，手少挽其发常弦弦勿纵之；一人以手按据胸上，数动之；一人摩捋臂

胫屈伸之，若已僵，但渐渐强屈之，并按其腹，如此一炊顷，气从口出，呼吸眼开，而犹引按莫置，亦勿苦劳之。须臾，可少桂汤及粥清含与之，令濡喉，渐渐能咽……"这段文字，详尽地论述了心跳恢复、人工呼吸和呼吸恢复后的处理等方法。猝死是由于各种不同原因引起心跳骤停或呼吸停止而发生，临床上经常可以遇到，若不及时抢救，就会死亡。而胸外心脏按压和人工呼吸是抢救猝死的行之有效方法，在20世纪90年代的今天，仍不失其临床价值。早在东汉时，就已经有较完善的急救技术的记载，这不能不算是奇迹。此外，对"尸厥脉动而无气，气闭不通，故静而死"，即心脏还有跳动而呼吸已停止的急救，采用"菖蒲屑纳鼻孔中，吹之"以开窍。据《神农本草经》言，石菖蒲具有"开心孔，补五脏，通九窍，明耳目，出音声"之功，《本草纲目》谓其"治中恶卒死、客忤癫痫"，中国医学科学院药物研究所药理实验证实石菖蒲有中枢镇静及抗惊厥作用。[1]《金匮要略》对各种卒死或见壮热、或目闭、或张口反折、或四肢不收失便、或吐利等不同证候患者，分别采取以药浴、皂荚末吹鼻、艾灸、鼻饲等不同的救治方法。同时，篇中还载有用三物备急丸以备急，方用大黄、干姜、巴豆各一两，主治"心腹诸卒暴百病，若中恶客忤，心腹胀满，卒痛如锥刺，气急口噤，停尸卒死者"。以温水或酒服三四丸，即吐下便差。近年来，北京宣武医院受三物备急丸主治范围的启示，用该方治疗急性肠梗阻，不论寒热，均可收到攻下秽积、解除梗阻之效。[2]遵义医学院急腹症研究组就该方剂对家兔离体肠管作用的实验观察，证实三物备急丸具有明显的加强肠管收缩作用，有利于促进机体克服肠梗阻病理的作用。[3]

二、有关肠原性青紫症和绦虫病的记载

《果实菜谷禁忌并治》中说："十月勿食被霜生菜，令人面无光、目涩、心痛、腰疼，或发心疟。疟发时，手足十指爪皆青，困委。"这些记载与现代医学中亚硝酸盐中毒而发生肠原性青紫症很相似。文中首先指出其病因是"食被霜生菜"，因蔬菜中含有丰富的硝酸盐，霜后菜叶萎黄使其含量增高，而食入大量未烧熟或腌制未熟的青菜，肠道细菌将硝酸盐还原而产生大量的亚硝酸盐，一经吸收，使正常低铁血红蛋白氧化成高铁血红蛋白，失去输氧能力，造成组织缺氧，引起急性中毒而发生肠原性青紫症；并指出中毒症状是"令人面无光""手足十指爪皆青"，说明由于组织缺氧，面唇、指甲出现

发绀，还有"目涩""困委""心痛""腰疼"等反应迟钝、精神不振、嗜睡乏力、腹痛等症状，严重时或可发生类似"心疟"的症状。关于"心疟"，《诸病源候论》说："心病为疟者，令人心烦，其病欲饮清水，多寒少热……而急卒反于常伦。"指出"心疟"会出现心烦欲饮、躁扰不安、寒多热少，甚至突然出现神志不清、反常无伦，或昏迷、惊厥等症。总之，这些症状的描述，颇似亚硝酸盐中毒所引起的肠原性青紫症，说明当时对该症已有明确的认识。

《禽兽鱼虫禁忌并治》中说："食生肉，饱饮乳，变成白虫。"又说："牛肉共猪肉食之，必作寸白虫。"关于"寸白虫"，《诸病源候论》说"寸白（虫）者……长一寸而色白，形小褊，因脏腑虚弱而能发动""其发动则损人精气，腰脚疼弱"。综合对"寸白虫"形态和发病后症状的描述，与感染绦虫很相似，大便中有白色扁平体节，并引起消瘦、贫血、乏力等症。早在1700年以前，张仲景就曾认识到食用生猪肉、生牛肉能导致患绦虫病。这些记载，在祖国医学疾病史研究上也具有重要的价值。

三、有关饮食卫生、防止食物中毒的记载

《禽兽鱼虫禁忌并治》中说："凡饮食滋味，以养于生，食之有妨反能为害。"指出了人以胃气为本，饮食的调摄得宜对人体的重要性。篇中还指出："切见时人，不闲调摄，疾疢竞起，若不因食而生，苟全其生，须知切忌者矣。所食之味，有与病相宜，有与身为害，若得宜则益体，害则成疾，以此致危，例皆难疗。"强调了饮食宜忌与健康的关系。在《脏腑经络先后病脉证》中也提及："服食节其冷热苦酸辛甘，不遗形体有衰，病则无由入其腠理。"张仲景根据《内经》五行学说，认为偏嗜五味，往往造成脏气偏胜，相互克制，故提出"肝病禁辛，心病禁咸，脾病禁酸，肺病禁苦，肾病禁甘。春不食肝，夏不食心，秋不食肺，冬不食肾，四季（末期）不食脾"，并举"春不食肝者，为肝气旺脾气败……若非旺时，即虚，以肝补之佳"为例说明之。这些重视脾胃功能作用的论点，为后世脾胃学说之确立张本。

张仲景还十分注重饮食卫生，在《禽兽鱼虫禁忌并治》和《果实菜谷禁忌并治》中汇集总结了前人有关饮食禁忌的丰富经验和解救食物中毒的效方，例如："秽饭馁肉臭鱼，食之皆伤人"；"六畜自死，皆疫死，则有毒，不可食"；"凡鸟自死，口不闭，翅不合者，不可食"；"鱼目合者，不可食"；"果

子落地经宿，虫蚁食之者，人大忌食之"；等等。由此并采用黄柏屑治食自死六畜肉中毒，用香豉、杏仁、芦根汗治食马肉中毒，用甘草治食牛肉中毒，用紫苏治食蟹中毒，用猪骨烧灰治食诸果中毒，并用苦参苦酒汤治饮食中毒烦满，盐汤催吐治贪食不消、心腹坚满痛。篇中还有论述误食钩吻、水莨菪、野芋、毒菌等引起中毒的表现和解毒急救的措施，这些方药有的至今仍有临床价值。另外，他还指出"凡水及酒，照见人影动者，不可饮之"，来避免某些人出现类似杯弓蛇影的心身疾病。以上这些认识都是难能可贵的。

结　语

　　《金匮要略》末尾的杂疗、食忌等三篇，因其以类列的笔法来编写，且内容又以汇集大量效方为主，同前面二十二篇迥然不同，故常常未能引起一些注家的重视，甚至干脆删去不用。翻阅近年来的《金匮要略》注释本和中医学院教科书，亦都轻易弃之，实在可惜。大家知道，《伤寒杂病论》一书在历史上几经周折，至西晋王叔和时，其杂病部分便已失传，直至北宋时，王洙才从翰林院内残简中重新捡得《金匮玉函要略方论》，后经林亿等校订成为《金匮要略方论》，始得传布于今。对待这份宝贵的中医学遗产，我们切不可草率地废弃它，应当认真地加以研究和发扬。

参考文献

　　［1］中国医学科学院药物研究所药理室.石菖蒲药理作用的初步观察［J］.新医药学杂志，1977，6：46.

　　［2］北京宣武医院外科.中西医结合治疗肠梗阻 104 例分析，内部资料，1975.

　　［3］遵义医学院急腹症研究组.中药对家兔离体小肠运动的影响［J］.新医药学杂志，1975，（11）：41.

（本文曾在 1997 全国《金匮要略》学术研讨会（杭州）上交流；

原载《中国医药学报》1997 年第 4 期）

张仲景应用谷肉果菜的经验

张仲景的《伤寒论》《金匮要略》两书中，广泛应用谷肉果菜治疗疾病，其经验丰富，论述精当，运用灵活，为后世医家所推崇。惜其经验尚无专论，散见各篇之中。为了学习其应用规律并为临床服务，兹将其部分论述，试作归纳探讨，就正于同道。

（一）五谷为养

1. 粳米 《名医别录》谓之"益气，止烦止渴止泄"。仲景应用本品有二义：一是取其益气养胃，止渴除烦之功，如白虎汤、白虎加人参汤、竹叶石膏汤、麦门冬汤中皆佐以粳米，伍甘草或人参。柯琴说："稼穑作甘，寒剂得之缓其寒，苦剂得之平其苦……无伤损脾胃之虑也。煮汤入胃，输脾输肺，水精四布，大烦大渴可除矣。"二是取其"温中，和胃气"（《蜀本草》）之功，如桃花汤、附子粳米汤用粳米合干姜或附子，治虚寒腹痛、肠鸣下利等证。

2. 粥 仲景用粥效用三见：一为增助药力，如桂枝汤服后须臾，啜热粥以取微汗。《医宗金鉴》说："盖谷气内充，不但易为酿汗，更使已入之邪不能少留，将来之邪不得复入也。"二为和胃益肠，如服十枣汤得快下利后，糜粥自养。三为缓和药物对胃肠刺激，如服三物白散后，若利过不止，进冷粥一杯，即可止泻，不致虚脱而偾事。

3. 白饮 仲景应用白饮有两种作用：一是殆以饮送服散剂，如四逆散、半夏散、牡蛎泽泻散、芍药散等均用白饮和服。二是缓慢药力，如三物白散以白饮和服。柯琴认为"和以白饮之甘，取其留恋于胃，不使速下"，俾其能开荡寒实结胸之证。

4. 米粉 仲景用本品一是取其和胃缓痛之效。如合白蜜、甘草为甘草粉蜜汤治蛔虫病腹痛；合白蜜、猪肤为猪肤汤治少阴下利咽痛，二是止汗。如大青龙汤服后，汗多者，"温粉扑之"。

5. 麦 仲景用麦有小麦、大麦之分。小麦为肝之谷而善养心气，故用本品配合甘草、大枣以治妇人脏躁；且能"令女人易孕"（《别录》语），故以小麦汁送服白术散以养胎。取大麦"清渴除热，益气调中"（《别录》）功，一为妊娠养胎，倘见渴者，用大麦粥送服白术散以解渴；二为产后腹痛烦满不卧者，用大麦粥送服枳实芍药散以调中。

6. 赤小豆 仲景用本品其意义有三：一是取其利湿泄热之功，用麻黄连翘赤小豆汤治身热发黄；一是取其消肿排脓之功，用赤小豆当归散治狐惑病蚀肛成脓；一是取其抑制它药毒性之功，如用瓜蒂散，以赤小豆功能健胃止呕而具下行之性，相畏涌吐专药瓜蒂之极苦毒之品，治邪结胸中或宿食在上脘。李时珍谓赤小豆其性下行，能消胀除肿止吐；王好古称之消水通气而健脾胃，可为佐证。

7. 香豉 仲景应用本品的效用二见：一为取其解热除烦之功，如配栀子治伤寒汗、吐、下后虚烦不卧，心中懊侬；一为取其调中和胃之功，如用香豉汁送服瓜蒂散，治宿食或痰积结在胸脘。诚如《医宗金鉴》所说："而佐香豉汁合服者，借谷气以保胃气也。"

8. 饴糖 仲景用本品之意义，殆取本稼穑作甘之味，补虚建中以缓急，即"脾欲缓，急食甘以缓之"是也。如以小建中汤、当归建中汤治虚劳里急腹痛诸不足者。

9. 薏苡仁 本品《神农本草经》称之能治"筋急拘挛，不可屈伸，久风湿痹"。仲景的经验有二：一是缓急止挛，胜湿除痹，如薏苡附子散治胸痹缓急，麻杏薏甘汤治风湿痹痛；二是消痈排毒，如苇茎汤治肺痈，薏苡附子败酱散用以治肠痈成脓。

（二）五果为助

1. 大枣 仲景临床应用本品甚多，仅《伤寒论》112方中就占有40方，一般用十二枚，多至三十枚。其效用不外四种：一为调和营卫，补养脾气，常与生姜相使，如桂枝汤、小柴胡汤、半夏泻心汤之类；二为和百药，减少药物对胃肠刺激，如十枣汤送服药末，攻逐悬饮停痰。陈蔚说得好，"选十枣以君之，一以顾其脾胃，一以缓其峻毒"。又如葶苈大枣泻肺汤和皂荚丸之用枣膏，均佐以大枣，安中而调和药性，逐痰而不伤正；三为甘润生津，安中益气，如甘麦大枣汤治妇人脏躁，竹皮大丸用枣肉治产后中虚，烦乱呕逆；四为安神宁心，主"大惊"（《神农本草经》），如苓桂甘枣汤治发汗后心下悸，炙甘草汤用枣三十枚之多，治脉结代，心动悸。

2. 乌梅 仲景用本品的经验，即取其味酸，以虫得酸便伏之义，如用乌梅丸治蛔厥。

（三）五畜为益

1. 猪肤 仲景用本品的效用，取其滋肾润肺、除热利咽之效。盖猪为水畜，其津液在肤，用此品佐以白蜜、米粉为猪肤汤，治少阴下利，肾液下泄，不能上济，致络燥咽痛之证。

2. 羊肉 《名医别录》谓本品能"暖中，字乳余疾……虚劳寒冷，补中益气，安心止惊"。仲景用当归生姜羊肉汤治寒疝、产后腹痛及虚劳不足。

3. 鸡子 仲景用鸡子入药的经验是：一为育阴清热以滋水，如黄连阿胶汤入鸡子黄以治少阴病阴虚水火不济，心烦不卧；百合鸡子汤治百合病吐之后。一为除热消毒以疗疮，如排脓散用本品伍枳实、芍药、桔梗治疮痈脓肿；苦酒汤用鸡子清合半夏、米醋治少阴病咽中生疮，声不出。

（四）五菜为充

1. 葱 仲景取临床效用者，一是通络活血，如旋覆花汤用葱茎佐旋覆花、新绛治肝着，以葱能"除肝中邪气"（《名医别录》）也；二是辛滑行气，通阳复脉，如通脉四逆汤、白通汤等合入葱白，以治少阴病脉微细欲绝。

2. 薤 《名医别录》称之"除寒热，去水气，温中散结气"。仲景用本品之义二见：一是取其辛开通阳，豁痰下气之功，如栝蒌薤白白酒汤等方以治胸痹诸证；二是取其下气导滞之功，如四逆散加薤白治少阴病厥逆，泄痢下重。东垣称薤白可治"泄痢下重，能泄下焦阳旺气滞"，信然。

3. 姜 仲景最喜用，最善用，以《伤寒论》112 方计，凡用姜入伍者就占 60 方，用干姜者 23 方。大概生姜其用有四：一则调和营卫，如桂枝汤、小柴胡汤类常伍姜枣辛甘，"专行脾之津液而和营卫"（成无己语）。二则祛风散寒，如大青龙汤、葛根汤等均用本品佐麻黄发散风寒；当归四逆加吴茱萸生姜汤中有生姜半斤以祛久寒。三则发散水气，如真武汤、生姜泻心汤均用生姜以治内有水气。四则止呕，常配半夏加强止呕之功。仲景用干姜有三种用法，一是温经回阳，如四逆汤、干姜附子汤、通脉四逆汤等，常与附子同用，尤在群阴用事，汨没真阳之际，以奏补火散寒、回阳救逆之效；二是温中祛寒，如理中汤、甘草干姜汤等，每与炙甘草相伍，可振奋脾阳，温运中州。三是治喘咳上气，如小青龙汤等均有干姜与五味子同用，取其温肺化痰止咳之功。

张仲景将《内经》毒药攻邪，谷肉果菜食养助益的理论付诸临床实践，体现了"医食同源""药食并用"的观点，这些宝贵经验，今天于临床仍具有颇为广泛的指导意义。

（本文原载《温州中医》1984 年创刊号）

青囊撷秋

第三章

百家研索

徐之才《逐月养胎法》初探

胎养之说肇始于《内经》，产生于《伤寒杂病论》，而最早作专篇阐述者，为北齐徐之才。徐氏著《逐月养胎法》（本文所引是书内容，均引自《千金要方》卷二）较系统地论述了胚胎生长发育过程、孕妇卫生保健和孕期疾病的防治等问题，为后世医家所推崇。《千金要方》《外台秘要》等书均有转载，影响较大。其基本内容与现代医学中的胚胎学和围产医学颇有相似之处，对指导今天围产期保健工作，仍不失其现实意义，兹就其主要观点作初步探讨。

一、创胚胎学说

胚胎发育的过程，是从合子开始，经历着由简单到复杂、由原始至分化的基本方式。通常分为七个时期，即合子期、卵裂期、二胚层期、三胚层期、体节期、胚胎完成期以及胎儿期。

徐氏在《内经》"人之始生……以母为基，以父为楯"（《灵枢·天年》）、"两神相搏，合而成形"（《灵枢·决气》）等有关胚胎形成的理论指导下，从形态变化的角度来阐发胚胎发育的过程。他提出妊娠一月始胚，二月始膏，三月始胎，四月成血脉，五月四肢成、胎动，六月筋成，七月皮毛成，八月九窍成，九月六腑百节毕备，十月五脏六腑齐通，俟时而生。该理论大大丰富了胚胎学的内容，使中医对胚胎的认识有一个长足的进展。现将徐氏对胚胎生长发育的论述和现代胚胎学的论述列为表格试做比较。

古代与现代对胚胎发育的认识比较表

时期	北齐徐之才对胚胎发育的认识	现代对胚胎发育的认识
第一月	妊娠一月，"名始胚"，"阴阳新合为胎"。	第一周，卵裂期；第二周，二胚层期；第三周，三胚层期；第四周，体节期。

续表

时期	北齐徐之才对胚胎发育的认识	现代对胚胎发育的认识
第二月	妊娠二月，"名始膏"，"始阴阳踞经"，"是谓胎始结"。	第五周至第八周，胚胎完成期。1. 体形变化：已能区别头、颈和躯干；颜面发生，肢芽出现。2. 内部形态变化：各部有肌组织形成，消化管整个雏型已完成，心脏外形建立，三个脑泡分化形成。二月以前称胚。
第三月	妊娠三月，"名始胎"，"为定形"，"当此之时，未有定仪"。	二月以后胎儿，三月至十月为胎儿期，生长迅速，体重增加明显，脑泡发育较快，出现胎毛，性别已可辨别，开始出现指甲。
第四月	妊娠四月，"为离经""始受水精，以成血脉"，"儿六腑顺成"。	骨骼肌已发育。指甲和指纹出现，颜面已成人形，胎毛出现。第四月末母体感到胎动。
第五月	妊娠五月，"始受火精，以成其气"，"儿四肢成"，"毛发初生"，"胎动无常处"。	胎毛布满全身，头部出毛发，表皮开始角化。胎动较明显，可听到胎音。
第六月	妊娠六月，"始受金精，以成其筋"，"儿口目皆成"，"是谓变腠理纽筋"。	胎儿成婴儿形，眉毛、睫毛生长，身体瘦弱，皮肤暗红色、有皱纹，肺部已发达。
第七月	妊娠七月，"始受木精，以成其骨""儿皮毛已成"。	皮肤皱纹显著，皮下缺少脂肪，眼睑张开。至7月末脂肪增加，神经系统已相当发达，呼吸、吞咽、体温、调节等中枢已发育完备。
第八月	妊娠八月，"始受土精，以成肤革""儿九窍皆成"。	皮下脂肪丰满，睾丸可下降进入阴囊，各器官组织进一步发育。
第九月	妊娠九月，"始受石精，以成皮毛，六腑百节，莫不毕备"。"儿脉续缕皆成"。	皮肤由暗红色转变为粉红色，并变光滑，尤其面部及四肢更为明显，已开始有味觉和嗅觉。
第十月	妊娠十月，"五脏俱备，六腑齐通，纳天地气于丹田，故使关节人神皆备，俟时而生"。	胎儿足月，体形更为丰满，头发较长，胎毛大部分脱落，鼻及耳软骨发育完善，头骨已骨化，下肢仍比上肢短。

从上表看出，徐氏认为妊娠一月，阴阳新合为始胚；二月胎始结；三月为定形，名始胎。这与现代胚胎学通常称二月以前为胚、二月以后则称为胎儿之说法颇相吻合。徐氏提出五月胎儿毛发初生、胎动，七月胎儿皮毛已成，八月九窍皆成等论述，与现代论述亦很相似。早在1400多年前，徐氏按照月期从形态等方面，比较具体地阐发胚胎发育过程，创立胚胎学说，确实是可贵的。

二、倡孕期卫生

围产医学，把从孕期二十八周到生后一周内确定为围产期。这一段时间，在人的生命过程中是很短暂的。但对生物个体来说，"两精相搏"而受精，进而细胞繁殖、分化，组织发生，器官形成，胎儿生长等，是一个非常重要且极其复杂的过程。在此过程中，孕妇的饮食营养、精神状态、劳逸起居、疾病用药和嗜好都直接影响到胎儿的生长发育，乃至小儿的终生健康。徐氏虽无围产期之说，但已认识到孕期卫生的重要性，从而提出了逐月养胎法。

（一）调摄饮食

孕妇不但自己需要足够的营养，而且更要保证供给胎儿生长发育所需的营养物质。徐氏提出孕早期要"饮食精熟，酸美受御，宜食大麦，无食腥辛"；孕中期时，"其食稻麦，其羹牛羊"，"调五味，食甘美"。

（二）调怡心神

徐氏认为"妊娠三月名始胎，当此之时，未有定仪，见物而化""欲子美好，数视璧玉；欲子贤良，端坐清虚，是谓外象而内感者也"，并指出"当静形体，和心志""无悲哀、思虑、惊动""无大言，无号哭"。说明母体的精神心理变化，能直接影响胎儿的生长发育及生后小儿性格特征的形成。孙思邈也认为，"凡受胎三月，逐物变化，禀质未定"，应该"弹琴瑟，调心神，和性情，节嗜欲""庶事清净"，经过胎教，方能"生子皆良，长寿忠孝"。

（三）适当劳逸

徐氏指出孕妇"身欲微劳，无得静处，出游于野""朝吸天光"。就是说，妊娠期可以担任一些日常的劳动，但应"无太劳倦""不为力事，寝必安静"，避免过度疲劳和过重的体力劳动，夜间应有充足的睡眠。倘若"举重腰痛，腹满胞急"，则导致损伤胎气，容易引起流产或早产。他还提倡开展与孕期相适应的体育活动，如"劳身摇肢，无使定止，动作屈伸，以运血气"，俾经脉通畅，气血运行，有益于胎儿发育和顺利分娩。

（四）节制房事

围产期保健认为，孕早期三个月内房事不节，会引起流产；孕末期的后两个月内，应禁止房事，否则，容易导致早期破水、早产和产后感染。徐氏也提出孕妇"居必静处，男子勿劳"，以避免因房劳而造成肾气亏耗，冲任受损，胎元不固。

（五）调燮寒温

徐氏强调孕妇必须调燮寒温，"深其居处，厚其衣裳""以避寒殃""以密腠理"，预防外邪侵袭，防止影响胎儿发育和胎病发生。如"有寒多坏不成""寒多为痛"；"有热即萎悴""热多为卒惊"。围产医学研究表明，在孕早期三个月内，孕妇患病毒感染性疾病能导致胎儿先天性疾病、畸形或死胎。早在六世纪时，徐氏已有这方面的认识，比20世纪70年代刚发展起来的围产医学要早一千四百多年，这是非常可贵的。

徐氏还指出孕妇要"缓带自持而持之"，经常"沐浴浣衣""无处湿冷，无着衣"。即孕妇应讲究卫生，衣着宽大清洁，衣带不宜束紧，以免影响胎儿发育。

四、论胎病治法

徐氏依照十个妊娠月由不同的脏腑经脉所养的理论，分别对各月易发生的疾病，确立了逐月养胎、安胎的治疗方法，以及针灸禁忌。从受孕一月到九月，既立有胎病宜服方，又列有预服方。张璐玉在《千金要方衍义》中对此大为称道。今举二例。如恶阻好发于妊娠二三月，则有二月胎预服方黄连汤：黄连、人参、吴茱萸、生地黄、生姜，并以醋浆代水煎，若颇觉不安，去醋浆代之乌梅，每十日服一剂。张璐玉说："怀孕两月，正当少阳养胎之时，少阳为阴阳交界之限，里寒欲出，膈热阻拒，所以呕恶"，此方"计维左金丸中茱萸之温下脘之寒，川连以化膈上之热，胃气不足人参助之，子气不安地黄护之，更取生姜辛散开豁痰涎，酢浆收不令上涌，倘服后觉不安，必是本妇荣气不胜固闭，即当用乌梅兼开胃气，一举而两得之矣。然地黄滞膈，呕家所禁，而此用之无碍，且得黄连诸药，其建止逆之功，为治妊娠恶阻顶门之针"。又如治子淋的预服方葵子汤，由葵子、甘草、厚朴、白术、柴胡、白芍、生姜、大枣等八味组成。张璐玉说："方中除白术、白芍外，余无可安之味也。尝读炎帝《本经》言葵子主治五脏六腑寒热、羸瘦、五癃，利小便，久服坚骨长肌肉。而此合柴胡、甘草、姜枣和荣。诸药必妊娠乍寒乍热，胎动不安常，方与《本经》葵子之治相符。世人以为葵子滑胎，孰知有安胎妙用乎！"徐氏特别重视胎病的早期治疗，防止病邪久留而影响胎儿的健康发育。这种治则，从围产期医学观点来看，是合乎科学原理的。

（本文原载《上海中医药杂志》1982 年第 6 期》）

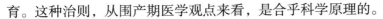

许叔微《普济本事方》探讨

许叔微（1080—1154），字知可。宋代真州白沙（今江苏仪征）人。曾任集贤院学士，人以"许学士"称之。许氏学本仲景，探幽发微，注重辨证；论治杂病，重视脾肾，活法圆机，而屡起奇疾。著有《伤寒发微论》《伤寒百证歌》《伤寒九十论》《普济本事方》等书。《普济本事方》（以下简称《本事方》）系许氏晚年所撰。是书有方有法，有论有案，议论精明，颇多创见，堪为后世传颂。诚如《四库全书总目提要》谓："取平生已试之方，并记其事实，以为本事方。"本文拟将是书主要学术特色略述于后。

推尊仲景　发其奥旨

许氏说："论伤寒而不读仲景书，犹为儒而不知有孔子六经也。"[1]他尊崇仲景学说，且深加阐发。观《本事方》，有以下四方面特点：

一、侧重辨证抓纲。许氏强调"大抵调治伤寒，先要明表里虚实，能明此四字，则仲景三百九十七法，可坐而定也"[2]。他指出仲景方证，法严意深，临证凡见"伤寒大证相似，余证稍有不同，要在变通，仔细斟酌，不可不谨"。[3]必须胸中识得了了，方可无疑。如治一家两个患者，皆病旬日。一例"身热发汗，大便不通，小便如经，神昏多睡，诊其脉长大而虚"；另一例"阳明自汗，大便不通，小便利，津液少，口干燥，其脉亦大而虚"。二者虽皆属阳明大便不通，例一为里热腑实，投承气汤下之而愈；例二据仲景阳明病自汗，小便自利，为津液内竭，用蜜煎导法润肠通便而愈。[3]

二、概括仲景脉法。许氏指出，"论伤寒当以仲景脉法为准"。他把仲景脉法概括为"浮为在表，沉为在里，数为在府，迟为在藏。欲知表里藏府，先以浮沉迟数为定，然后兼于脉而别阴阳"[2]，有提纲挈领之妙。

三、推究仲景法治。许氏指出，对仲景治法"合用与不合用，必心下明得谛当"，方能较熟练地应用变化。他悉心寻绎仲景治法规律。如治一人患伤寒已数日，身热目痛鼻干，不得卧，大便不通，尺寸脉俱大，一夕汗出，速以大柴胡汤急下之。有医骇曰，阳明自汗，津液已漏，法当行蜜导。若更下岂不表里俱虚？许氏引仲景"阳明病，发热汗多者，急下之"原文后说："仲景称急下之者，亦犹急当救表，急当救里。凡称急者，有三处。谓才觉汗多，未至津液干燥，便速下之，则为径捷。"[3]可谓熟谙仲景法治之真谛。

四、师法贵乎变通。许氏主张师法仲景，又要博览旁通，不可专守一书。他根据当时气候和发病情况，强调"伤寒热病，药性须凉，不可大温"，认为"麻黄汤性热，夏月服之，有发黄斑出之失"，须加知母、石膏、黄芩等药[3]，不囿于古法，提出辛凉治温病的新见。他善用仲景方，自出机杼，如用小柴胡加地黄汤治妇人热入血室，用黄芪建中加当归汤治伤寒尺中脉迟，等等。对仲景论中无方者，辄取《千金方》等方或自创新方补之。

勘病精审　论治机灵

唐、宋以来，医界多偏重于荟萃方药，义疏经论，治病忽略辨证，投剂多偏燥烈。许氏力辟时弊，强调医者临证"须顾其表里虚实"，若"不顾表里"，便欲速效，鲜不败事。[3]试举其论点如下：

一、讲求同病异治，异病同治。如论治梦遗，凡下元虚惫，精不禁者，宜茴香丸；年壮气盛，久节淫欲，经络壅滞者，宜清心丸；有情欲动中，所愿不得而白淫者，宜良方茯苓散；有肾不摄精，不时妄出者，宜猪苓丸。条分缕析，明辨分治。

二、体认标本缓急，类证鉴别。如中风，仲景有中经、中络、中腑、中脏之分。许氏深明其义，据证分辨，言"风中脉则口眼㖞斜，风中府则肢体废，风中藏则性命危"[4]。其治法抓住标本缓急，见卒然仆倒、不省人事、口眼㖞斜、半身不遂等症，急则先用开关，以救急稀涎散或胜金丸催吐，"得吐即省"。醒后则依"次缓而调治"，或用千金续命汤、排风汤、风引汤等扶正达邪、祛风通络，或用地黄酒、防风汤、防已汤等益气养血、宣通经隧，或用针灸"中风十二穴"辅治之。[4]法虽未尽完备，但已识得标本缓急。并列举"气中"与之鉴别，指出"气中"乃暴喜暴怒，忧愁不意，气多厥逆所致。虽见涎潮昏塞、牙关紧急，但无口眼㖞斜、半身不遂等症。所以"若概作中风候，用药非止不相当，多致杀人"[4]。又如论便血，指出"大抵此疾品类不同，对病则易愈"，列举类似证候以资鉴别，如下清血色鲜者，为肠风，宜玉屑丸；血浊而色黯者，为脏毒，宜蒜连丸；肛门射如血线者，为虫痔，宜用千金熏虫痔方；另有下部虚，阳气不升，血随气降者，宜用温补药[5]，辨析精切入微。

三、倡治虚、劳异法。许氏治伤寒瘥后劳伤心神，营卫失度，致身热自汗、心悸不宁等症，取《千金方》"心劳甚者，补脾气以益之，脾旺则感于心"之义，投以补脾汤（理中汤加青皮、陈皮），"补其子，益其脾，解发其劳"，倡言"虚则补其母""劳则当补其子"，治虚、治劳补法有别。[2]

推重脾肾　别具心裁

肾为先天之本，脾为后天之本。脾主运化须恃于肾气之温煦，肾主藏精又赖于谷气之充养，两者关系密切，相互资助。许氏指出，"趺阳胃脉定死生""太溪肾脉为根蒂"[2]。临证时，凡外感内伤诸疾，处处着意从脾肾入手论治，创立了种种调补脾肾的方法，从而形成其独具一格的学术特色。

许氏尝以益脾健运，以促资化为治则。其具体方法是：

（1）健脾益气：擅用人参、黄芪、白术、山药、茯苓等为底，随证增损。如加粟米、甘草为七珍散，治病后脾胃虚弱，取其"开胃养气进食"[6]之功；若加石斛、五味子则为人参丸，用以"平补五脏虚羸，六腑怯弱。充肌肤，进饮食"[6]。

（2）补脾理中：常用理中汤加味。如加青皮、陈皮为补脾汤，治伤寒汗后，脾胃虚弱，气血不和；[2]如加桂心、厚朴、当归、茯苓、桔梗等为白术汤，取其"和气调中进食"[6]之效。

（3）温阳化湿：如曲术丸，方用神曲、白术、干姜、肉桂、吴茱萸、川椒等健运暖中，温阳化饮，以治"脾元久虚，不进饮食，停饮胁痛"[6]。用川乌粥治风寒湿痹，手足麻木，取米粥"谷气引风湿之药，径入脾经，故四肢得安"[7]。

（4）温脾导积：常以干姜、附子、甘草为衬方，加肉桂、厚朴，酌加大黄为温脾汤，温脾阳，通冷积，治痼冷在肠胃，连年腹痛泄泻[8]；如加草果、大腹皮、木瓜为实脾散，温脾阳，利水湿，治"脾元虚浮肿"[8]。

（5）调中健脾：如调中丸，用干姜、肉桂、良姜、白术、茯苓等健脾培土，砂仁、木香、橘红等调中理气，治久伤脾胃之腹胀。[9]

（6）燥脾填臼：如用苍术、枣膏和丸，以燥脾湿，填窠臼，治停饮癖囊。[7]

（7）清胃止呕：如竹茹汤，方用竹茹、葛根、甘草、姜、枣等，以治胃热呕吐。[8]

凡此等等，可窥许氏调补脾胃方法，曲尽病情，法度井然。

许氏重视脾胃的同时，又重肾气真元。他指出"腰肾气盛，是为真火。上蒸脾胃，变化饮食，分流水谷，从二阴出。精气入骨髓，合营卫行血脉，营养一身，其次以为脂膏，其次以为血肉"[10]，若"因肾气怯弱，真元衰劣，自是不能消化饮食，譬如鼎釜之中，置诸米谷，下无火力，虽终日米不熟，其何能化"。[6]生动说明脾肾之间犹如"火"与"釜"的关系，阐扬肾气真元在生命活动中的重要地位。后世脾肾命火说之确立，无不受其启发。基于此说，他提出饮食不进、泄泻不止、水饮久停、浮肿不退等症，"不可全作脾虚"论，当责之于脾肾阳衰。其于治疗上喜用温肾暖脾之味相合，如二神丸、五味子散、鞠芎丸等。明代王肯堂将二神丸与五味子散合为四神丸，用治肾虚久泻，不思饮食，而取卓效，后世袭用不衰。

许氏论治补肾，反对逞投硫黄、钟乳、炼丹之类，并指出脾恶湿，肾恶燥，这类刚燥药用于"助阳补接真气则可，若云补肾，则正肾所恶者"；主张崇尚"古人制方益肾，皆滋润之药"[6]。故其立方辄以滋养肾精与暖补肾气为伍，更主张"补肾药中必兼补脾之药""以精气必生于五谷也"[11]，寓刚柔相济，阴阳并补之妙。如增损肾沥汤、地黄丸、香茸丸、青盐丸、五味子丸，皆本此义而制。此外，许氏对腰背疼痛不能转侧证，独能洞悉病源，剖析为肾督亏损，下焦空虚，并创立椒附散（附子、川椒、盐）、麋茸丸（麋茸、茴香、菟丝子、羊肾）[6]等方，暖补肾督，填养真元，而开后世通补奇经之先声。清代叶天士尚承许氏之绪，其诊治背痛、腰痛、疝等症，率多效法之。

博采众方 精究药治

许氏本着务求效验之宗旨，勤求博采众方，而无门户之见。观《本事方》，除许氏经验方外，还采辑《伤寒论》《千金方》《太平圣惠方》《和剂局方》《海上方》《经效产宝》，庞安常《验方集》，沈括《苏沈良方》等医籍的验方，并撷拾同朝医家用方，还注意搜集民间单验方，共四十余家，达三百七十多首。且将诸家验方，分隶于五脏诸病症中，每门都有方有证，有理有法，方以病汇，病有专方。

143

许氏善采撷众方，尤能化裁，赋予新意。如真珠丸治肝虚惊悸不寐，[4]即是由《金匮要略》酸枣仁汤化裁而来。方以珍珠母、龙齿二味直入肝经以镇飞扬浮越之神魂；用枣仁、柏子仁、当归、地黄补肝肾养阴血；人参、茯神益气培土；犀角凉血清火以除烦；沉香行气温中，能扶脾达肾，摄火归原。又如双和散，治病后虚劳少气乏力，即是由黄芪建中汤合四物汤而成，其性"不热不冷，温而有补"[6]，益气补血。再如鞠䓖丸治脾湿而滑泄、飧泄，[8]方用䓖、曲疏滞醒胃，术、附温补脾肾，振奋中运，妙在肝胃兼顾，脾肾互补，深得制方之旨。

许氏十分讲究药物的道地和修治，认为治病用药"必土产之道地，炮制之精良"，否则投之不得效验，且有害于人。他在《本事方》中专立治药制度总例，胪列一百多种药物的炮制方法，概示规范。而且，许氏对药性的研究亦多具卓识，如论铁粉功用，"非但化涎镇心，至如摧抑肝邪特异。若多恚怒，肝邪太盛，铁粉能制伏之"[6]；又如论苍术，能"燥脾以胜湿，崇土以填窒臼"，久服之，于"灯下能书细字，皆苍术之力"[7]，指出苍术既能治停饮癖囊，又能疗眼目昏眩、夜盲等症。

参考文献

［1］许叔微.伤寒百证歌序［M］.中国医籍考：卷三十一.北京：人民卫生出版社，1956：513.

［2］许叔微，普济本事方：卷九［M］.上海：上海科技出版社，1959：123-125，132，135.

［3］许叔微，普济本事方：卷八［M］.上海：上海科技出版社，1959：104，108，110-111.

［4］许叔微，普济本事方：卷一［M］.上海：上海科技出版社，1959：2，4，5.

［5］许叔微，普济本事方：卷五［M］.上海：上海科技出版社，1959：69.

［6］许叔微，普济本事方：卷二［M］.上海：上海科技出版社，1959：2，19，20，22，24，26，28.

［7］许叔微，普济本事方：卷三［M］.上海：上海科技出版社，1959：36，42.

［8］许叔微，普济本事方：卷四［M］.上海：上海科技出版社，1959：52，53，54，60.

［9］许叔微，普济本事方：卷十［M］.上海：上海科技出版社，1959：148.

［10］许叔微，普济本事方：卷六［M］.上海：上海科技出版社，1959：85.

［11］叶天士.本事方释义：卷二［M］.1920：21，23.

（本文原载《中医杂志》1983 年第 5 期）

朱丹溪运用吐法的经验

朱丹溪是金元四大医家之一，善用吐法，屡起沉疴，现试就其运用经验做一探讨。

学术渊源

朱氏善用吐法，渊源有自，且多标新见，具有特色。

一、学本《内经》

朱氏认为"医之为书，非《素问》无以立论"（《格致余论·序》），对《内经》"其高者，因而越之"之说，多有阐发。他用二陈汤服后探吐治疗关格，"提其气之横格"，认为"吐中便有降"之意义（见《丹溪心法》）。用茶调散服后探吐治风痰头痛；用瓜蒂散催吐治痰厥眩晕（见《丹溪手镜》）。

二、法宗仲景

仲景用瓜蒂散取吐，以治宿食、胸中痞硬等症，朱氏广其证治范围，还用以治中风、痰厥、眩晕、心腹卒痛乱闷、小儿急慢惊风、痰热喘咳诸证（参见《丹溪心法》），极尽妙用，每奏捷效。

三、师承河间

刘完素之学再传罗知悌，朱氏得知悌为师，深领河间学派之奥旨。如治中风不语、小儿惊痫、痰涎壅盛者，用独圣散涌吐；伤食闷乱，用瓜蒂散吐之；痃疟不愈用藜芦散催吐等（见《丹溪手镜》），均师法于刘完素。

四、术取子和

张子和擅用汗、吐、下三法，朱氏亦受其影响。他汲取张子和之长，矫其偏颇，强调"攻击之法必其人充实，禀质本壮，乃可行也，否则邪去而正气伤"，提出了"攻击宜详审，正气须保护"的见解。（《格致余论·张子和攻击注论》）在《丹溪心法·论吐法》中所列六个吐剂，大都采自《儒门事亲》，或加以增损而成的。如朱氏三仙散，即张氏三圣散减其药量；四圣散，即张氏瓜蒂散去人参，加人参芦，并减各药的份量；五玄散即张氏稀涎散加明矾、赤小豆；六应散，即张氏蔚金散。朱氏提出"凡药能升动其气者皆能吐"，不一定都要用催吐药，而可借助于鹅翎、手指等物探吐，达到治疗目的，这一法亦源于张氏的"撩痰"法。

临床经验

朱氏在《丹溪心法》所列八十四证中，有十七种用吐法。治法出奇制胜，无不工巧，现分述之。

一、下病上取用吐法

1. 癃闭　小便不通总关乎三焦气化失常，水道闭阻。丹溪认为，"吐之以提其气，气升则水自下之。盖气承载其水也"。根据不同的病因，凡气虚用参、芪、升麻等；血虚用四物汤或芎归汤；痰多用二陈汤。服法以先服药，后探吐，宣通气机，气行则水行矣（见《金匮钩玄·小便不通》）。如一男子病小便不通，医治以利药益甚。朱氏按其脉右寸颇弦滑，诊为病由积痰阻在肺。肺为上焦而膀胱为下焦，上焦闭则下焦塞，譬如滴水之器，必上窍通，而后下窍之水出焉。以法大吐之，吐已病如失（见《丹溪翁传》）。

2. 下利　下利治法，"在表者发之，在里者下之，在上者涌之，在下者竭之，身表热者，内疏之，小便涩者，分利之"。朱氏认为，其在上者多是积痰，当用吐法（《丹溪手镜·下利》）。如丹溪族叔年七十，禀甚壮，形甚瘦，夏末患泄痢至深秋，百方不应。丹溪诊之，见病虽久而神不悴，小便涩少而少赤，两手肺俱涩而颇弦。病者言胸膈微闷，食亦减。因悟此必多年沉积僻在胃肠，询知其平生喜食鲤鱼，三年无一日缺。此积痰在肺，肺与大肠相表里，当正本澄源，其流自清。以吴茱萸、陈皮、青葱、鹿苜根、生姜煎浓汤和以沙糖，饮一碗许，自以指探喉中，吐痰半升如胶，是夜病减半，次早又服药再吐而利止。后与平胃散加白术、黄连，旬日而安（《格致余论·治病必求其本论》）。

3.转胞 朱氏认为，转胞病因有"胎妇之禀受弱者，忧闷多者，性急躁者，食味厚者，大率有之"。他主张治法用补益之剂，服后探吐，升举其下坠之胎气，则水道自通。如治吴宅妇人患转胞，诊其脉两手似涩，重取则弦，然左手稍和。此得之忧患，涩为血少气多；弦为有饮，血少则胞弱而不能自举，气多有饮，中焦不清而溢，则胞之所避而就下故坠。遂用四物汤加参、术、半夏、陈皮、生甘草、生姜，空腹饮服，随以指探喉中吐出药汁，俟少顷气定，又与一剂，如是与八剂而安（《格致余论·胎妇转胞病论》）。

二、郁者达之用吐法

1.呃逆 朱氏认为，呃逆多因有痰、气虚、阴火，当视其有余不足治之。有余并痰者宜吐之，用人参芦之类。（见《金匮钩玄》）如治一女子，其性躁味厚，暑月因大怒后而发呃逆，每作则举身跳动，神昏不知人。此暴怒气上，气因怒逆，肝木乘火侮肺，故作呃逆。视其形气俱实，遂以人参芦煎汤饮一碗，大吐顽痰数碗，大汗昏睡一日而安。方用参芦，善吐痰尽，气降而火衰，金气复位，胃气得和而解（《格致余论·呃逆论》）。

2.恶寒 内伤杂症之恶寒，朱氏认为不可概以阳虚论，须辨寒热虚实之别、痰瘀气血之异。有湿痰抑遏其阳气不得外泄，而现恶寒，治宜吐其痰。（《丹溪手镜·恶寒》）如治周本道，年近四十，得恶寒证，服附子数日而病甚，诊其脉弦而似缓，此痰积阻遏，阳气不得外泄。遂以吐法达郁宣气，用红茶入姜汁、香油少些，吐痰一升许，恶寒大减，继以通圣散去麻黄、大黄、芒硝，加当归、地黄调理而安（见《局方发挥》）。

三、去宛陈莝用吐法

朱氏创制这一独特的治法，称之为"倒仓法"。倒仓之义，朱氏说"肠胃为市"，以其无物不有，而谷为最多，故谓之仓；倒者倾去积旧而涤濯使之洁净也。其功能推陈致新，扶虚补损，可吐可下。主治胃肠间留积"糟粕之余，停痰瘀血互相纠缠，日积月深郁结成聚"，致"中宫不清，土德不和"，而"发为劳瘵、为蛊胀、为癫疾，为无名奇病"。如朱氏之师许谦，始病心痛，医用燥热香辛药治之，数十年而足挛痛甚，且恶寒而多呕，又杂治数年，群医技穷，病者亦自以为废人。朱氏用倒仓治法治之，节节如应，因得为全人（《格致余论·倒仓论》）。

四、蠲痰开闭用吐法

中风、癫狂、痫证、暑风、小儿惊风等急症，其病虽异而病因病机却有相似之处，概与风、火、痰三者有关，且互为因果，互相转化。热之极则为火，热极则生风，风火煽动，灼液为痰，风痰流行，无所不至，或流窜经络，或阻扰清窍，或蒙迷心包，临床每见有关经脉或精神异常之见证。朱氏治疗这些疾患，提出"凡痰在经络者，非吐不可出"，善用吐法决其痰壅，开其闭塞，俾痰去窍开，然后随证投剂。如中风，他认为大率为血虚有痰，治痰为先，次以养血行血。凡"痰涎壅盛，口眼㖞斜，不能言语者，皆当用吐法"，轻者用独圣散或稀涎散；重者用藜芦三分至半钱，加麝香少许；口噤昏迷者用鼻饲法，取吐开闭（《丹溪心法·中风》）。如癫狂，"治宜先吐之，而后以安神丸主之"（《丹溪手镜·癫狂》）。痫证"大法宜吐，吐后用平肝之剂"。（《丹溪心法·痫》）。又如暑风"挟火挟痰可用吐法，吐即发散也""吐醒后，可用清剂调治之"（《金匮钩玄·暑风》）。

五、急救解毒用吐法

临证凡见误食毒物，尚未入肠，运用吐法解救排除，减少毒性吸收，最为便捷。如朱氏用矾茶散（晋矾、建茶）催吐治中诸物毒；用金钩钓食丸（威灵仙浸米醋）取吐治诸鲠；用无灰酒调服五倍子粉，催吐解中药毒（《丹溪心法·救急诸方》），皆是朱氏临证经验良方。

综上所述，可以看出，朱氏对吐法有真知灼见。倘使人们因为他擅长泻火补阴法而可奉为养阴派之开山，那么其善用吐法的特色亦当尊之为高手。由于吐法会使病者产生一些不适感，往往病者不乐于接受，医者亦畏用，故近代以来对吐法的运用和研究似觉不够。本文就朱氏运用吐法的经验，试作引玉之谈，意在阐扬吐法的意义和作用，期以引起同道们对吐法的重视，共同深入开拓其底蕴。

（本文原载《浙江中医杂志》1983 年第 3 期》）

朱丹溪治疗情志病症经验初探

朱丹溪精研经旨，融通各家之说，议病常从"阳有余，阴不足"立论，治法善用泻火滋阴，世称"滋阴派"之代表。综观朱氏著述，对情志病症的治疗独具匠心，足资后学师法。试作分析归纳如下。

心法探微

一、论病因，突出怫郁为患

朱氏很注重七情致病，其著名的论点是：人体"气血冲和，万病不生，一有怫郁，诸病生焉"（《金匮钩玄》）。提示过度的情志刺激，是导致多种疾病的重要因素。如论中风，认为"亦有喜怒悲恐，五志过极而卒中者，五志过热甚故也"（《局方发挥》）；认为难产"往往见于郁闷安佚之人"；指出转胞病，"禀受弱者，忧闷多者，性急躁者……大率有之"（《格致余论》）；等等。强调了精神状态与发病具有密切的关系。

二、勘病机，着眼五志化火

朱氏对刘完素"五志过极皆为热甚"之说研索尤深，并做了发挥。他指出脏腑各有火，谧藏于内，是为阳气，倘若"五志激之，其火随起"（《局方发挥》），亢逆则反成为病邪，认为情志刺激是造成脏腑之火亢逆的原因，提出了"气有余便是火"论。这一论点阐发了七情内伤的病理机制，对诊治情志病症具有较大的指导意义。

三、审病情，注重精神状态

综观朱氏著述和医案可以看出，朱氏审察病情特别注意了解和记录患者的精神状态，为确诊疾病提供了较全面的资料。如《格致余论》中载："一邻人，年三十余，性狡而躁……""东阳吴子方，年五十，形肥味厚，且多忧怒……""舅姑，忧怒郁闷，昕夕积累……"比比皆是，兹不赘述。

四、立治法，药治心治并举

朱氏治疗情志病症，随证制宜，灵活变通，治法巧妙，别具一格。其治则是：若七情伤气，发为诸病，"当详所起之因，滞于何经，有上下部分藏气之同异"（《金匮钩玄》），随机变通施治；气有余郁久化火，则"投以辛凉，行以辛温，制伏肝邪，治以咸寒，佐以甘温，收以苦甘，和以甘淡，补养阴血，阳自相附，阴阳比和"（《局方发挥》）；而对某些情志病症，只"宜以人事制之，非药石所能疗也，须诊察其由以平之"（《医学正传》），采用《内经》"五志相胜"疗法，以情胜情。这些施治原则，均系朱氏从丰富的临床经验中得来。

验案析评

一、怒则气上，取吐达郁

肝主疏泄，性喜条达。倘若过于愤怒，易使肝失疏泄，气机不调，肝气横逆上冲；或肝不藏血，血随气逆；或湿痰素盛，痰随气逆，肝气与痰瘀并走于上。每见眩晕、头痛、呃逆、呕血、昏厥、卒中等证。朱氏据"怒则气上"的机理，治疗喜用吐法，取其发散达郁奏功。

例一：一少年，食后必吐出数口，却不尽出，膈上时作声，面如平人。病不在脾胃，而在膈间。其得病之由，乃因大怒未止，辄食面，故有此证，想其怒甚，则死血菀于上，积在膈间，碍气升降，津液因聚，为痰为饮，与血相搏而动，故作声也。用二陈加韭汁、萝卜子；二日以瓜蒂散吐之；再一日又吐之，痰中见血一盏；次日复吐之，见血一钟而愈。（《宋元明清名医类案》）

例二：一女子，年逾笄，性躁味厚，暑月因大怒而呃逆，每作一声则举身跳动，神昏不知人。问之乃知暴病，视其形气俱实，遂以人参芦煎汤饮一碗，大吐顽痰数碗，大汗昏睡一日而安。（《格致余论》）

例一因暴怒伤肝，肝气上逆，痰食瘀血随气并走于上，菀于膈间，而成噎膈。朱氏据其气逆而邪在上焦，取"其高者，因而越之"之义，选用二陈汤加韭汁、莱菔子开痰消积，直达痰瘀盘踞之处；又借瓜蒂散涌吐上越之力，因势利导，故奏效甚著。例二因性躁易怒，味厚生痰，大怒气上，痰气上逆而发呃逆昏厥，用参芦取吐，通散达郁，疏泄气机。朱氏指出，"吐法中就有发散之义"、"吐中便有降"之意（《丹溪心法》），立法巧妙而富有理致。

二、郁怒化火，泻火降逆

郁怒伤肝，致肝气失于疏泄，郁久则化火，即所谓"气有余便是火"。气火冲逆无制，并影响其他内脏，出现多种病症。诚如《类证治裁》所说："木郁则化火，为吞酸胁痛，为狂，为痿，为厥，为痞，为呃噎，为失血，皆肝火冲激也。"朱氏治郁火，以苦寒泻火降逆，兼用辛开散郁之品。

例三： 一妇人，病不知人，稍苏即号叫数次而复昏。翁诊之，肝脉弦数而且滑。曰：此怒思所为。盖得之怒而强酒也。诘之则不得于夫，每遇夜引满自酌，解其怀。翁治以流痰降火之剂，而加香附以散肝分之郁，立愈。（《九灵山房集》）

例四： 妇人，年十九岁，气实多怒不发。忽一日大发，叫而欲厥。盖痰闭于目，火起于下，上冲故也。与香附末五钱，甘草三钱，川芎七钱，童便、姜汁煎，又与青黛、人中白、香附末为丸，稍愈……复以导痰汤加姜妙黄连、香附、生姜，下当归龙荟丸。（《宋元明清名医类案》）

例三、例四均因精神抑郁，久郁化火，发为昏厥。如《灵枢·本神》谓"盛怒者，迷惑而不治"。朱氏临证常以当归龙荟丸、抑青丸、左金丸等苦降辛开，泻火散郁。或加香附以疏肝解郁；加山栀子解热郁，行结气，能将火从小便中泄去；加人中白泻肝火；加童便取其降火极速。灵机变通，曲尽其妙。

三、忧思气结，以情解情

忧思过虑太甚，精神凝聚，气机亦阻滞不畅。《素问·举痛论》云："思则心有所存，神有所归，正气留而不行，故气结矣。"临床每见影响脾胃运化，出现食欲不振、胃纳减少、脘腹胀满等症。朱氏认为病起自忧思，苟能随其意愿，其忧思何存？故治疗采用以情治情，所谓"心病还须心药医"也。

例五： 一女子，病不食，面北卧者且半载，医告术穷。翁诊之，脾脉弦出左寸。曰：此思男子不得，气结于脾故耳。叩之则许嫁，夫入广且五年。

翁谓其父曰：是病惟怒可解。盖怒之气击出属木，故能冲，冲其土之结……掌其面者三，责之不当有外思，女子号泣大怒，乃诈以夫有书，旦夕且归。后三月，夫果归而病不作。(《九灵山房集》)

例六：陈状元弟，因忧，病嗽唾血，面黧色，药之十日不效。翁谓其兄曰：此病得之失志伤肾，必用喜解，乃可愈。即求一足食之地处之，于是大喜，即时色退，不药而愈。(《宋元明清名医类案》)

朱氏精究《内经》五志相胜之微旨，并付之实践。例五为思虑气结，脾郁而不食。先以言激之怒，使肝气升发，木能克土，脾郁得解；继以喜讯告慰，解其思虑原委，病即霍然。例六为嗽血，探其病因，缘忧虑太过，伤及肺肾。朱氏采用调整社会环境因素对精神、躯体的影响方法，病不药而愈。这种心病用心药的治法与现代心身医学的行为矫正疗法很相似。

四、惊则气乱，补虚安神

《素问·举痛论》说："惊则气乱""心无所倚，神无所归，虑无所定。"出现精神恍惚、哭笑无常，或狂躁妄乱、癫痫等时，朱氏认为"如病此者，未有不因气血先亏而致者"(《医学正传》)。盖"血气者，心之神也。神既衰乏，邪因而入"(《格致余论》)。朱氏主张用补虚安神，佐以清心、豁痰、开窍等法。

例七：傅兄年十七八。时暑月因大劳而渴，恣饮梅浆，又连得大惊三四次，妄言妄见，病似邪鬼，诊其脉两手皆虚弱而带沉数。予曰：数为有热，虚弦是大惊，又梅酸之浆郁于中脘。补虚清热，导去痰滞，病乃可安。遂与人参、白术、陈皮、茯苓、芩、连等浓煎汤，入竹沥、姜汁。与旬日未效……仍与前方入荆沥，又旬日而安。(《格致余论》)

例八：陈氏女，八岁时得痫病，遇阴雨则作，遇惊亦作，口出涎沫，声如羊鸣。予视之曰：此胎受惊也，其病深痼，调治半年，病亦可安。仍须淡味，以佐药功。与烧丹丸，继以四物汤入黄连，随时令加减，半年而安。(《格致余论》)

例七因大劳伤其气血，再受大惊扰其神明。朱氏认为"盖因血虚，肝生血，无血则木盛易惊，心神怵乱，气与涎结"(《丹溪手镜》)，故致视听言动皆有虚妄。详究病因，投以补虚清心、导痰开窍之方，治法中的。例八为痫病，朱氏阐发了《内经》"胎病"之说，确立了"坠涎镇火清心"的治疗原则。现代围产医学和心理卫生亦认为，孕妇的精神心理变化与胎儿的生长发育和生后小儿的健康，有着密切的关系。可见朱氏医理精明，颇有卓识。

（本文原载《浙江中医杂志》1988 年第 1 期）

朱丹溪妇科经验琐谈

金元四大医家之一朱丹溪，精研经旨，倡言"阳常有余，阴常不足"论，擅用泻火补阴法，在医学理论和临床方面贡献卓著，驰誉医林。综观朱氏著作，他对妇科证治颇多阐发，经验独到，足堪后学师法。兹就其妇科经验试作探讨如下。

阐发病机 倡立血常不足

《素问·上古天真论》说，女子"二七而天癸至，任脉通，太冲脉盛，月事以时下，故有子"，至"七七，任脉虚，太冲脉衰少，天癸竭，地道不通，故形坏而无子"，说明了妇女的生长、发育和生殖功能由兴变衰的整个过程。朱氏加以阐发，认为"女子十四岁而经行，是有形之后，犹有待于乳哺、水谷以养，阴气始成，而可与阳气为配，以能成人，而为人之父母"，到了"四十九岁而经断"。男子则"十六岁而精通""六十四岁而精绝"。若以女子与男子相比较，"夫以阴气之成，止供给得三十年之视听言动，已先亏矣"（《格致余论·阳有余阴不足论》），可见是阳有余而阴不足。若以女子本身气血而言，"妇人以血为主，血属阴，易于亏欠，非善调摄者，不能保全"（《局方发挥》），提示妇女在月经、胎孕、产育、哺乳等生理过程中，都是以血为用，而在此期间又易于耗血，故机体常处于血分不足的状态。从气血相对来看，亦是阳有余而阴不足。朱氏取诸男女、气血等为论据，创立了"气常有余，血常不足"论。

基于这一论点，朱氏认为阴血"难成易亏"，多种妇科病由于血虚所致，如论胎孕，指出"阳精之施也，阴血能摄之。精成其子，血成其胎，胎孕乃成。今妇人之无子者，率由血少不足以摄精也。血之少也，固非一端，然欲得子者，必须补其阴血，使无亏欠，可推其有余以成胎孕"（《格致余论·秦桂丸论》）。论胎堕，朱氏认为亦因"血气虚损，不足营养其胎自堕"（《格致余论·胎自堕论》）。朱氏崇尚经旨，结合实际，用"格物致知"方法，研索病机，提出"气常有余，血常不足"论。揆之临床，对妇科的辨证论治，确有较大的指导意义。

立法制方　贵在通权达变

朱氏尝谓"古人以神圣工巧言医"，他很赞赏许叔微读仲景书，用仲景法，未常守仲景之方，而得仲景之心。故朱氏治妇科病，概从临床见证立法制方，圆机活法，自成一格。

（一）精裁成方

朱氏临证选方，既不拘泥成方，又不离弃前贤立法准绳，善于视病情需要而变通其用，颇能尽良工运巧之能事。如他治一妇人，产后有物不上如衣裙，医不能喻，朱氏指是子宫脱垂，良由气血虚故随子而下。即与黄芪、当归之剂，而加升麻举之。仍用皮工之法，以五倍子作汤洗濯，皱其皮。少顷，子宫上。（见戴九灵《丹溪翁传》）子宫脱垂多由气血亏虚，中气下陷所致，朱氏取东垣补中益气法，而变其方，仅以黄芪益气，当归补血，升麻升提，又以五倍子外用洗濯，收敛子宫，内外兼治，而获捷效。深得制方之旨，曲尽用药妙端。

（二）下病上取

朱氏深明《内经》"病在下，取之上"之义，熟谙吐法，指出吐法有开气提气之功，对妇科转胞、白带诸症亦每每用之。如朱氏治吴宅一妇人患转胞，诊其脉两手似涩，重取则弦，然左手稍和。涩为血少气多；弦为有饮。血少则胞弱而不能自举；气多有饮，中焦不清而溢，则胞之所避而就下故坠。遂以四物汤加参、术、半夏、陈皮、生甘草、生姜。空腹饮之，随以指探喉中，吐出药汁，俟少顷气定，又与一帖，次早亦然，如是与八帖而安（《格致余论·胎妇转胞病论》）。

朱氏认为，转胞多见于胎妇禀受薄弱，忧闷多者，"羸瘦且举空减，胞系了戾，亦致胞转"，"胎若举起悬在中央，胞系得疏，水道自行"，故投以四物汤加味，服后探吐，开通其气，升举其胎，小便因而畅通。

又如治妇女带下，朱氏认为带下"俱是胃中痰积流下，渗入膀胱，无人知此，只宜升提。甚者上必用吐，以提其气"（《丹溪心法·带下》），故用二陈汤加苍白术、瓦楞子等，服后取吐，既涌吐痰涎，又升提中气，不治带下而带病得愈，治法奇妙，很有巧思。

（三）擅用"四物"

根据妇女生理、病理上"血常不足"的特点，朱氏治疗妇科病，重视从血分调补入手，喜用四物汤增损，称之"乃妇人众疾之总司"。提出凡妇人经候不调，皆当以四物汤为主治；凡妇人胎前诸疾，只须四物汤为主治，看症加减调治；产后宜大补气血为主，虽有杂症，以末治之。其表明无论妇科诸病，关乎血分，均可用四物汤因证加减为治，泛应曲当。其加减殆有如下格局：如血虚者，倍用当归、熟地黄；血虚有寒者，加干姜；血虚有热者，加黄芩、黄连；如兼气虚者，加人参、黄芪；有瘀血者，加桃仁、红花；为挟痰者，去芍、地，加二陈汤；如兼阴伤者，加麦冬、五味子；兼有郁者，加香附；等等。（参见《丹溪心法》）足见朱氏化裁成方，得心应手，很有功力。

胎母同体 注重胎养胎教

朱氏认为，孕产妇的饮食营养、精神嗜好、起居劳逸等与胎婴儿的健康关系甚大。故他治妇科十分注重胎养胎教，且经验丰富而论有理致。

（一）胎前当慎密

朱氏开宗明义地指出，妊娠期"儿之在胎，与母同体，得热则俱热，得寒则俱寒，病则俱病，安则俱安"。所以孕妇"禀受之厚薄，性情之缓急，骨相之坚脆，德行之善恶"，都直接影响到胎儿的生长发育，乃至小儿的终生健康。然因"胎孕致病，事起茫昧，人多玩忽"，以致小儿染患多种"胎毒"病。如治东阳张进士次子，二岁，满头有疮，一日疮忽自平，遂患痰喘。朱氏视之曰：此胎毒也。询知其母孕时喜食辛辣热物。因授一方，用人参、连翘、川芎、黄连、生甘草、陈皮、芍药、木通、竹沥等服，数日而安。又如治陈氏女，八岁时得病，遇阴雨或惊恐即作，口出涎沫，声如羊鸣。朱氏曰：此胎受惊也。其病深痼，以须淡味以佐药功，与烧丹丸，继以四物汤入黄连，随时令加减，调理半年而安。朱氏谆谆告诫，孕妇"饮食起居，尤当慎密"（参见《格致余论·慈幼论》）。这些观点，与现代之围产医学的原理都是符合的。

（二）产后勤调护

朱氏说，妇女生育乃"坤元万物资生理之常也"，是一种生理本能。虽分娩之时有耗气损血，但只要"饮食起居，勤加调护"，就可避免产生产后诸病。他每遇产妇必教以调养方法：一是不要乱服方药；二是勿食生冷坚硬食物，及过食油腻厚味；三是宜"与白粥将理，间以些少石首鲞，煮令甘淡食之。至半月以后，方与少肉。若鸡子亦须豁开淡煮，大能养胃却疾"（参见《局方发挥》），有助产妇身体恢复。此皆是朱氏积数十年临床经验之谈，足以启迪后学。

（三）难产与新方

分娩的顺逆易难，事关母子安危。古书有瘦胎饮通治难产。朱氏从临床实际出发，认为此方只宜脏气壮实者，故对脏气虚弱者殊难合拍，遂创制大达生散，方用人参、白术、白芍、当归尾、陈皮、紫苏、大腹皮、甘草、青葱、黄杨树叶梢等，以奏益气养血、顺胎达生之功（参见《格致余论·难产论》）。诚为俞东扶所说："读古人书而能反其道，以合乎理，固非高明之士不能。盖自达生散出，而后世之厚育者，母子安全无算，丹溪之造福宏矣。"

以上所谈，虽一鳞半爪，亦可窥朱氏妇科的宝贵经验和理论新见。

（本文原载《浙江中医杂志》1982 年第 9 期）

略论夏禹铸《幼科铁镜》的学术特色

夏禹铸，名鼎，号卓溪叟，安徽贵池人，系清代康熙年间儿科专家。夏氏秉承庭训，潜心医学，勤求博采，参合家传幼科证治心法，著有《幼科铁镜》六卷。是书不但学术见解精辟，发前人之所未发，且议论渊博而又平实切用，洵为一部久负声誉的儿科佳著，对后世儿科学的发展影响颇大。本文拟就其学术思想试做探讨。

阐发《内经》微旨

夏氏研究《内经》等经籍，发隐探微，颇多真知灼见，兹举其要点：

一、善用五行制化规律

夏氏尝谓："业医者不明五藏生克之定理，则治病兼补兼泻之法从何而施？"他善于运用五行生克乘侮规律以论证五脏之间的关系，来指导治疗。如江某世业医道，其孙患咳嗽，自药投泻肺之味，屡治不应，修书请夏氏诊治。夏氏据其症见面唇、口舌皆红，小便赤，断为心火刑金，当以泻心清肺，三剂而愈。可谓熟谙五行规律，运用得心应手。

二、灵活看待天人相应

前人治病用药讲究天人相应。夏氏认为其理固是，然须知弃轻从重之妙。按理夏宜用黄连等味以泻心，不宜用枣仁等味以补心。倘若病人心虚，怔悸不眠，汗出如雨，此时用补还是用泻？他说："余从不固执，惟相其缓急，权其标本，弃轻从重，不拘时令，只照病医，却无不好。"可见其大能通常达变。

三、阐发五脏六腑之咳

《素问·咳论》云："五脏六腑皆令人咳，非独肺也。"夏氏认为"此仅言咳嗽之大纲，卒未透发六淫侵肺之颜色，与脏腑俱嗽之分别"。于是，他除分疏六淫侵肺的证治外，对脏腑致嗽之根由细加阐发：（1）顺传之嗽在脾。脾不能生金，金无土养，为脾虚肺嗽，治宜培土生金。（2）逆克之嗽在心。心火盛则金被火伤而嗽，为火克金沸，治宜泻火清肺。（3）反侮之嗽在肝。肝有伏火，木强肺弱，则肺被侮而嗽，为肝火犯肺，治宜清肝泻肺。（4）水火不相交济。由于肾水不能上升，心火无制，乃上刑肺金而嗽，为水火不济，治宜交济水火。（5）隔经传染之嗽在胃。胃主纳食，肺司呼吸，胃肺相邻而共门户，胃热熏蒸，波及肺窍而嗽，所谓失火殃鱼，治宜清热润肺。以上所举，足见夏氏覃思善悟，阐幽发微，直抒己见。

重视脾胃元气

李东垣云:"脾胃之气既伤,而元气亦不能充,而诸病之所由生也。"(《脾胃论·脾胃虚实传变论》)夏氏对东垣脾胃学说十分心折,他说:"脾专司元气""主乎脾者,气之元也……脾之元气,犹每岁之为生、为长、为收、为藏,内运之气是也。"又说:"营血者,水谷之精气也。脾胃有伤,营卫虚弱。"人出生之后,即需要后天之精不断供养,而后天之精来源于脾胃。脾胃主运化水谷,输布精微,为气血生化之源。脾气健运,则元气充足,故谓"万物以土为母""人身亦以土为母""脾属土也,以是知脾土为一身之母"。

一、临症每从脾胃着眼

小儿为"纯阳"之体,生机蓬勃,发育迅速,对水谷精微的需求尤为迫切,但小儿脏腑娇嫩,运化力弱,故夏氏说小儿"脾肺内有伤,皆从外入。如父母舐犊过爱,则饮食伤脾,护持疏失,则六淫伤肺",往往易内伤饮食,外感时邪,影响脾运而发生种种脾胃病变。所以夏氏临症,重视从脾胃着眼,每获卓效。如治慢脾风,夏氏指出,"慢症者,脾虚也",力辟时医作惊风施治,并详辨其症曰:"眼皮属脾,脾败故眼皮不能紧合,而睡则露睛;虚极则脾失元气,故两目无神而多昏沉;脾败则枯涩无统,故凝滞咽喉,而有牵锯之声;手足脾胃所司,脾胃败,故四肢厥冷;虚慢必生寒,寒则大便泻青而小便清利。"治当温中补脾,固本培元,方用固真汤、附子理中汤等。又如治肿胀,言气肿率由脾胃虚弱,"土弱不能生金,虚气上攻乎肺",治宜调脾行气为主;言水肿概由"脾虚不能制水,水反侮土,上冲乎肺",治宜实脾利水为主。夏氏皆从调理脾胃入手,以促脾气升发。

二、擅用调补脾胃方法

夏氏常以理中汤、六君子汤、补中益气汤等为基本方,随证化裁。遣药投剂,处处注意顾护脾胃元气。例如论大黄、朴硝,于"肺火焰天,大肠毒结,一用则瞬息通关。至于脏腑俱虚,或气虚肿胀,误用则扫尽元气";推崇黄芪能"温分肉,实腠理,益元气,固盗汗","乃脾家气分之第一种固虚药也"等,可谓尽得东垣学说之真谛。

擅长望色审窍

《灵枢·本脏》云："视其外应,以知其内脏,则知所病矣。"《难经》云："望而知之谓之神。"夏氏宗尚《内》《难》之旨,结合家传儿科经验,主张儿科诊法"以望颜色、审苗窍六字为大主脑",从而形成其独特的诊法风格。

一、反对以察指纹为主

自宋明以来之儿科,有以察看指纹为主,绘成种种指纹图形,各标其病症之名,以形色论证候,以透关决死生。夏氏斥"摹看手指筋纹,乃医家异教",指出"指面筋纹,生来已定"。况"二指一面,仅大小二肠所属,非五脏诸经并见之地",岂能因诸病而变其形状,因图形而索其病症。临床上"常见筋透三关,竟无病者,亦有病时透三关,而必不亡者。此种道理,殊不知解"。当然,察指纹为儿科诊法之一,临床上有一定参考价值,诚如清代陈复正所说,"当以浮沉分表里,红紫辨寒热,淡滞定虚实"(《幼幼集成·指纹晰义》),但不能拘于种种图形定诸病,更不能据此作为儿科唯一的或主要的诊法。从这点来说,可谓夏氏一洗前人胶柱鼓瑟、刻舟求剑之弊。

二、主张望色审窍为主

夏氏治小儿,非常重视望诊,认为婴幼儿时期"六脉未全,切无可切""于未言时,问之无可问,即于能言者间之,多不以真对";"小儿初病之时,声音或不失其常,至病久而气丧,气丧而声失,闻之无可闻",遂提出"以望为主,问继之,闻则次,而切则无矣"的主张。他指出:"凡症俱有颜色可望,苗窍可审;病纵难知,瞒不过颜色苗窍;症即难辨,莫忽略青白红黄。面上之颜色苗窍,乃脏腑气血发出来的,颜色之红黄青白,乃寒热虚实显出来的。"他特撰《望形色审苗窍从外知内》篇,推广望色审窍法:①望苗窍五色辨五脏;②审眼目分属辨五脏;③望颜面五位辨五脏;④审面色辨五脏;等等。例如治陶某之子,患麻疹发热才两日,前医误作外感除热,致麻伏不透,面色花杂,喘急不嗽,时有抽搐发惊。夏氏诊之,于太阳穴以口涎擦之,见皮内隐隐红点,知是麻毒内攻,急投天保采薇汤倍加升麻、葛根,一服额上即见疹点,但疹色淡红,面色口唇亦惨淡无泽,乃因气血虚弱,不能抗毒外出,即用固真汤培补元气,服后周身发热,再投天保采薇汤一剂,通身疹点透发。夏氏强调望色审窍的重要性，对后世儿科影响颇大。

勘病精切入微

夏氏尝谓："凡小儿病有百端，逃不出五脏六腑气血；症虽多怪，怪不出虚实寒热风痰。"其辨证尤见推勘精切，试举其特点如下：

一、病涉数脏治分主次

如论惊风，他指出其病机与心、脾、肝、肺诸脏有关，"惊生于心，痰生于脾，风生于肝，热生于肺"，"热盛生风，风盛生痰，痰盛生惊，此贼邪逆克必至之势"。因而"疗惊必先豁痰，豁痰必先祛风，祛风必先解热"。临证当细辨其证候之孰轻孰重，凡见证以惊厥昏迷为重，此"脾痰入肺"，"痰盛发惊"；见证以四肢抽搐为重，此"肝风入筋"，"风盛发惊"；凡证见除惊厥、四肢抽搐等症外，又见高热口渴为甚，此"外邪入肺"，"热盛发惊"。治当分证投剂，始能切中病机。

二、病症相同辨因施治

如论发热，夏氏指出"烧热之因不一，不可概作风寒"。他将发热病因归纳为：肺部有感冒发热、暑热伤肺、肺虚发热、肺热壅盛，及感染麻痘发热等五种；心经有心火热盛、心虚发热等二种；脾家有脾胃实热、脾虚发热、脾胃湿热等三种；还有时毒发热、气虚发热、血虚发热等共十四种，根据不同病机分别施治。例如治张某之女，十三岁，终日微热不退，午后尤甚，身体瘦弱，纳差，每餐只食一茶钟许。群医皆作肺痨治，罔效。夏氏诊为血虚发热，言"血虚必肠胃无滋，以致窄狭，故不能多食"，投以四物汤加川朴、橘红，兼用熟大麦米为饭，药治食治并进，半月而瘥。观其辨证之精详，足资启迪。

治法灵活多变

夏氏博洽多识，思路开阔，格物致知，阐明治理，其立法制方，无不圆活变通，略举一二如下。

一、邪盛不可关门杀贼

夏氏认为，病属邪气盛，当以祛邪为要。然祛邪不寻去路，必致内伏，是谓"闭门杀贼"。例如"降心火而不利小便，除肺热而不引大肠，治风热而不发表，夹食而不消导……凡此皆闭门之弊"。非但"不能杀贼，而五脏六腑无地不受其蹂躏"。如治田某之孙，二岁，患风寒发热，医见发热而有惊悸，便按惊证论治，数日不解。夏氏以三指按儿额觉热，而儿十指俱冷，知是风寒发热，投芎苏饮一剂，热退而愈。

二、正虚不可开门揖盗

夏氏指出，人体正气虚弱，当扶正为要，纵有外邪，慎用克伐，否则变生坏病，是谓"开门揖盗"。例如脾虚泄泻，"脾虚惟恐补之不及，一用分利，则正气日下，而脾愈伤，便来脾慢之证"。如治陈某侄女，七岁，患吐血数升，全身青筋显露，口唇惨白，气微身冷。前医初作肺热迫血妄行，用栀、芩等味，吐反愈甚。夏氏言此乃气虚血脱之候，气脱阳虚则身冷气微，血脱则面唇惨白。急予人参、黄芪、肉桂、麦冬、甘草、茯苓等味，二剂而愈。

三、方证合忌中流停舟

夏氏认为，辨证剀切，药证相合，服药二三剂，病苦不除，效不见速者，此"无非病深药浅，药力未到"，"切不可因人言药不合症，半路更方"。譬如行舟于半江，认定风向，把握舵篷，自然到达彼岸。反之，把持不定，辞篷转舵，定有覆舟之危。

四、初病施治忌用丸散

夏氏说："凡症初起不用丸散。"病症初起，证候多有兼夹，数脏常兼累及，临证用剂，必须随证加减，方能中的。何况"丸散药味分两已定，倘内有一二味与症不宜者，抽不出来，模糊投入，反生别病"。这些治则，皆是夏氏毕生实践经验之结晶。

夏氏治儿科，不但精于汤药内治法，而且擅长推拿、针灸、灯火燋等外治法。治法丰富多彩，临证时按小儿病情需要，灵活变通。尤值一提的是，夏氏重视小儿推拿法，悉心考订前人小儿推拿手法穴图，并多发明。如其撰

《推拿代药赋》，"特载出某推当某药，某拿抵某味，使人晓得用推拿，便是用药味"，自成一家。他虽非推拿专科，而后世小儿推拿医生，率多宗其法。

（本文原载《浙江中医杂志》1984年第11期）

略论喻嘉言的《秋燥论》

喻嘉言的《秋燥论》载于《医门法律》卷四。喻嘉言学本经旨，融会诸家之说，阐发精义，印证于临床，俾燥病证治始具规范。其议论尤为精切，更有发明。叶桂、吴瑭等治燥亦每师法之，于后世影响颇大。仅其燥病论治，非但足以启发后学，亦可窥见喻氏医学渊源之一斑。本文拟对喻氏《秋燥论》略陈管见，并就正于同道。

一、论燥病因，伸明性属

秋燥乃感受秋令燥邪而发的外感病，《内经》论燥，有"西方生燥""燥胜则干"，且复有"秋伤于湿"之说，历代注家随文作解，鲜有昌明。喻氏认为"燥金虽为秋令，虽属阴，然异于寒湿，同于火热，火热胜则金衰，火热胜则风炽……热能耗液，转令阳实阴虚，故风火热之气胜于水土而为燥也"。他说："燥之与湿，有霄壤之殊。燥者天之气也，湿者地之气也，水流湿，火就燥，各从其类，此胜彼负，两不相谋。"其明确指出燥与湿之性乃火水天地之辨，并提出四时之感六气为病，当是春伤于风，夏伤于暑，长夏伤于湿，秋伤于燥，冬伤于寒，殆与"五运不相背戾"。"春月地气动而湿胜，斯草木畅茂；秋月天气肃而燥胜，斯草木黄落。故春分以后之湿，秋分以后之燥。各司其政令"，为秋燥之说伸明正义，"秋伤于湿"这"千古之大疑，始于一抉也"。对燥气生成和转化，他认为乃"大热之后，继以凉生，凉生而热解渐至大凉，而燥令乃行焉"，故"始为燥，终为凉，凉已即当寒矣"。这些认识为后人论秋燥分温燥、凉燥之说提供了理论依据。

二、勘燥病机，辨析精审

《内经》病机十九条，论六气独燥气厥如，故前人有唯燥不为病云。刘元素独具只眼，补"诸涩枯涸，干劲皴揭，皆属于燥"。喻氏更阐明其义，认为燥邪为患，最易伤津液，而且"燥有表里气血之分"。他说："夫干之为害……有干于外，而皮肤皴揭者；有干为内，而精血枯涸者；有干于津液而营卫气衰，肉烁而皮着于骨者，随其大经小络所属，上下中外前后各为病所。"从而为后人以三焦论治燥病提供先例。他认为肺为娇脏，其位至高，主呼吸而通大气，性喜清肃濡润，燥邪最易犯上伤肺。他举例说："试观草木菁英可掬，一乘金气，忽焉改容，焦其上首，而燥先伤上焦华盖岂不明耶？"喻氏指出《内经》中"诸气膹郁，皆属于肺""诸痿喘呕，皆属于上"均是"明指燥病言矣"。他解释说："苟肺气不燥则诸气禀清肃之令，而周身四达，亦胡致膹郁。""惟肺燥甚，则肺叶痿而不用，肺气逆而喘鸣，食难过膈而呕出，三者皆燥证之极。"并引《素问·生气通天论》"秋伤于湿，上逆而咳，发于痿厥"之论为佐证，认为"燥病之要，一言而终，与病机二条适相吻合"。

三、论治燥病，有法有律

喻氏谓："《内经》燥淫所胜，其主治必以苦温者，用火之气味而制其胜也，其佐以或酸或辛者，临病制宜，宜补则佐酸，宜泻则佐辛也。"他又提出治燥之复气，"又非制胜一法所能，故宗《内经》燥化于天，热反胜之，治以辛凉，佐以苦甘，用辛凉甘润法；并指出"但以润治燥不求病情，不适病所，犹未免涉于粗疏"，列举大凡"治燥病者，补肾水阴寒之虚；而泻心火阳热之实；除肠中燥热之甚；济胃中津液之襄，使道路散而不结，津液生而不枯。气血利而不清，则病自已矣"。他在"燥门"中列方数首，分别以治三焦燥病，概示门径，俾后学隅反也。现简述之。

（一）上焦燥证治在肺胃

喻氏说："究竟肺为娇脏……火热所伤者十之七八……然火热伤肺，以致诸气膹郁、诸痿喘呕而成燥病。"法用辛凉甘润，创制清燥救肺汤，取"以胃气为主，胃土为肺金之母"之意。倘见"上焦积热，口舌咽鼻干燥"之征，法宜辛凉苦甘，用清凉饮子。或见"皮肤皱揭，筋燥爪干"者，用滋燥养荣丸图治。

（二）中焦燥证治在通润

喻氏谓："经文云二阳结，谓之消。手阳明大肠热结而津不润；足阳明胃热结而血不荣，证成消渴，舌上赤裂，大渴引饮。"又指出："阳结者以辛凉润之；阴结者以辛温润之。其辨又在微茫之间矣。"若见"脾胃中伏火，大便秘涩，或干燥闭塞不通，全不思食，乃风结秘，皆令闭塞也。以润燥和血疏风，自然通矣"，方用东垣润肠丸。凡见幽门不通，"不便燥秘，气不得下，治在幽门，以辛润之"，方用东垣导滞通幽汤。倘"脏络秘涩"者，用元戎四物汤以润燥通结。

（三）下焦燥证治在精血

肝藏血，主于筋，若"风气自甚，燥热加之"，或"血弱阴虚，不能养筋，筋燥而手足不能运动，指爪干燥"，当宜大秦艽汤，以养血舒筋。肾主五液，倘若"阴虚燥热"，或"下焦燥热，小便涩而数"等，则宜随证选用六味地黄丸、大补地黄丸、丹溪大补丸等，以滋肝肾、生精血为治。

喻氏在论中还专立治燥禁律五条，以戒后学，尤当加意，如"凡秋月燥病误以为湿治者""凡治燥病，燥在气而治血，燥在血而治气，燥在表而治里，燥在里而治表""凡治杂病有兼燥证者，误用燥药转成其燥"凡治燥病须分肝肺二脏……若肺脏见证，反治其肝"等，均为医之罪。又立"凡治燥病不深达治燥之旨，但误时日祗名粗工所当戒"。由此可知，其勘病辨证立法，不忽于细，必谨于微，有法有律，非徒托空言。

四、验案选录

例一：吉长乃室，新秋病洒淅恶寒，寒已发热渐生咳嗽，然病未甚也，服表散药不愈，体日羸尪，延至初冬，饮以参术剂，轻觉厌厌欲绝，食饮不思，有咳无声，泻利不止，危在旦暮。医者议以人参五钱，附子三钱，加入姜桂白术之屑，作一剂服，以止泄补虚而收肾水之捷，吉长傍徨无措，延仆诊……是病总系误药所致。始先皮毛间洒淅恶寒发热，肺全为时令之燥所伤也，用表散已为非法，至用参术补之，则肺气闭锢而咳嗽之声不扬，胸腹饱胀不思饮食，肺中之热无处可宣急奔大肠，食入则不待运化而直出，食不入则肠之垢污亦随气奔而去，是以泻利无休也，今以润肺之药兼润肠，则源流俱清，寒热咳嗽泄泻一齐俱止矣……方用黄芩、地骨皮、甘草、杏仁、阿胶，初进一剂，泻即少止，四剂毕而寒热俱除，再数剂而咳嗽俱全愈矣。(《寓意草》)

按：此秋感燥气，病在上焦肺卫，治以苦温，佐以甘辛，本为正治，奈前医误用表散，更进温补，致肺失宣降，燥热郁闭化火，下迫腑道。喻氏用地骨皮、黄芩、杏仁清肺火，宣肺气；阿胶、甘草等润肺养津。

例二：乡中王氏妇，秋月亦病寒热，服参术后亦厌厌一息，但无咳嗽，十余日不进粒米，亦无大便，时时晕去不省人事，其夫来寓中详述其证……余以大黄、芒硝、石膏、甘草四味为粗末与之。……遂将二剂连服，顷之腹中弩痛，下结粪数块，绝而复苏，进粥二盏，前病已如失矣。(《寓意草》)

按：此亦秋燥时病，因药误而助火邪内伏，更伤津液，导致变生他证。喻氏以石膏、甘草泻足阳明之热结，硝、黄泻手阳明之燥结，奏泻热存津之功，与上案对勘，各见妙谛。两案病同治异，而理法有相映之处，足堪我辈师法。

总之，喻氏的《秋燥论》首先昂然表出"《内经》六气脱误秋伤于燥一气，指长夏之湿为秋之燥"，为燥气定性定位，伸明正义；同时提出秋燥乃"大热之后，继以凉生""凉已即当寒"，为后人以秋燥分温燥、凉燥作据；而且指出燥气能"上下中外前后多为病所"，治疗当"求病情""适病所"，并创清燥救肺汤等法，为后人分三焦论治张本，然并未全美。后来，叶天士、吴鞠通等又取其精华，补其不足，使燥病论治更臻完善。

（本文原载《福建中医药》1982 年第 4 期）

略论吴瑭《温病条辨》对温病学的继承和发展

吴瑭（1736—1820），字鞠通，江苏淮阴人。清代温热学派的代表人物之一，著有《温病条辨》《吴鞠通医案》《医医病书》等书。本文试就《温病条辨》对温病学的继承与发展，做一粗略的探讨。

一、辨寒温，揭温病有九

1. 辨寒温　吴瑭认为，自唐宋以来，诸家皆未能脱却《伤寒论》窠臼，以伤寒一法，遂治六气之病，不明仲景伤寒一书，专为伤寒而设，不辨伤寒温病之异。迨至王安道始能脱却伤寒，辨证温病，惜其论简而法未备；至张景岳、吴又可、喻嘉言时，其论温病虽详，但张氏立论出方，悉与伤寒混，遂将温病认作伤寒。喻氏其言春温，见初春多有寒证，遂将伤寒认作温病；吴又可虽识寒温，见温疫流行，遂直辟伏气为病。故此，他明确指出，温病与伤寒两者，虽属外感疾病，但其病邪性质、感邪途径、病变证候等则截然不同。伤寒由毛窍而入，自下而上，始足太阳。太阳阳腑，伤寒阴邪也，阴盛伤人之阳。温病由口鼻而入，自上而下，鼻通于肺，始于手太阴。太阴阴脏，温热阳邪也，阳盛伤人之阴。"因辨寒病之源于水，温病之原于火"，其治法"伤寒伤人身之阳，故喜辛温甘温苦温，以救其阳；温病伤人身之阴，故喜辛凉甘寒甘咸，以救其阴"。提出了寒温水火阴阳之辨，对温病与伤寒的区别作了明了深刻的剖析。

2. 阐发病　温病的发病因素，《内经》有"春伤于风，夏必飧泄；夏伤于暑，秋必病疟；秋伤于湿，冬必咳嗽；冬伤于寒，春必病温"这一论述，为后世伏邪病因学说张本。迨明代汪石山始提出了温病发病，既有"伏气"，又有"新感"。吴又可值崇祯凶荒兵火之际，满眼温疫，遂提出"戾气"致病说。叶天士则称"暴感""伏气"。吴瑭归纳诸家之说，提出了温病发病之因有三：其一，"伏气为病，如春温、冬咳、温疟"；其二，"亦有不因伏气，乃司天时令现行之气"；其三，"更有非其时而有其气，如又可所云戾气"。既从六淫致病立论，又从杂气疫毒立论，俾温病发病学更臻全面。

3. 提病种　《内经》说："今夫热病者，皆伤寒之类也。"温病的病种范围，诸家在《内经》论述的基础上，代有发明，众说纷纭。如吴又可则分为温病、热病、疫病三种。叶天士在《幼科要略》中列有风温、春温、温热、暑热、秋燥、冬寒、痧疹等。吴瑭认为"诸家论温，有顾此失彼之病，故是编首揭诸温之大纲"，概括温病有九，即"有风温、有温热、有温疫、有温毒、有暑温、有湿温、有秋燥、有冬温、有温疟"，并在湿温条下附以疟、痢、疸、痹等。实质上包括了各种传染性和非传染性的外感疾病，较全面地

166

反映了温病的病种范围，至今仍为我们所遵依。

二、审病机，辨析倡三焦

对温病的病机传变规律，叶天士指出，"温邪上受，首先犯肺，逆传心包""卫之后，方言气，营之后，方言血"，并立卫气营血辨证。此外，叶氏还很注重三焦分证，提出"口鼻均入之邪，先上继中""后贤河间创议迥出诸家，谓温热时邪，当分三焦投药"。吴瑭则兼采河间、天士之说，加以畅发，提出了温病"必从河间三焦定论"，温病"始上焦，终下焦"。

吴瑭指出，"凡病温者，始上焦，在手太阴"，症见微恶风寒，发热，头痛，口渴，咳嗽，脉浮数；倘若"肺病逆传，则为心包"，则见舌红绛、神昏谵语、舌謇肢厥等症。说明了温病初起病变在上焦肺、心两脏。"上焦病不治，则传中焦脾与胃也"，或见但恶热不恶寒，日晡益甚，面目俱赤，语声重浊，呼吸俱粗，大便秘结，小便涩，舌苔老黄，甚则黑有芒刺，脉洪等阳明无形热盛或有形热结之证；抑或表现为身热不扬，汗出不解，身重肢倦，胸闷脘痞，泛恶欲呕，便溏，苔白腻，脉濡等太阴寒湿内阻，病势不甚显张之证。若"中焦病不治，即传下焦肝与肾也"。由于邪热久羁，耗损肾水，故见身热面赤，口燥咽干，甚则齿黑唇裂，脉虚大，手足心热甚于手足背，神倦耳聋，心烦不寐等症。温邪久踞而吸烁真阴，水不涵木，则见痉厥神昏，舌謇，瘛疭，心中憺憺而动，舌绛苔少，脉气虚弱等虚风内动危证。为此，吴瑭倡立了三焦辨证，以三焦所属的脏腑在温病过程中引起的病理变化，作为辨证依据，俾医者"心目了然，胸有成局，不致临证混淆，有治上犯下，治中犯下之弊"。

三焦辨证和卫气营血辨证，虽同是用来划分温病传变发展中浅深不同的阶段和病位，然一者侧重于脏腑方面辨证，一者侧重于气血方面辨证。三焦辨证之确立，实可补卫气营血辨证之不逮，有相得益彰之妙，从而丰富了温病学之辨证方法。

三、论证治，取法羽、衡、权

吴瑭遵《内经》"风淫于内，治以辛凉，佐以苦甘；热淫于内，治以咸寒，佐以甘苦"之训，从三焦学说的角度提出温病的证治大法，认为上焦温病在肺，"肺位最高，药过重，则过病所"。他宗叶天士"温邪在表初用辛凉轻剂"和喻嘉言芳香逐秽之说，选用东垣清心凉膈散，去黄芩等苦寒之里药，加银花、荆芥等芳香之品，创制银翘散，以治风热在上焦。因温邪犯上焦有风、暑、湿、燥之别，他又创拟新加香薷饮治暑温兼湿；以三仁汤治湿温初起；选桑杏汤以治秋燥伤肺。以上诸方均采用轻清宣透之品，妙在轻透上焦，不犯中下，有轻可去实之能，体现了"上焦加羽，非轻不举"的治则。另外，他特别指出温病虽喜汗解，但"最忌发汗，只许辛凉解肌，辛温又不可用，妙在导邪外出，俾营卫气血调和，自然得汗，不必强责其汗"，若误汗未有不偾事，一则"发汗而汗不出者，必发斑疹"，以化斑汤主之；一则"汗出过多者，必神昏谵语"，投以清宫汤、三宝等救治，纯属经验之谈。

吴瑭提出，"中焦如衡，非平不安"，即调整平衡脾胃升清降浊之功能。阳明气分热盛用白虎汤清热保津。对阳明热结，峙立三法：热结液干用大承气汤；热结旁流用调胃承气汤；津伤液少而热结轻则用增液汤。并告诫医者不可妄用下法，必须注意：一是邪入心包、胃，当先开心包，然后可下；二是体亏液涸之人不可下，下之易脱；三是下法不可药过病所，以致变生怯证。他创立了增液汤、增液承气汤、新加黄龙汤、宣白承气汤、导赤承气汤、牛黄承气汤、护胃承气汤等，分别治津伤液干和下之不通诸重证，从而大大发展了温病的下法及其治疗范围。对中焦湿证，认为有伤脾阳、脾阴、胃阳、胃阴、两伤脾胃之分，而伤脾胃之阳多见，伤脾胃之阴少见。其证治，必须"审在何经何脏，兼寒兼热，气分血分，而出辛凉、辛温、甘温、苦温、淡渗、苦渗之治"。若"彼此混淆，治不中款，遗患无穷"。如湿温，邪由上焦来，用轻透之三香汤，宣邪出上焦；邪已陷里，用通降之人参泻心汤加白芍，通邪出下焦；秽湿郁布三焦，因其证见有别，以五个加减正气散，分利湿邪。其治法，条分缕析，阵法井然。

若热邪深入下焦，吴瑭认为"或在少阴，或在厥阴，均宜复脉"，以乙癸同源是也。并据热邪劫阴之轻重各异，列以三甲加减复脉汤治热深痉厥诸证；以大小定风珠治虚风内动。以上诸方采用大队浓浊填阴塞隙，介属潜阳定镇，使阴阳交纽，庶不致绝脱。治法依守"下焦如权，非重不沉"之治则。

四、立方法，博采诸家长

《温病条辨》一书，诚如吴瑭所说："本论详加考核，准古致今，细立治法，除伤寒宗仲景法外，俾四时杂感，朗若列眉，未始非叔和有以肇其端，东垣、河间、安道、又可、嘉言、天士宏其议，而瑭得以善其后。"兼收诸家研究温病学的成果，结合自己的实践，编著而具规模。笔者曾对该书作了粗略的勘索，全书238法，198方，其中录用仲景法或加以化裁的有18条，收仲景方37首；选用吴又可法或加以化裁的有11条、方7首；全录用《临证指南医案》100条，以叶案化裁的24条，引录叶案方92首，以叶案方化裁的12首；引喻氏法的1条、方2首；引唐宋等古方15首；吴瑭自拟法84条、方33首。可以明显地看出，吴瑭的学术思想主要是禀承叶氏，并完善、发展了叶天士温病学说。他认为温病唯叶氏"持论平和，立法精细"，故精心研索，细绎叶案，钦佩"叶氏心灵手巧，精细过人，案中治法，丝系入扣，可谓汇众善以为长者"，惜其法散见于案中，未能引起人们注意。于是，他以《临证指南医案》为依据，"摭拾其大概，粗定规模，俾学者有路可寻"，畅发了叶氏学说，可谓传承叶天士学说之功臣。例如《温病条辨》书中，有用叶案和处方的，如青蒿鳖甲汤（见《临证指南医案》温热门王十八案）、五个加减正气散（分别见湿门某五十案，某十四案，汪三三案，张案，某二二案）；有从叶案中化出的，如桑菊饮（见风温门秦六三案）、三仁汤（见湿门冯三一案）；有以两案组合的，如清营汤（见温热门马案和陈妪案）；有用叶案方自制条文的，如小定风珠（见痉厥门顾案）；有选用叶案门人按语制成的，如肉苁蓉汤（见痢门邵新甫按）。由此可见，吴瑭在温热病的病机、辨证、论治、方药各方面，都对叶天士原有的内容有很大程度的提高。

吴瑭受吴又可的学术思想影响亦较大，认为吴又可的《温疫论》"观其议论宏阔，实有发前人所未发"，但是"惜其立论不精，立法不纯""亦不免支离驳杂，大抵功过两不相掩"。他吸收了吴又可攻邪通下、养阴清燥、补泻兼施等之长。如上焦篇14条收录了吴氏瓜蒂散；12条吸取吴氏用梨汁、藕汁等治胃热津伤渴饮的经验，拟立雪梨浆、五汁饮法。中焦篇11条以吴氏承气养营汤为法创制了增液汤；13条从吴氏"下后脉浮篇"衍化而来；14条自制清燥汤以代吴氏柴胡清燥汤；15条从吴氏"邪气复聚篇"化出；17条在吴氏"补泻兼施篇"陶氏黄龙汤的启迪下，专立正邪合治法，创制了五个承气汤。下焦篇在吴氏三甲散之启示下，制订了三甲复脉汤等。诸如此类，不胜枚举。

如上所举，吴瑭兼收诸家之长，博采众方，并融会贯通，使温病学的理论和治疗方法更趋系统了。

本文原载《上海中医药杂志》1996年第2期）

莫枚士《研经言》之探讨

莫枚士，名文泉，浙江归安（现吴兴县）人。清代咸丰、光绪年间医家。莫氏学识渊博，潜心训诂之学，即以其长穷医经，识见自然迥异他家。因校注《伤寒论》《金匮要略》及《神农本草经》等，乃辑众说，考文析义，得解经之作百四十余篇，厘为四卷，名曰《研经言》。其成书约为咸丰六年丙辰（1856年），光绪五年已卯（1879年）刻板问世。是书首选载于袁焯《医学扶轮报》，再刊入裘吉生《三三医学丛书》，后复辑入曹炳章《中国医学大成》。此书非但释经辨误，独具只眼，发前人所未发，且议论渊博而又切近平实，洵为启迪后学之必读，研习医经之津梁。

以训诂声韵释医经疑窦

《内经》《难经》《伤寒论》《金匮要略》诸经，字义多诘屈奥衍，刊本常鲁鱼亥豕，非好学深思不能领会其精神。莫氏本小学研求医经，功夫颇深。审声音，详训诂，疏证经义，独具卓识，使千古疑团，顿然冰释。

《灵枢》有以"岁露"名篇者，并屡言淋露寒热。历代注释，鲜有确解。杨上善云："露有其二：一曰春露，主生万物者也；二曰秋露，主衰万物者也。今岁有贼风暴雨以衰于物，比秋风露，故曰岁露焉。"张志聪所注亦然。莫氏指出："淋露即羸露。古者以为疲困之称。"他引《左传》云："勿使有所壅闭……潜底，以露其体。"（注：露，羸也）。《韩非子》云："好罢露百姓。"亦是此义。"露"字亦简作"路"。《诗经》云："串夷载路。"笺：路，瘠也。《管子》云："不知四时之故，天下乃路。"莫氏认为："岁露者，谓岁气不及，虚风困之，民受虚风之邪，即被困成病，与《管子》之言正合。杨上善注《太素》，概以雾露当之，陋矣！……《病源》有小儿伤食而瘦之哺露，妇人产后瘀血之恶露，皆其引申义也。"注疏有证有据，不容驳诘。

《金匮要略·血痹虚劳病脉证并治》有"劳之为病，其脉浮大，手足烦，春夏烦，春夏剧，秋冬差，阴寒精自出，痠削不能行"一节文字。"痠削"二宇，注家多望文生义，释为两腿酸痛消瘦。莫氏指出，"瘯削当为瘯消，谓瘯痸消沮也。髓藏于头而会绝骨，绝骨穴在胫外廉，故脑髓少者，则头痛而胫不能行，其至春夏剧者，以春气病在头故也。"他据《周礼》"春时有痟首疾"（郑注曰：痟，酸削也。首疾，头疾也），认为"彼削亦当作消，所以叠痟也"。复引《说文解字》"酸痛，头痛也"以证之。其补正旧注之疏略，堪称仲景之功臣。

《内经》有淋、癃、癃闭之名，《金匮要略》则有淋而无癃，仲景以下诸书情况基本相同。后世概以小便淋漓不畅为淋，闭绝不通为癃。莫氏考杨上善《太素》"癃，淋也"之说，指出"淋癃乃一声之转"。《诗经》作"与尔临冲"，《韩诗》作"与尔隆冲"，是其明证。之所以通淋于癃者，是因为"以癃训罢"。《汉书》云："臣有疲癃之病。"注：癃，罢病也。而《素问》说癃者，"一日数十溲"，则膀胱之胞罢疲矣，故得假借取义。从古音韵方面细加推敲，为后人指出了一条读经释义的路子。

仅举数例，已足窥莫氏学养功夫之深。他博采经、史、子、集诸家之说，训治医经，阐其蕴奥，释其疑窦，嘉惠后世，诚非浅鲜。

参《千金》《外台》发仲景微旨

仲景之书文简义隐，证略方约。虽经历代注家诠释，有所发明，然参杂己见，问题亦复不少。故莫氏主张读仲景书非但要穷源于《内经》，而且"当竞委于《千金》《外台》"。因为这两书"根柢仲景而推衍之，集九代之精华"，若能从此上溯，"斯仲景之证类赅，方用神，药例见，久之可以窥其堂奥矣"。他自己也正是这样身体力行的。

莫氏引述《内经》论六经之义，与《伤寒论》相对照，指出《伤寒论》所列六经与《内经》不同。《内经》"依气行之脉络言"，但"以阴阳分表里两层，而以身之前后两侧分为三阴三阳"；而《伤寒论》则"依邪入之次序言"，不但"分表里两层，且分表之表为太阳，表之里为少阳，里之表为太阴，里之里为少阴，里之至里为厥阴，其腑为阳明，义取递进，不取平按"。分六经以"列其次之后先"，并辨其"表里恒兼"之多少。他认为："欲穷《伤寒论》六经证者，勿缠合《灵》《素》以乱之。"

《金匮要略》四饮中之痰饮，"痰"本作"淡"，莫氏认为"淡饮之淡，当为流字之误。走于肠间，正谓其流。与溢字、悬字、支字，皆是状其水行以为别"。他考《诸病源候论》论饮,全本《金匮要略》,列流饮而无淡饮,所列症状相同;《千金翼方》于肠间动作有声之饮,亦作流饮,与《诸病源候论》正合,足为明证。盖因"流字似淡,传写误之,寻又改为痰,其迹显然"。

《金匮要略》治蛔虫病"吐涎心痛,发作有时,毒药不止",用甘草粉蜜汤。尤怡等注家谓粉是铅白粉。莫氏考《外台秘要》《千金翼方》治药毒方,认为粉是米粉。仲景"处此方于已服毒药后,是因毒药不效而改治。若铅白粉仍系毒药,何庸以毒继毒乎?"

莫氏还指出,读仲景书"如读《春秋·左传》,当取他传。读此传后,而后纪事之本末始全"。强调《伤寒论》和《金匮要略》原为一书,不能分割。仲景本以"明伤寒初起及伤寒杂出之病",为"寒字穷其类""尽其变"。因此必须互相对勘,以六经统概伤寒杂病之治,始见同病异治、异病同治之精神。

析药性方义是独到见解

要阐明经方用意,必须研讨其药性和方剂的组合规律。莫氏认为药性有刚柔之分,"刚而动者其行急,急则迅发而无余,其起疾也速,其杀人也亦暴;柔而静者其行缓,缓则潜滋而相续,其起疾也迟,其杀人也亦舒"。又有轻、清、重、浊之别,"轻清治上,重浊治下",并认为"凡药能逐邪者,皆能伤正;能补虚者,皆能留邪;能提邪出于某经者,皆能引邪入于某经"。因此,立方遣药以治病,"全在医者识证有定见",而"神明于随证用药四字,方法之能事毕矣"。

莫氏寻绎仲景用药之意,辨析经方作释例。如论用桂枝,认为"不独太阳病为然,即已见里证而表犹未罢亦用之",并举桃仁承气汤、黄连汤、桂枝人参汤、柴胡姜桂汤等为证。又如论用人参,认为"于亡血亡脉并用人参者,非以人参为能生血脉也,特培其血脉所由生者耳"。"人参专能补脾,脾王而气液充,则亡血亡脉皆愈"。故"阳虚者得之能益气,如四君子汤是也;阴虚者得之能蓄津,如人参白虎汤是也"。莫氏择取相类方剂做对比,以推勘仲景本意,如大青龙汤、麻杏石甘汤、越婢汤三方,皆麻黄、石膏并用,"乃表里同治之法",必"表里俱有热,而又拥于上焦者宜之"。但大青龙"专为烦躁设",越婢与麻杏石甘则"专为喘汗设"。烦躁喘汗,证虽不同,其病机为"上焦热拥则同,故立法亦同"。剖析精当,足资启迪。诸如此类,不胜枚举。

《伤寒论》辨可发汗曰："凡云可发汗，无汤者，丸散亦可用，要以汗出为解，然不如汤随证良验。"可下曰："凡可下者，用汤胜丸散。"莫氏认为仲景书中，汗剂"除桂枝、麻黄等汤外，别无发汗之丸散"，指出古方汤液、丸同方异法，"随宜酌之"，不同于后世异法必异方，即举理中丸及汤、半夏散及汤、抵当丸及汤等为佐证。病后喜唾用理中丸，胸痹则用人参汤（理中汤）；畜血证发狂用抵当汤，病势较缓则用抵当丸。在《研经言》中，这样精确不刊之论，比比皆是，足供探索。

持公允议论评先贤得失

《研经言》除疏证经义外，莫氏还以其通达之态度，据理剖析先贤得失，议论皆甚公允。如论注解《伤寒论》诸家，认为"自明以来，诸家竟以颠倒移易为能"，而成无己则尊重原次，且至八十岁始注此书，当然见闻广而阅历深，"宜其辨别之精若此"。指出成注的优点是于"脉证方药则当"；缺点是于"章节义例则疏"。又如他认为朱丹溪片面地将《金匮要略》视为论杂病之专著不妥。《金匮要略》原是《伤寒论》之一部分，所论之杂病，均为寒类杂病，如"痉、湿、暍、奔豚气、宿食、呕吐哕、下利之为寒类，仲景有明文；百合、狐惑、阴阳毒之属寒科，《千金》有成例；疟、痹、咳、心痛、腹满、寒疝、积聚、水气之夹寒，见于《灵》《素》；中风、历节、心痹、胸痹、痰饮、消渴、黄疸、惊悸、吐衄、下血、瘀血、转筋、狐疝之或由风或由寒，详于《病源》……"即是明证。

莫氏盛称叶天士《临证指南》一书，于温热、脾胃最精"。他不赞成徐灵胎持治"疟小柴胡主方"之观点，以批评叶氏治疟不用柴胡的议论。考经援典，指出"秋间寒热之为正疟，经有明文，《病源》《千金》，皆本经说"。《外台秘要》亦本经说，论治疟"所集方不下千首，鲜用柴胡者，可见谓秋间之寒热，不用柴胡则是，而指为类疟则非"。他认为《伤寒论》少阳病篇明言"往来寒热，形如疟状"，"如疟"二字，正说明少阳证非正疟，而是类疟。批评徐氏未明正疟、类疟，不应非议叶氏。然而，莫氏对徐氏诠释《金匮要略》中温疟、瘅疟之治法，主张并宜用白虎加桂枝汤的观点，还是深表赞同的。他心服徐氏之渊博通达，谓"吾于国朝诸医，不能不推尊洄溪一老"。

《医学入门》谓："盖医出于儒，非读书明理，终是庸俗昏昧，不能疏通变化。"由此可见，文学根柢的深浅同在医学上的建树，确实有着十分密切的关系。莫氏素精小学，出儒攻医，学博识广；以文字学、训诂学、音韵学、校勘学等学问治医经，故见解独到，阐发尤多。《研经言》则是他注疏医经的心血结晶，有较高的学术价值。故不揣浅陋，爰作讨论如上，不当之处，敬请指正。

（本文原载《新中医》1983 年第 10 期）

曹操与养生

曹操（155—220），是大家十分熟悉的三国时代的英雄人物。他不仅有杰出的政治军事才能，而且有很高的文学艺术修养，同时又很喜爱养生之道。现在，我们来讨论一下曹操与养生。

建安十二年，曹操已五十三岁，他远征乌桓班师途中，作了一首题为《步出夏门行·龟虽寿》的诗，诗中写道：

> 神龟虽寿，犹有竟时；
>
> 腾蛇乘雾，终为土灰。
>
> 老骥伏枥，志在千里；
>
> 烈士暮年，壮心不已。
>
> 盈缩之期，不但在天；
>
> 养怡之福，可得永年。

人们传说中的神龟，可以活三千年，但终究有死亡的一天；然能够腾云驾雾的腾蛇，也免不了化为尘土。而生物安能抗逆生长收藏的自然规律！已经"暮年"的曹操，他感慨在有生之年，要像"老骥"一样，"志在千里"，继续为统一大业努力进击；而又认识到在有限的年华里，必须善自怡养，庶可永年，则由此以完成未竟事业。

曹操平时喜同养生家交往。曹植的《辩道论》说："世有方士，吾王悉所招致，甘陵有甘始，庐江有左慈，阳城有郤俭。始能行气导引，慈晓房中之术，俭善辟谷，悉号三百岁。"张华的《博物志》也说曹操不但精于草书，善围棋，"又好养性法，亦解方药，招引方术之士，庐江左慈、谯郡华佗、甘陵甘始、阳城郤俭，无不毕至"。唐代孙思邈的《千金要方》中还记述了曹操向臣子皇甫隆请教养生长寿之秘诀的故事。曹操问道："闻卿年出百岁而体力不衰，耳目聪明，颜色和悦，此盛事也。所服食施行导引可得闻乎？若有可传，想可密示封内。"皇甫隆上疏道："臣闻天地之性，惟人为贵，人之所贵，莫贵于生。唐荒无始劫运无穷，人生其间忽如电过，每一思此，罔然心热，生不再来，逝不可追，何不抑情养性，以自保惜。今四海垂定，太平之际，又当须展才布德，当由万年，万年无穷；当由修道，道甚易知，但莫能行。"接着皇甫隆介绍养生之术，说："臣尝闻道人蒯京已年一百七十八而甚丁壮。言人当朝朝服食玉泉琢齿，使人丁壮，有颜色，去三虫而坚齿。玉泉者，口中唾也。朝旦未起，早漱津令满口乃吞之，琢齿二七遍。如此者乃名曰练精。"（这种功法在《八段锦》《抱补子》等书中都有记载。）

人们不禁要问，曹操既喜"招引方士"，又好"养性"，为何他只活了六十六岁，并不长寿，这是什么缘故呢？我们不妨来探讨一下。

对于养生之道，《素问·上古天真论》就曾指出："其知道者，法于阴阳，和于术数，食欲有节，起居有常，不妄作劳，故能形与神俱，而尽终其天年，度百岁乃去。"曹操虽懂得养生，然而他的行动却和养生之道相背。

其一，他为创建统一大业，"运筹演谋，鞭挞宇内"（陈寿语），操劳过度，正如他在《却东西门行》中所言："戎马不解鞍，铠甲不离膀，冉冉老将至。"

其二，他在《短歌行》中言："何以解忧，惟有杜康。"他不但豪饮以消遣，而且很考究吃法，贪求各种山珍海味。《隋书·经籍志》中载有曹操食谱，名曰《四时御食经》，专讲他如何奢谈吃法，求食鲸鱼之味。这种"以酒为浆，以妄为常"的做法，也是养生家所大忌。

其三，曹操又好色侈欲。宫室内除王后，其下拥有夫人、昭仪、婕妤、容华、美人五等妃嫔供其取乐不计，他还寻欢于外，如他狎戏张绣之婶便是一证。有关曹操的艳事劣迹，《三国志》正史多不载。裴松之认为，陈寿著《三国志》，"魏史若以为大恶邪，则宜隐而不言，若谓小恶邪，则不应假为之辞，而崇饰虚文乃至于是，异乎所闻于旧史……陈氏删落，良有以也""内大恶讳，小恶不书"。

约而言之，曹操一面谈养生，求长寿；一面又纵欲过劳，言行不一，按这般作为，焉能"可得永年"。

（本文原载《气功杂志》1981 年第 4 期）

<h1>养老之要——孙思邈论老年保健</h1>

唐代孙思邈的《千金要方》和《千金翼方》载有"养性""退居""养老"等专篇，其中老年保健内容相当丰富，对指导今天的老年保健仍有很大的参考价值。

孙氏指出，人"四十以上顿觉气力一时衰退，衰退既至，众病蜂起"，并从临床医学角度，对衰老的特征进行了探索，谓"人年五十以上，阳气日衰，损与日至，心力渐退，忘前失后，兴居怠惰，计授皆不称心"，"多退少进，日月不等，万事零落，心无聊赖，健忘瞋怒，情性变异"，出现精神、性格等方面改变，同时还有"视听不稳""食饮无味，寝处不安"等感官反应迟钝和消化功能减退现象。孙氏认为"人生大限百年"，若能节护，则可延长寿命，提出"养老之要，耳无妄听，口无妄言，身无妄动，心无妄念。此皆有益老人也"。譬如"膏用小炷之与大炷，众人大言而我小语，众人多繁而我小记，众人悖暴，而我不怒"，只要重视摄生，"不以不事累意，淡然无为，神气自满"，降低元气的消耗，就有利于健康和长寿。孙氏的老年保健观点，归纳约有五个方面。

<h2>调怡心神</h2>

由于衰老变化，"老人之性，必恃其老无有藉，率有骄恣，不循轨度，忽有所好，即须称情"。要求老年人应当随时注意调怡心神，做到"十二少"，即"少思、少念、少欲、少事、少语、少笑、少愁、少乐、少喜、少怒、少好、少恶"，并提倡尝习"黄帝内视法"等气功和按摩疗法，尽量减少精神刺激，经常保持心情舒畅，情绪安宁，使五脏安和、气血顺调，有利老年健康长寿。

<h2>调节饮食</h2>

饮食的平衡与否，是影响老年人健康的重要环节。由于老年人身体机能

的衰减，以及体力活动的减少，皆影响饮食摄取的平衡，容易造成营养不良。孙氏认为"老人肠胃皮薄，多则不清"，"凡常饮食每令节俭，若贪味多餐，临盘大饱"，会损伤脾胃而致病。孙氏还根据老年人的生理和病理特征，提出"年五十以去，皆大便不利，或常苦下利，有斯二疾，常须预防。若秘涩则宜数食葵菜等冷滑之物。如其下利，且与姜韭温热之菜，所以老人于四时之中，常宜温食，不得轻之"。

适当运动

孙氏强调老年人"常欲小劳，但莫大疲，及强所不能堪耳，且流水不腐，户枢不蠹，以其运动故也"；指出老人"须知调身按摩，摇动肢节"，"不得安于其处，以致壅滞"；要懂得"安者非安，能安在于虑亡；乐者非乐，能乐在于虑殃"的辩证关系，方能益寿延年。倡导饭后"以热手摩腹，出门庭行五六十步，消息之"，"缓缓行，勿令气急"。四季气候和畅之日，"量其时节寒温，出门行三里二里，及三百二百步为佳，量力行"。

适常起居

建立和保持良好的爱好和日常生活习惯，对老年人的心身健康都能起保护作用。孙氏说："善摄生者，卧起有四时之早晚，兴居有至和之常制，调和筋骨有俯仰之方，祛疾闲邪有吐纳之术。"在《千金翼方》中专撰"退居"一卷，论述老年人怎样选择居处，怎样制药、服药和饮食保健，怎样种花、养性等。如"居处不得绮靡华丽，令人贪婪无厌，乃患害之源。但令雅素净洁，无风雨寒湿为佳。衣服器械勿用珍玉金宝，增长过失，使人烦恼根深。厨膳勿脯肉丰盈，当令俭约为佳"。还提倡鸡鸣时起床，"就卧中导引""栉漱即巾"；饭后"徐徐步庭院间散气"；邻里相访，携手出游，"谈笑简约其趣"；闲闷时可阅读书籍，"殊胜闷坐"；注意个人卫生，衣被"勤洗浣"，"身数沐浴，务令洁净"。这些论述十分细致精当，从老年医学观点来看，都是合乎科学原理的。

慎选药治

孙氏认为，"少年则阳气猛盛，不假医药，悉得肥壮。至于年迈气力稍微，非药不救"，并强调老年病的治疗宜"期先命食以疗之，食疗不愈，然后命药"。在《千金要方》中撰有五味损益、谷肉果菜等食治篇，专论食疗，足堪效法。平时服药，提出宜"量其性冷热虚实，自求好方常服"，宜服"人参、茯苓、甘草等饮，觉似少热，即麦门冬、竹叶、茅根等饮，量性将理"。在《千金要方》和《千金翼方》中收录很多具有健身、抗老、延寿作用的方药。药如茯苓、黄精、天冬、菖蒲、松脂、松子、柏脂、柏叶、乌麻、蜂蜜、牛乳等；方如茯苓酥、杏仁酥、地黄酥、黄精酥、白术酒、枸杞酒、耆婆汤、大黄耆丸、柏子仁丸等等，概治大虚羸弱、五劳七伤、健忘惊悸、发白无颜、乏力少气等老年病症。这些方药，为防治老年病提供了宝贵的资料。

总之，孙思邈对老年保健的研究很有独到的经验，他身体力行，寿高一百多岁，便是明证。

（本文原载《中医报》1987年7月7日）

陈虬利济医学堂与乐清

一、

鸦片战争，英国用洋枪洋炮打开了清政府闭关自守的大门，接着帝国主义列强加紧了对我国的侵略、瓜分和掠夺，使我国开始沦为半殖民地半封建社会。社会、经济和文化发生变化，帝国主义列强的侵略，清政府的腐败无能、投降卖国，中国究竟怎样才能独立自主，中国的发展道路究竟向何方？这个问题已成为人民群众和爱国人士的关心问题。一些有识志士倡导维新变法，提出了建设新政的主张，出现了以康有为、梁启超为代表的资产阶级维新派。在此同时，在温州，也出现了以陈虬、宋平子、陈介石为代表的维新派，其后合称"东瓯三先生"。

陈虬（1851—1904），原名国珍，字志三，号蛰庐，浙江瑞安人（原籍乐清斗山，先祖于明弘治正德间迁往瑞安）。陈虬幼时在堂叔家塾中读蒙学，稍长即"博览群籍"，推崇经世之学，抱良相良医之志。他与宋恕（字平子）、陈黻宸（字介石）等人成立"求志社"，共同研讨天官、地舆、典礼、乐律、文章、算数、医卜、书画、击刺、骑射等学科和技艺。陈虬尤以医药为精专，26 岁（1876 年）学成悬壶邑内，临证议方，每多效如桴鼓。30 岁（1880 年）时，将临诊医案，录其效验者辑成《蛰庐诊录》，其论述精详，洵为医案楷模。35 岁（1885 年）时，在瑞安城东杨衙里创建了利济医院和利济医学堂，订立医院院议，精当完善；自编教材《利济教义》八种及《利济文课》六卷；并制定《习医章程》，管理井然有序。他培养学生，除"医籍文史以外，特增体操、音韵、书算、术数、制造、种植、词章、著作、时务、游历，各门兼设分教，以便督课。其有志趣远大，材力富强者，尽可分途肆习。以冀将来勉成国手，方不失上医医国之旨"。医学堂中设有"道济群生，泽衍万世，津梁广启，执圣之权"十六字，作为师承"世次递衍，以绍医统"。如陈虬亲授第一代学生，"道一"瑞安陈葆善（字栗庵），"道八"瑞安池志澂（字次滂），"道九"乐清刘之屏（字藩候），"道十"泰顺周焕枢（字丽辰），"道三十三"青田周鸿年（字琴溪），"道四十五"金华蒋瑞琪（字连生）等。如第二代学生，"济一"瑞安胡鑫（字润之），"济四"乐清陈明（字宗易），"济五"永嘉王复（字六畱）等。正如池志澂《蛰庐先生五十寿序》所说："先生之建院设教，原欲寓教于医，出其所学，力行利济，以补国家政治所不及，使黄帝神农之精光，远出基督浮屠之上"。陈虬创办的利济医学堂和利济医院，为浙南地区共培养了二百余名利国济民之人才，是我国近代中医教育和中医医院之嚆矢。

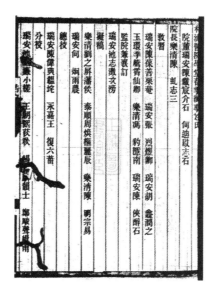

据"利济医院、利济医学堂春季办事姓氏"所载：教习有乐清冯豹（字隐南）；拟稿有乐清刘之屏（字藩侯）；乐清陈明宗易（未详，传系陈虬先生子侄）。

冯豹（1859—1922），原名隆杰，改名豹，字隐南，又字地造，乐清白石凰岙村人。幼时承父简卿先生教导，勤学好问，聪敏过人，七岁能背诵《千家诗》，十三岁就写有《山村即景》诗，时村人及前辈学者呼为"神童"。因家世贫，无资求学，耕读并兼。旋问业于瑞安陈虬、陈介石二先生，颇得二陈先生之器重和嘉许，并留利济医院学室担任教习、襄订等职。

光绪二十七年（1901 年），清廷下诏废科举，办学堂。先生以教育救国、民族复兴为己任，于凤岙创办延祥书院，聘请永嘉灵昆举人何燮元先生任教习。旋闻孙中山先生在海外倡导革命，遂曰："复兴祖国，此其时也，丈夫处世，岂可抱卷执粉笔而终乎？"结识敖嘉熊后，毅然参加光复会，积极投身革命活动，参加武昌起义。民国成立，被授以缙云县知事。越二年，调于潜县，后又改任省立处州师范学校校长。先生告老还乡后，卜居莲溪（凤凰溪），晚年诵经赋诗自娱。生平著作有《诗界革命篇》《劳草吟》等三卷刊行于世。

刘之屏（1856—1923），名恢，小名佩莹，字本徵，又字久安、榜名之屏，自号梅花太瘦生，别署复初老人，廪贡生。家世业农，兼务砖瓦，世居湖头乡前窑村，后迁城东坝头。

先生少时，家境清贫，而性好学，父知其颖悟，故令其奋起读书。十岁，从其族叔刘如山发蒙，从不辍学，往往诵至半夜方始歇息，由是学业大进，远近称羡。后从白石钱冀云就读。白石岐头支廉增公见之，赞其状貌清奇，且能如此用功，前程无量，当下以女妻之。其后又就读于梅溪书院，与郑子平、翁宗尧并称"梅溪三高"。同治甲戌（1874 年）应童子试，名叠榜首，谁知才高运蹇，后七试秋闱，终未得中，致名心渐冷，无意科举。与同属乐清西乡的诗人洪邦泰、郑淡如，被合称为"乐西三才子"。

先生三十岁（1886 年）时，赴瑞安在陈虬利济医院学堂研习中医，为陈虬先生入室弟子。其后先生留利济医院、学堂担任拟稿、襄订、纂修等职。效命维新，为陈乃新案赴省备质。曾东渡日本，归国后从事教学，执教于各书塾，造就甚众。有学生如徐董侯、陈素行等，桃李满园。著有《盗天庐集》。有《陈蛰庐先生行述》，兹录之，述曰：

先生姓陈氏，讳虬，原名国珍，字志三，号蛰庐。光绪己丑恩科举人。籍隶乐清而家于瑞安。生有异禀，龙颜隆准，面瘦削，颐无肉，胸骨直竖，腰窄若束，而精神十倍于常人，辩有口，喜谈兵，发声若雷，目光炯炯射人，当者魄丧。主考陈彝谓其貌似明太祖，才如陈同甫，不虚也。

生平无书不读，所作古文辞，自成一家言。好言变法，慕商君、荆公之为人。尝窃叹曰："胡天不生秦孝公、宋仁宗也。"又言："吾少怀陈、项志。先母戒吾曰：'汝目有杀气，恐不得其死。'乃重自抑敛，借医自隐。"同治乙酉间，与陈粟庵、池云珊等创利济医院于瑞安县城东北隅，开学堂，招生徒，自署其门曰："生平事业文中子，陆地神仙陶隐居。"可以想见其志趣矣。又念医始炎、黄，道存《灵》《素》，遂以《内经》课其徒。曰：《内经》者，古之三坟也。举凡天星、历律、地理、人事无不赅，羲皇康济天下之法尽寓于是，苟能明其道，虽致世界于大同，不难也。若徒作活人书读，则隘矣。"

光绪丁酉，宗观察湘文邀办利济分院于郡城，从者数百人，要之屏襄办《利济学堂报》，以黄帝纪元，黄帝纪元之说自先生始。是岁，公车北上，康有为、梁启超等议开强国会，要先生属草稿上书、定章程，二公皆自为勿及。已而陈时事策于山东巡抚张曜。张氏奇其才，礼为上宾，以为陈同甫复生。与山阴汤寿潜蛰仙齐名，京师号为"浙江二蛰"。诸当道咸劝其仕进，先生笑曰："吾自有事业。"遂浩然归。

先生平日深信佛氏轮回之说，尝语余曰："吾自度前生是精灵转身，非龙虎即猿猴，好食畜血及果。一切聪明才识，自问不让古人。惟德性不及程、朱诸公。若再九转轮回，经千百番淘涤淬炼，虽华盛顿可几也。"又言："吾死后百年必有人继吾志者。"著有《蛰庐丛书》数十种。《治平通议》熔铸今古，贯穿中外，开中国变法之先河，其最著者也。欲统一国语，制字母，变文体，号曰"瓯文"，未行而卒。卒年五十九。盖光绪癸卯十一月十四日也。

徐堇侯（1895—1979），名恭懋，幼承家学，曾师从刘之屏（藩侯）、陈黼宸（介石）、刘绍宽（次饶）、朱鹏（味温）等先生习文史医药，从汪如渊学画，随叶墨卿治金石，从蔡履平学弹三弦。平时尤喜爱昆曲，擅长中医，广学博览、多才多艺，有"东瓯才子"之誉。与夏承焘、梅冷生、吴鹭山、苏渊雷等为至交诗友。1946 年受聘于温州普安施药局常驻医师。1955 年 5 月进入温州市第一医院（今温州医科大学附属第一医院）任中医师。1979 年 2月 20 日因病逝世于温州，享年 84 岁。徐堇侯先生是永嘉医派人物，医术精湛，悬壶济世，被评为温州十大名中医之一，培养了一批中医人才。由此可知，永嘉医派利济医学堂传承中医药脉络，清晰可见。

二、

光绪十一年（1885 年），中法战争以"法国不胜而胜，中国不败而败"，清政府与法国签订了丧权辱国之"中法和约"而告终。陈虬素怀爱国之心，义愤填膺，撰写了《报国录》（又名《防御录》），提出了加强国防、抵御外敌的主张。

光绪十五年（1889 年）时陈虬考中举人，赴北平参加顺天会试落第，目睹民族危机日趋严重，在归途中，向山东巡抚张曜上书，提出了变法维新的主张，并提出"创设议院，以通下情；招开宾馆，以收人才；严课州县，以责成效；分任佐杂，以策失秩；酌提羡银，以济同官；广置幕宾，以挽积弊；钤束贱役，以安商贾；变通交钞，以济风俗"等八项建策。进言献策，切中弊政，奈和氏之璧，未能见识。

光绪十九年（1893 年），陈虬怀着爱国热忱，撰写了《治平通议》，指出"世移时易，变法宜矣"，较全面系统地抒发了其维新变法、挽救危亡的政见。提出开议院，广言路；废科举，办学校；垦荒地，迁流民；开新埠，抚华商；广商务，设官钞；以及定国债，扼要塞，开铁路等强国利民之策。他还主张鼓励发展民族工商业，向清政府提出，对做出显著业绩的工商业者，给予官爵，"总销至百万者，宜奖以九品；二百万者，八品；三百万者，七品；四百万者六品而止。皆赐以利民郎，志乘列名。逾四百万者爵以通侯，赐以裕国，国史列传"，这样做有利"裕国利民"。

光绪二十年（1894 年），日本向中国发动了甲午战争。次年春，陈虬到北平参加会试，四月清廷签订《马关条约》的消息传来，群情悲愤，他毅然参加了康有为、梁启超发起的"公车上书"运动，要求废约拒和，倡言维新变法，挽救民族危机。据杨伯畴的《忆先师陈虬》一文中说，陈虬参与康有为等讨论联合上书请愿，由陈虬拟稿，其中写道："有为等誓不向北廷而请命，惟有踏东海以捐身。鸿毛之一死何辞，龙驭之六飞安息？衣冠文武，顿异昔日，庐墓松楸，难寻首物。兴言及此，血泪交枯"，言词痛切，壮怀激烈，表达了强烈的爱国主义精神和维新变法之决心。上书以后，都察院借口和约已经签字，无法挽回，拒绝代呈。

光绪二十二年（1896年），为了宣传变法，推进维新运动，陈虬又创办了《利济学堂报》，积极倡导要救国，只有维新；要维新，只有学外国。倡导维新改良，为开启民主和科学的风气做出了努力。他的《利济学堂报》，除在省内杭州、宁波、温州、瑞安、乐清、永嘉、平阳、泰顺、台州、金华等地发行外，还在北京、天津、上海、南京、武汉、广州、澳门等地发行，影响甚广。乐清县城内的梅溪书院，由其学生组织销售发行，深受各界重视。

光绪二十四年（1898年），由于"戊戌变法"的主张，既不想推翻清廷封建政权，又不敢触动国外列强，又得不到广大民众的支持，仅依靠并无实权的光绪皇帝，幻想和平变法，进行上下改革。结果被慈禧和清廷顽固派镇压，"百日维新"，犹如昙花一现。"戊戌变法"失败后，陈虬所创办的学堂、学堂报都被勒令停办，他也被通缉。在友人的帮助下，匿居乡下。光绪三十年（1904年）他在瑞安"赍志以殁"。

今天，我们缅怀先哲陈虬先生，他面对国家民族危亡，挺身而出，救国变法的爱国思想，敢于冲破封建专制旧学，提倡维新，追求民主和科学的精神，值得后人敬仰和学习。

南宗景先生学术经验简介

南宗景先生（1904—1942），名振镛，自称雁荡下工，浙江乐清南宅人。南氏家学渊源，累世从医，其先曾祖南金公、先大父琴舫公，皆以医而名噪温州。南氏少承家学，"幼从先严啸秋公，习英文数学，稍长先大父又授以方书"。以期深造，1928年就读于上海国医学院，亲炙陆渊雷先生之门。南氏好学不倦，学识广博，见解独到，深得陆渊雷、曹颖甫诸名医家赏识。后悬壶温州，任永嘉中医公会主席。当时医道衰落，南氏认为"学术为国家之命脉，教育为学术之根源，故欲昌明学术，必先提倡教育，吾国医学肇自轩农，成绩卓著，推其所以不能进步之故，实由于教育不发达耳"，提出欲使中医发扬光大，前提是"国医教育诚为今日不可或缓之图"的见解。他以办学培养中医后继人才为己任，身体力行，于1933年创办"温州宗景国医专修社"，

1936 年春任教于苏州国医学校，同年秋任教于上海中国医学院。在执教诊务之余，专心著述，藉以整理阐扬前人经验，激励后学。1934 年编刊《温州宗景国医专修社一周纪念特刊》，1936 年校编《张长沙原文读本》。特别是 1937 年编著出版的《中医内科全书》，精心篡辑，抉精择微，搜罗靡遗，"发皇古义，融会新知"，稿凡三易。全书共上下二册，仿西医内科全书体裁，以急性传染病、各系统疾病分类，分为十大部分，计八十一门，数千余方，一百多万字。对每一病症，除大量搜罗汉唐宋元明清文献资料以外，对中医古籍中论述不够的地方，采用西医学作进一步阐明补充之，提出自己的见解，足资临证之指南、后学之津梁，是一部较系统的中医内科疾病专书，洵为当时中医界之巨著，故陆渊雷、秦伯未、曹颖甫等皆称道之。

兹将南宗景先生之学术见解、临床经验略述梗概如下：

学术见解

一、注重功底、由博返约

南氏主张"治学必求其源"。他说："医学一途，范围广漠，影响所及，关民族生存，精研则造福无量，尝试则贻害匪浅，非融会贯通，由博返约，不足与言医也。"他平生治学，除悉心研究《内经》《难经》《神农本草经》《伤寒论》《金匮要略》《千金方》《外台秘要》外，还博览历代各家著述，汲取各家之长，旧说新知，融会贯通，其造诣深湛。他教授学生的经验是"先之《内》《难》《本经》，使之本也；次之以《伤寒论》《金匮》，使之变也；次之以诸家之说，与之博也；终之以诸家医案，与之巧也。知本知变，既博又巧，然后命之实习，盖欲学识与经验并重"。只有这样，才能"使诸生酝酿既深，则理贯于心，法应于手，异日临症处方，效如桴鼓，而入轩岐之室"。

二、中西合参，取长补短

对中西医学的认识，南氏早年就主张中西合参，取长补短。他说："余以为中西两说，虽有偏执，如能参合，加以思考，其中实有至理存焉。"又说："他山之石，可以攻玉，一国学术，何独不然。试问今后中医，若列入教育系统，彼整理教材者，其能超出发皇古义，融会新知八字之范围乎！"在当时这种认识无疑是进步的。他还提出"整理中医，理论当取西说，治法当从中医，必如是，则研究医学，庶有发挥而光大之一日也"，大声疾呼"使我国旧医，渐趋于科学文化"。这种认为应该用现代科学知识和方法来研究整理祖国医学的见解，已略有古为今用、洋为中用之端倪。

在临床上，南氏一直主张在必要时用中西两种方法进行诊断。他认为中医治疗以整体观念、四诊八纲、辨证论治为之长，西医治疗以究病原、器械诊断、辨病论治为其长，二者必须取长补短，方能相得益彰。例如论治癃闭时说："癃闭之原因固多，间有由于膀胱结石者，不可不注意也。然中医无器械诊断，砂石与尿俱出者，问症精详，或病人自述，自可知之，是以不佞主张中医于望闻问切之外，当采用西医器械诊断法，以补美中不足。"又如论治疟病，认为疟疾之病因应采用西医之所长，"中医之学说，缥缈虚无，殊欠真理之根据，实令人读之而欲睡，其论致病之原，以为痰湿，虽非全由于此，但临床实验上，于治疟对证方中，参以化痰燥湿之法（古方治疟，十九治痰），往往效如桴鼓，此事实之不可诬也。然就疟疾之原理，当采西说之所长"。

三、兼收并蓄，博采众长

南氏对学术上不同观点的学派，无门户偏见，主张兼收并蓄，博采众长。这一点很值得我们学习。特别是对于中医界之伤寒与温病学派的争论，南氏无所偏倚。他说："经方家不读温热诸书，温热家不读伤寒金匮两者失之偏。经方固宜尊崇，而温热书中可取者，亦屡见不鲜，俱不可废。夫学问之道在于博，仅守一书，胶柱鼓瑟，吾未知其可也。学者既于伤寒金匮略窥深处，再阅温病条辨、温热经纬等书，尚知其孰可从，孰不可从。"又说："设有一病，温热家诊之曰温病，主张辛凉解表，或滋阴清营之法。经方家诊之曰伤寒，非第谓温热家之治法，不能愈病，且反足以误病。问其何从而知之？经方家则引《难经》《伤寒》有五之说以为证，温热家则引南方无真伤寒之说以自卫，遂致病家有吾谁适从之苦。于是伤寒温病之治法，遂成医界之大争端……愚以为伤寒温病，病名虽异，治法则同，得其法，便以一贯之，迎刃而解。不然，胶柱成见，活法死用，未有不见其偾事者。"还说："譬如工于伤寒者，其所见之症，心目中皆以为伤寒。工于温热者，其所见之症，心目中皆以为温热。其实伤寒温热，各有一定之见证，各有一定之治法，非可以阿私所好……惟祈有当于病，当温则温，当凉则凉，当补则补，当泻则泻，因病用方，不敢稍存成见。"这种实事求是，反对抱残守缺、互相排斥的见解，也是难能可贵的。

四、博采众方，推陈出新

南氏对药物方剂的研究，能师古而不泥古，独具心得。他认为，"若一概执古方以施治，譬如轻舟载以万石，宁非险象"，"泥古不化，亦岂能愈病乎？"故他每对一病，既大量搜集古今验方和民间单验方，又撷取近代药理学对中药的研究成果，结合自己的临床实践，加以发挥。如《金匮》风引汤为除热癫痫之方，后世鲜有专题研究和阐发。南氏在论治中风时做了这样的论述："若论类中之正治，愚意则当用《金匮》之风引汤。夫风引汤中之所以用大黄为君者，依今日之药理释之，以其能亢进腹腔脏器充血，且大黄功能祛瘀，赤石脂止血，白石脂生肌，二味相合，以治脑中出血灶，大有补苴罅漏之功。佐以涩可固脱之龙牡，乃蚁穴防溃之意也。而牡蛎又咸纯软坚，以治动脉之硬化，与干姜并用，兼消顽痰。用甘草以复其势。用石英以安其魂，寒水石乃凝水石之别名，善于凉血，与石膏、滑石为伍，大能清热降火。桂枝用于温通和营，杂于膏、黄寒滑之队中，有监寒之利，而无过热之弊。其方意与今日脑出血病理，不谋而合。……此方列在金匮中风篇内，非无故也，愚曾试获效。"又如《金匮》乌头赤石脂丸为治心痛之方，南氏思仲景方意，扩其治法，他说："乌头赤石脂丸，本治心痛彻背，背痛彻心之方，今以治虚寒胃痛而便溏者，试而获效，可知古人所谓心痛，泰半指胃痛而言也。"他深有体会地说："审机察微，不可拘守成法，自当临床活变，此则大匠能与人规矩，不能使人巧也。"南氏平时十分留心民间单方验方，认为单验方"力专而效捷"。他用陈年芥汁、鱼腥草治肺痈，靛青花汁外涂治痄腮，柴炭茅草灰治血证，屡获良效。南氏这种博采众方，讲求实效，予古方以新义的做法，值得我们学习。

五、提倡锻炼，重视预防

南氏对《内经》所说的"正气存内，邪不可干""精神内守，病安从来"最为服膺，认为疾病的发生，"夫藩离不固，而后盗贼至，凡细菌侵入人体，必因身体先有弱点，然后菌肆其虐。若自身强健，抗毒力充足，虽有细菌，亦不足为患。此《内经》所谓'邪之所凑，其气必虚'也。由此言之，我人欲避免一切疾病，首须锻炼身体，并宜注重卫生"。强调锻炼身体、保健防病的重要性。在临床上，他重视疾病的预防和饮食护理。如论治麻疹，提出了八条注意事项："①勿与荤腥生冷等食物及回春丹、保赤丹等药。②康健之小儿，勿使入病儿家。③家中如有病儿，则其他兄弟姐妹须分居。④痧子既出，荤油气味，不可使病儿嗅得。⑤乳母亦须戒绝荤腥。⑥病儿勿当风受冷，亦不可过暖。⑦若见热重无汗，气急鼻煽，面白泄泻诸逆症，急须延良医医治。⑧痧子之后，禁食芥菜虾蟹等一个月，犯之则为癫疥，周身作痒。"这些预防措施和饮食护理方法，确是经验之谈，都是切实可行的。

验案例举

南氏临床经验尤为丰富，其医案笔法采用临床示教的语气，不仅抓住证候重点和辨证关键，而且语言简练朴实，生动活泼，使读者深受启发。因限于篇幅，现聊举一二例，以窥一斑。

一、疫痢案

乙亥秋，女门生蒋仲云之姑，近逾六旬，下痢赤白，日十余行，身热微寒，烦躁口渴。医者误认为外感挟痢，遂以桂枝苏叶等表散药中，参以治痢之品。服后胸腹如焚，欲坐井中，舌干口燥，神昏谵语，下痢转为茅屋漏水状。西医断为志贺氏赤痢，诊其脉有歇止，谢绝而去。迎余诊时，已卧在地上，舌不能伸，凭脉察症，殆不可救，乃告其子曰：下痢如茅屋漏水者，法当死，况高年之人，脉有歇止，其能免乎。然医乃仁术，病人一息尚存，岂忍束手坐视，姑拟一方治之。遂处方用西洋参钱半，鲜生地二两，鲜铁兰六钱，炙甘草钱半，川黄连八分，生白芍三钱，金银花四钱，真阿胶三钱，金汁一杯。服后半日，诸症稍减，继进一剂，痢亦略疏。其家人等皆喜出望外。次日邀诊，神识已清，舌亦能伸，惟质绛而燥，脉来仍有歇止，自谓咽喉微痛，夜间苦不得寐。乃于原方中增西洋参为三钱，鲜生地为三两，加京元参五钱。一星期后，脉始如常，调理月余，遂告痊愈。（《中医内科全书》）

按：本案疫痢身热微寒，烦躁口渴，此乃热毒熏蒸，自内达外，非表邪为患。前医误用桂枝、苏叶辛温发汗，以致出现胸腹如焚、欲坐井中、舌干口燥等阴液亏虚而阳热亢盛之候。因正虚邪实，邪气内陷，扰乱心神，故神昏谵语，舌不能伸，下痢如茅屋漏水，脉有歇止，其病变重心在于少阴心肾，即叶天士所谓"阳亢不入于阴，阴虚不受阳纳"。病情危笃，殊难措手。南氏以黄连阿胶汤、增液汤意化裁，冀以清热育阴，所谓"存得一分津液，便有一分生机"是也。药后神识即清，病有转机，其后于前方加元参，增鲜生地、西洋参量，叠进数剂而瘥。盖温热之邪，最易伤阴动液。叶天士说："救阴不在血，而在津与汗。"本例为南氏治变救逆而施，非治痢之常法，可知非功力深厚者，难能达此境界也。

二、水肿案

舍妹身患此症，初起之时，面目两足皆微肿，继则腹大如鼓，漉漉有声，渴喜热饮，小溲不利，呼吸迫促，夜不成寐。愚本《内经》"开鬼门，洁净府"之旨，投以麻附细辛合胃苓汤加减，服后虽得微汗，而未见何效。妹倩金君笃信西医，似以西医治法，胜于中医，于是就诊于某医院，断为肾脏炎症，与以他药及朴硝等下剂，便泻数次，腹胀依然。盖以朴硝仅能下积，不能下水也。翌日，忽头痛如劈，号泣之声，达于四邻，呕出痰水则痛稍缓。愚曰：此乃水毒上攻之头痛，即西医所谓自家中毒，仲景书中曾云此症，非十枣汤不为功，乘此体力未衰之时，可以一下而愈，迟则不耐重剂也。乃拟方用甘遂三分（此药须煨透，服后始不致作呕。否则，吐泻并作，颇足惊人，曾经屡次试验而知），大戟、芫花各钱半炒，因体质素不壮盛，改用枣糕和丸，欲其缓下，并令侍役先煮红米粥，以备不时之需。服药后四五小时，腹中雷鸣，连泻粪水十余次，腹皮弛缓，头痛亦除，惟神昏似厥，呼之不应，其家人咸谓用药过猛。愚曰：勿惊。《尚书》云："若药不瞑眩，厥疾弗瘳。"此之谓也。如虑其体力不支，可进已冷之红米粥一杯，以养胃气，而止便泻。如言啜下，果即泻止神清。次日腹中仍微有水声，因复投十枣丸钱半，下其余水，亦去疾务尽之意。嗣以六君子汤补助脾元，且方内白术一味，能恢复其吸收机能，故调理旬日，即获全愈。（《中医内科全书》）

按：本病案初起为水湿之邪泛滥，浸渍肌肤，南氏以麻附细辛汤合胃苓汤加减，温阳解表，利水化湿。药后得表汗而水肿未退。西医改用下药，仅得便泻而水未得下，腹胀如故，反见头痛如劈，干呕痰水则缓。经云：治病必求其本。南氏思大论有言漐漐汗出，发作有时头痛，心下痞满，引胁下痛，干呕短气，汗出不恶寒者，此表解里不和也，十枣汤主之。究本病之源属水停于内，泛滥上窜，正不必用半夏以止呕，更无须借发汗以镇痛，径用十枣丸攻逐其水饮，俾水邪去则诸症自安。铜山西崩，洛钟东应，不治头痛而头痛自愈，后以红米粥取谷气扶正补脾。足见南氏深得仲景之法，诚非侥致矣。

结　语

1937 年，抗日战争爆发，日寇飞机日夜轰炸上海。时南氏之中医巨著《中医内科全书》已印刷完成，存放于书局，尚未发行，不幸书局中弹，全部印版、书籍毁于一弹，南氏毕生心血和资金亦毁于一旦。国难家难当头，南宗景先生身心交瘁，抱病不起，由沪上转回家乡，于 1942 年殁于温州，时年仅 38 岁。

南宗景先生的学术思想是主张"发皇古义，融会新知"，注重功底，由博反约；对不同学术流派博采众长，兼收并蓄，中西合参，取长补短；提倡锻炼身体，重视预防疾病，这些见解很值得我们学习。南氏临床经验丰富，屡起沉疴，毕生为培养中医后继人才、热心办学、编著教材而不懈努力，这种精神令人钦佩。由于笔者才学浅薄，同时对南氏学术思想体会不深，兹不揣蒭陋，略作概述，其挂一漏万和乖误之处，敬请南先生生前好友及门人给予补充指正，不胜幸哉。

（作者：周朝进，曹云霖　本文原载《浙江中医学院学报》1981 年第 6 期）

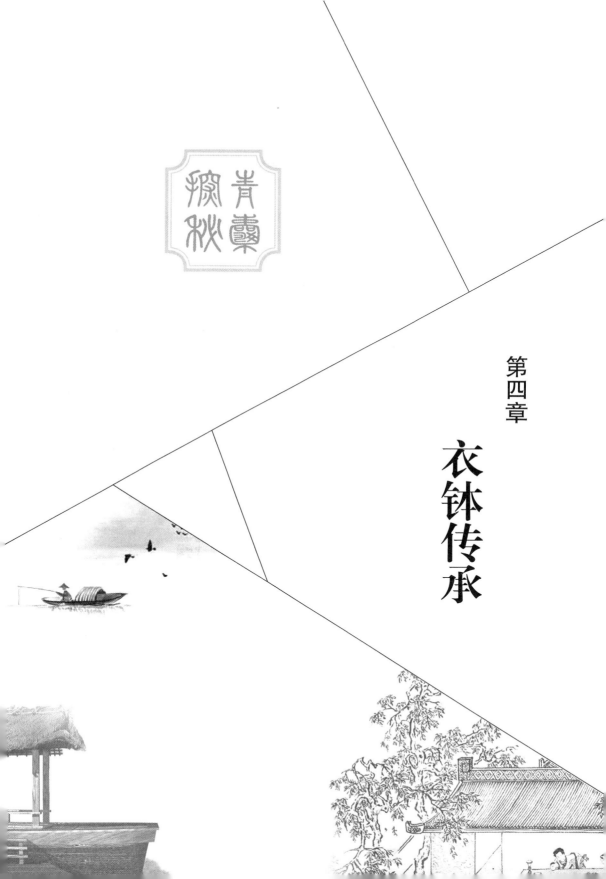

青囊瘛秋

第四章

衣钵传承

颜德馨先生辨治血证心法

出血是内科常见的急症之一，并有咳血、吐血、便血、尿血、鼻衄、肌衄等不同。颜德馨老师积五十年经验，诊治血证多具创见，临证屡获卓效。他指出，中医素有"血无止法"之戒，不可见血止血，必先推究其出血之因，然后审因施治，方能中的。倘病因不除，血焉得宁。《红炉点雪》云："夫血者，气之配也。人之一身，五脏六腑，四体百骸，靡不藉其营养也。然须附气以行，气畅则畅，气逆则逆。"指出了气血相互依存的关系。气逆、气虚均可引致失血。病因上，有以阳乘阴者，阳盛血热而妄行；亦有阴乘阳者，阳虚而阴无所附，不循经而外溢。临床以前者多见，病初属火属实，日久无不由阴虚阳亢，或火衰血失守。且失血之证，每致留瘀，诚如唐容川所言："故凡血证，总以去瘀为要。"治血证者，明此纲要则可左右逢源矣。兹将其临证心得介绍如下：

一、火升则血涌，亟当泻火宁血

凡热迫血络，血受热灼，热血相搏，迫血妄行之出血，临床所见来势较急，色鲜红而量多，舌红脉数。颜师说，此即所谓"血无火不升"，急当清火止血。热清火降，俾血还其道，不致奔脱。他认为火热动血，每与心、肝、胃关系至密。临证时遇火热炽盛者，喜用犀角以清心火；用羚羊角以熄肝火，以防颅内出血；用大黄以折胃火。指出大黄为止血圣药，历代医家多喜用之。大黄功能直折而下，泄热化瘀，则血络随安。临床还可用大黄粉与鸡蛋清调敷太阳穴，治咯血、咳血、衄血等血涌向上之证，皆能抑其血逆之势。对于实火暴迫之大出血，颜师尝用紫雪丹1.5g，一日2～3次，每获殊验。徐灵胎有谓："邪火毒火，穿经入脏，无药可治，此能消解，其效如神。"考紫雪丹方药，既有石膏、寒水石、滑石之大寒清热；又有犀角、羚羊角之清心解毒，平肝熄风；更用磁石之镇，朴硝、硝石之泄，沉香之降。凡此，以清得一分火，保得一分血，于火迫失血，十分贴切。而对血证之阴虚者，则当宗张璐之瑞金丹（大黄、秋石）育阴泄热，亦多效验。

例一：戴某，男，42 岁。初诊：患者有结核病史已二十余年，多次反复咯血，三天前再次大咯血入院。入院后每隔二三小时即咯血一次，每次约 40～200 毫升，三天内估计达 3000 毫升左右，经各种止血措施均未收效。胸科医院会诊认为采用保守疗法困难，建议手术治疗，并邀中医会诊。见病者倚床而坐，气促声壮，舌红苔薄，脉来细滑小数。血家瘀热交阻，迫血妄行。急以清营凉血，宁和血络。

处方：

1. 广犀角（先煎）12g，鲜生地 60g，牡丹皮 9g，赤芍 15g，大黄 6g。另白及粉、参三七粉各 3g，和匀另吞。

2. 紫雪丹 1.5g，分 2 次吞服。

3. 附子粉、姜汁调敷两足涌泉穴；生大黄粉、鸡子清调敷两太阳穴。依法用四天。

复诊：满口咯血已止，但仍有少量咯血，咯血前烦躁，袒胸露腹，喜凉爽，但下肢喜暖，舌红、苔灰黑，脉细缓而涩。气阴两亏，阴不敛阳，气瘀未化，拟降气宁营，育阴化瘀。处方：生地黄 12g，麦冬 9g，五味子 4.5g，鲜石斛 12g，桃仁 12g，芦根 30g，北沙参 18g，牡丹皮 9g，白芍 12g，冬瓜仁 15g，生黄芪 15g，生薏苡仁 12g，降香 2.4g。药后，咯血即止。

按：本案大咯血，先宗凉血宁络、降火归原之旨，投以犀角地黄汤加大黄，并加外敷法，咯血大减。但大量失血后气血已衰，出现脉细涩、舌红苔灰、下肢冷、袒胸露腹、烦躁不宁等阴阳俱耗，瘀热未化之虚中夹实证，故用生脉饮加黄芪以防其脱，以千金苇茎汤化瘀清火，再投降香以降逆气、化瘀止血，取得满意效果。

二、气有余化火，须知调气和血

陈无择有谓："人之脉者，乃血之隧道也，非气使则不能行。"血为气母，气为血帅。气机升降，又关乎肝气之条达。临床所见气郁、气逆，气有余便是火，气火逆乱则脉络不宁，而致血溢脉外。症见血家烦躁郁怒，喜冷饮，喜吹冷风。临证时若以泻热化瘀，则俱不为功。颜师赞赏先哲唐容川善以小柴胡汤治血证，独具卓识。他提出，凡是气余化火之失血，必参用降气一法，常以降香折其逆气；认为降香辛温，能祛瘀止血，降气定痛，《本草纲目》谓其能"疗折伤金疮，止血定痛，消肿生肌"。缪仲淳有吐血三要法：宜行血，不宜止血；宜降气，不宜降火；宜补肝，不宜伐肝。降香即能降气、化瘀、止血。用之得当，每获佳效。

例二：叶某，男，38岁。初诊：右鼻出血，血量较多，或夹紫块。胸膺不舒，头筋闪痛，面色潮红，口苦，心烦易怒，睡眼不酣，大便结，舌干红、苔黄，脉弦数。此乃肝火灼络，气升血溢。治以泻肝降火，凉血止血。

处方：

1. 龙胆草9g，石决明30g（先煎），牡丹皮6g，炒山栀9g，银柴胡6g，双钩藤12g，降香3g，大生地18g，郁金炭6g，黄芩6g，女贞子15g，墨旱莲15g。

2. 白茅花15g，豆腐一块，用清水两碗同煨，去渣顿服。服2剂。

复诊：药后衄血已止，胸膺较畅，面红亦淡，心烦大减，舌红苔转薄黄，脉弦。肝火虽降，余火未清。仍当平肝降火，参以清养之品。原方去炒栀子、黄芩，加北沙参12g、鲜石斛12g。服2剂，脉平，诸症亦瘥。

按：本例鼻衄为肝火上逆，火气上升，灼伤血络，血溢而衄，故投以龙胆泻肝汤化裁，以龙胆草等苦寒直折，泻肝降火；石决明平肝潜阳，又参降香以折其逆气；沙参、生地、石斛、二至等养肝止血，以防火盛劫阴之虞；再以白茅花蒸豆腐，清润止血，俾上溢之血随火降气调络宁而止。颜师尝用茅花蒸豆腐，非独能治鼻衄，而治诸种出血，临证屡试不爽。

三、失血每留瘀，切记化瘀致新

出血与瘀血互为因果，出血每致留瘀，瘀血不去，则新血不生。诚如唐容川所说："经隧之中，既有瘀血踞住，则新血不能安行无恙，终必妄走而吐溢矣。故以去瘀为治血要法。"颜师推崇此说，指出治血当以去蓄利瘀，使血返故道，不止血而血自止，确为治血证大法。故在止血中必寓化瘀之法，方克有济。如尝用"止血粉"（土大黄、生蒲黄、白及）化瘀降火而宁络，治疗上消化道出血；投花蕊石散以治咯血、便血、溲血；以水蛭粉吞服治小脑血肿；用生蒲黄治眼底出血；取贯众治子宫功能性出血；用蒲黄加马勃治舌衄；投四鲜汤（鲜荷叶、鲜生地、鲜侧柏叶、鲜艾叶）治疗再生障碍性贫血出血。凡此皆取化瘀止血之义，临床皆获效验。

例三：王某，男，34岁。初诊：胆囊炎切除术后，全身出现散在性紫癜，查血常规血小板减少，最低时仅 4×10^9/L。经骨髓穿刺，诊断为原发性血小板减少症，始用激素治疗，血小板一度升高，后将激素减量，血小板随之下降，再恢复原来用量，亦不为功。就诊时血小板徘徊在 20×10^9/L 左右。症见四肢紫斑色暗，口干溲赤。舌淡红，苔薄黄，脉细数。血溢脉外则阴亏，血留脉络则瘀滞。治以化瘀止血，推陈致新。

处方：虎杖 30g，丹参 15g，升麻 6g，红花 9g，桃仁 9g，大生地 12g，赤芍 12g，当归 9g，川芎 3g。

服药三周，复查血小板 68×10^9/L，精神见振，紫斑日渐复淡而消失。再按上方续服一月，巩固疗效，血小板逐渐上升，接近正常而出院。

按：本例西医诊断为原发性血小板减少症，先经西药治疗无效，已议切脾，后邀中医会诊，证属肌衄，瘀热伤络。率以桃红四物汤活血化瘀，又重用清热泻火、化瘀止血之虎杖，合清热解毒、行瘀消斑之升麻，药证相宜，故获效满意。

四、气虚则血脱，急应益气止血

阳气与阴血，阳气之用全仗阴血以营养，阴血之化全赖阳气以温运、摄纳。倘有阳气虚衰，则血失统摄，而致血溢暴脱。临床上多见大吐衄，或反复失血，面㿠不华，脉细无力，甚则大汗淋漓，肢冷而厥，出现阴亡而阳亦随之脱的险证。临证时当恪守"有形之血不能速生，无形之气速当即回"之训。颜师除投以常用的独参汤、参附汤益气摄血外，喜用王清任急救回阳汤（党参、附子、干姜、白术、甘草、桃仁、红花），取其益气温阳与活血化瘀同用，或再伍黄芪、升麻升阳益气，每能化险为夷。

例四：蔡某，男，46 岁。初诊：患者曾反复呕血、便血多次住院治疗。此次因右上腹持续性疼痛，阵发性加剧，发热、呕吐而再次入院。经抗生素等处理病势略定，于第五天突然出现便血，一次达 200mL，持续不止，用多种止血药无效。因钡餐检查食道静脉曲张极为广泛而显著，外科无法手术，而请中医会诊。症见始而身热，继之便血，盈盆盈碗，神萎面㿠，舌淡苔薄，脉细沉。久病伤络，阴络伤则血内溢，血去气伤，以致气阴两亏，瘀热羁络。当益气养阴为本，清热止血为辅，剿抚兼施。

处方：黄芪 30g，白及 12g，北沙参 30g，五味子 9g，麦冬 12g，云南白药、紫雪丹各 3g，分 2 次另吞。

复诊：出血渐趋好转，身热亦净，偶有烦躁，舌淡红，脉亦转细弦。气阴初复，瘀热未化，血络未宁，仍当扶正达邪。前方加芦根30g、桃仁12g。

三诊：血止神安，已能纳食，舌淡红、苔薄，脉细缓。血络已宁，而生化之权未复。用归脾汤以善其后。

按：本案为食道静脉曲张伴胆道感染，出现反复呕血、便血，发热，右上腹疼痛不移，并见神萎、面㿠舌淡，脉沉细等症。审证求因，气虚不能摄血，血亏气无以附，乃其本；瘀热灼络，血海不宁，乃其标。故图虚实兼顾，标本同治。用黄芪合生脉饮益气养阴，以防血走气脱；投紫雪丹、苇茎等泄热降火，化瘀止血。善后用归脾汤以促化源。

五、脾虚失统血，莫忘健脾摄血

脾为后天之本，为气血生化之源；又主统血，运行上下，充周四体，五脏皆受气于脾。若脾气虚弱，则不能统摄而注陷于下，或渗溢于外，多见便血、尿血或漏下。颜师尝用《金匮要略》黄土汤以温脾止血；曾用十倍于常用量的生白术加米汤煎服，治愈大咯血，取白术培土健脾之功，从而振奋统摄之权。此外，颜师说，凡血证善后，必须以胃药收功，故常用黄芪、党参、升麻、苍术、白术等，参合诸法，补脾滋化，气血双补，方为王道。

例五：李某，男，71岁。初诊：年逾古稀，便血半载，近日加剧而入院。证见下血紫暗，脘腹饱胀，形寒神疲，舌淡苔薄，脉细无力。脾虚中寒，阳失斡旋，统摄无权，血失内守而下。拟《金匮要略》黄土汤法。

处方：灶心土30g，淡附片9g，黄芩炭9g，阿胶珠9g，白术9g，熟地15g，炮姜1.5g，炙甘草3g。

复诊：3剂后便血止，仍感神疲乏力，头昏形寒，便溏日行五六次，舌淡苔薄，脉细缓。年高气血衰弱，脾阳失健，溢血虽止，运化未复，以健运善后。

处方：淡附片9g，炙甘草2.4g，熟地15g，白术15g，炮姜1.5g，檀香1.5g，煨肉果9g，补骨脂9g。服3剂后即瘥。

按：本例为年高脾虚失其统摄，故血不循经。方用灶心土温脾止血，合白术、附子以复健运之气；阿胶、熟地能养血止血，复可制辛温之气，刚柔相济，温阳滋阴，多能应手而效。

（本文原载《中医杂志》1990年第7期）

周鹤龄先生儿科临床经验简介

关键词：中医儿科；名医经验；周鹤龄

先大父周鹤龄先生（1883—1967），名芳荣，号松樵，浙江乐清人。早年跟随乐清"回生堂"舅父谢仁山公研习中医药，后又师从玉环名医王宏初公深造。学成后开设"乾寿堂"，并悬壶于乐成。解放后，响应党和政府的号召，1951年带头参加乐清县乐成镇中医联合诊所（乐成镇卫生院前身）。他时入晚年高龄，凡遇急重病症，邀请其出诊，不论山区、农村，从不推辞，步行往视，医德高尚，深受群众爱戴。先大父专擅儿科，学验俱丰，行医凡60余年，识病确切，用药简明，精当轻灵，而屡起急险之症，活人众多，声誉斐然，乡里尊称为"鹤龄仙"。兹将其临床经验介绍如下：

一、重视脾胃，顾护中运

先大父认为小儿后天生长发育全赖脾胃。而儿时脏腑娇嫩，脾常不足。若乳母不明、不懂婴儿调理，婴幼不知饥饱忌宜，必伤中州，极易导致消化不良，食滞吐泻，甚至成疳积、慢脾风等疾病。故立方遣药，忌用大苦、大寒、大辛、大热之味，要时时顾护胃气。

疳积案例一：张小孩，男，4岁，住乐成镇南草洋村。1962年7月12日初诊。

症见形体消瘦，肚腹膨胀，青筋暴露，时有腹痛，毛发枯黄稀疏，精神疲怠，烦躁咬指，夜眠不安，并作磨牙，大便色垢臭恶，面色萎黄无华，舌淡、苔薄黄而腻，指纹紫暗而滞。此乃积滞内停，壅阻肠胃，兼夹虫积。治当消积导滞、化疳理脾为法。

处方：槟榔5g，大腹皮6g，胡黄连3g，雷丸5g，葛根6g，炮鸡内金5g，枳壳3g，莲子草6g，肥儿丸9g。

二诊：药后，解便臭秽异常，量多，腹痛、腹胀减轻，再以前方迭进。

三诊：诸症见减，神色转佳。

处方：土炒白术 5g，葛根 6g，土炒黄连 3g，大腹皮 6g，木香 3g，枳壳 3g，莲子草 6g，炮鸡内金 5g，保和丸 9g。

四诊：肚腹胀已平，食纳亦和，大便溏、色黄。知秽积已大去，脾胃还虚弱，当健中运为要。投参苓白术散加石斛、麦冬，以补脾养胃之品善后。

按：本证为小儿饮食失当，积滞内停，又夹虫积，内伤脾胃，致胃肠气机壅滞之患，见形瘦面黄为虚，腹大膨胀为实，系虚实夹杂，本虚标实之证。先大父投消积理脾之剂，方用槟榔、大腹皮、雷丸、黄连杀虫消积；葛根、莲子草、鸡内金运脾消积；枳壳、大腹皮、木香行气止痛；再以肥儿丸（煨肉豆蔻、木香、炒六神曲、炒麦芽、胡黄连、槟榔、使君子仁）健胃消积，驱虫。待疳积消除后，再以参苓白术散加味益气健脾；石斛、麦冬等养阴生津，复其中州。

二、用药味简，精当轻灵

先大父认为，小儿稚阴稚阳，脏腑娇嫩，精气未充，易虚易实，用药当谨慎，不可孟浪；宜纯正，忌庞杂。小儿脾常不足，尤应时时顾护胃气。他临床用药一般只八九味，纯正得当，即获良功。

哮喘案例二：许姓小孩，女，2 岁，住乐成镇银溪村，1963 年 3 月 13 日初诊。

发热，咳嗽，哮喘 3 天。咯痰稠白黄，喉间痰鸣，鼻塞流涕，面赤，口干咽红，尿黄便秘。舌质红、苔黄，指纹红紫而浮，体温 39.3C。证属外感风热，痰热阻肺，治宜清肺化痰，止咳平喘。

处方：炙麻黄 2g，杏仁 5g，瓜蒌皮 5g，紫苏子 3g，生石膏 7g，葛根 5g，连翘 5g，生甘草 2g。

二诊：身热已减，咳嗽、哮喘亦稍和，口唇干。再以前方加川石斛 5g。

三诊：身热已退，咳喘亦平。

处方：炙麻黄 2g，杏仁 5g，紫苏子 3g，金银花 3g，连翘 5g，瓜蒌实 9g，车前草 5g，生甘草 2g。服 2 剂而安。

按：此咳喘病案，先大父方用麻杏石甘汤加味。用麻黄、紫苏子宣肺平喘，生石膏、葛根、连翘清热，杏仁、瓜蒌皮清肺化痰，生甘草调和诸药。立方遣药味简义明，深中肯綮。

三、四诊合参，独重望诊

经云："望而知之者，谓之神。"幼科曰哑科。小儿口不能言，脉微未定。唯以诊察形色为凭。夏禹铸有云，凡治婴儿病"以望颜色、审苗窍六字，为大主脑"。先大父诊治小儿，不但四诊合参，且尤重望诊。除望神色形态、头面身体、舌苔指纹之外，还必亲察患儿排出物，推断病情性质，指导临床。

泄泻案例三： 金姓小孩，女，3 岁，住乐成镇水深村，1963 年 8 月 9 日初诊。

大便泄泻五天，便时腹痛啼哭，日五六次，验见色黄如菜油滑，气味秽臭，并见少许黏液，胃纳不振，神疲乏力，口渴，小便短黄，舌红、苔黄滑腻，指纹紫滞。乃湿热蕴结中焦，下注肠道。治法宜清热利湿，导滞止泻。

处方：煨葛根 5g，土炒黄连 3g，白头翁 6g，莲子草 6g，木香 2g，枳壳 3g，车前子 5g，六一散 6g（包）。

二诊：大便泄泻次数已减，色黄，无黏液，腹痛亦除。仍以原方去白头翁，加六神曲 3g，服 2 剂而瘥。

按： 此乃湿热泻案，先大父诊治时，用棉花签验其大便色黄如菜油滑，并有少许黏液。知其乃湿热之邪蕴结脾胃，下注肠道，传化失司。方药用葛根黄芩黄连汤加减，清热利湿；白头翁、莲子草清热解毒；加木香、枳壳理气止痛；车前子、六一散清热利尿。全方共奏清肠热、止泄泻之功。

四、稚阳稚阴，尤当摄理

吴鞠通论小儿曰："稚阳未充，稚阴未长者。"当此小儿生长发育时期，生机蓬勃，活泼可爱。但是，每见小儿脾胃薄弱，食纳差少，而活动量大，以致能量吸收少而能耗多，临床多出现夜啼、夜惊、梦呓、梦游、盗汗、自汗等症。先大父指出，此多系脏腑娇嫩，形气未充所致。尤是脾常不足，肝常有余，致需求常显不敷所求，而见气阴不足，神气怯弱，变生诸证。

梦游案例四： 李姓小孩，男，7 岁，住乐成镇银溪村，1965 年 8 月 12 日初诊。

夜间睡时突然惊坐梦呓、或啼哭半个月。有时夜间突然惊起走动，随地小便后上床，日间无殊。诊见小儿面色无华，易出汗，形瘦肉弛，饮食不香，大便偏干。舌淡苔薄，脉来细。此属梦游、夜啼之证。乃脾弱肝旺，气阴不足，心神虚怯。法宜益气养阴、安神宁心为治。

处方：生黄芪9g，太子参9g，茯神6g，朱麦冬5g，五味子3g，山药9g，白芍6g，龙齿6g，寒水石9g。3剂。

二诊：服上方药眠已安宁，效不更方，再以原方3剂，以资巩固。

按：夜啼、梦游、夜惊证，陈复正曰："神不安而啼者，睡中惊悸，抱母大哭，面色紫黑，盖神虚惊悸。宜安神丸定其心志。"率多因脾弱肝旺，气阴不足，心神虚怯所致。先大父诊治此证，喜用《幼幼集成》十味安神丸。考陈氏十味安神丸，"治神虚惊惕，至夜则啼"。方用"官拣参、白茯神、大杭冬、怀山药、正龙齿、镜面砂、寒水石、粉甘草、梅花片、赤金箔"等，亦来源于钱乙《小儿药证直诀》，曰："安神丸，治面黄颊赤，身壮热，补心。一治心虚肝热，神思恍惚。马牙硝（五钱）、白茯苓（五钱）、麦门冬（五钱）、干山药（五钱）、龙脑（一字，研）、寒水石（五钱，研）、朱砂（一两，研）、甘草（五钱）"。笔者用十味安神丸，除治疗小儿夜啼、夜惊、梦呓、梦游、盗汗、自汗等证之外，还用于治疗小儿多动症，证因剀切，屡试不爽。

（本文原载《浙南中医药》2012年第3期）

周鹤龄先生治疗儿科时行疾病的经验

关键词：中医儿科；时行疾病；名医经验；周鹤龄

先大父周鹤龄先生（1883—1967），名芳荣，号松樵，浙江乐清人。早年跟随乐清"回生堂"舅父谢仁山公研习中医药，后又师从玉环名医王宏初公深造。学成后开设"乾寿堂"，并悬壶于乐成。其专擅儿科，学验俱丰，活人众多，声誉斐然，乡里尊称为"鹤龄仙"。先大父对钱乙《小儿药证直诀》、夏禹铸《幼科铁镜》、陈复正《幼幼集成》等研索尤深，多有见解。其认为小儿为纯阳方刚之体、生机迅发之躯，肝常有余，而肺娇脾嫩，故易实易虚。一旦调护不当，或有感患，每见肺脾病症。他提出哺乳婴儿，母子相关密切，母实子亦实，母虚子亦虚，故治子之疾，还当疗母，则母子康泰矣。其立方遣药，不过八九味，精当轻灵；识病确切，屡起急险之症。行医凡60余年，对小儿高热、惊厥、咳喘、麻疹、水痘、泄泻、疳积尤多心得。兹将其诊治时行疾病的经验介绍如下：

1. 麻疹

1.1 病案举例一：李姓小孩，男，1岁，住乐成石马村，1961年2月11日初诊。

症见：发热（39℃），面额红疹点，两眼红赤，眼泪汪汪，打喷嚏，流鼻涕，咳嗽不顺，大便溏薄、色黄，小便黄短。舌苔薄白黄，指纹红紫而浮。此麻疹初升，当宜辛凉透疹、清宣肺卫为治。

处方：金银花5g，连翘5g，赤芍5g，荆芥3g，桔梗3g，杏仁6g，葛根6g，西河柳5g，小春花3g。2剂。

二诊：麻疹已透，身热亦退，咳嗽减少。再以前方去荆芥、葛根、西河柳，加鲜生地黄9g、玄参6g。2剂。

三诊：麻疹已回，热毒未清，腹痛，大便黄滑作臭，舌苔薄黄燥，指纹红紫。

处方：鲜生地黄9g，玄参6g，香连丸3g，金银花5g，连翘5g，杏仁5g，牛蒡子6g，瓜蒌皮5g，枳壳2g。服2剂而愈。

1.2 病案举例二：徐姓小孩，男，2岁，住乐成牛鼻洞村，1963年1月27日初诊。

主诉：高热（39.5℃）3天，曾在当地用过西药，未效。症见全身皮肤红疹点密集成片，疹色紫暗，咳嗽气促，鼻翼煽动，喉间痰鸣，口唇发绀，两眼红赤，眼眵黄黏。小儿烦躁不宁，夜间惊哭。舌质红、苔黄腻，脉数，指纹红紫。时值冬令麻疹流行，麻毒之邪炽盛，闭郁于肺，肺气阻遏，气滞血瘀。当以清热解毒、宣肺开闭为法。

处方：炙麻黄2g，石膏10g，杏仁5g，葛根5g，黄芩3g，金银花5g，连翘5g，炙甘草2g，紫雪丹1支。2剂。

二诊：发热已减，麻疹略回，咳嗽痰声，声音不亮，舌质红、苔薄黄。

处方：鲜石斛5g，杏仁5g，瓜蒌皮5g，浙贝母5g，金银花5g，连翘5g，竹叶3g，玄参6g，蝉蜕3g。2剂。

三诊：发热已退，麻疹亦回。咳嗽渐减，呼吸亦平，声音稍哑，大便黄臭而溏，小便黄短。舌红少津，苔薄，指纹红紫。

处方：北沙参6g，麦冬5g，天花粉6g，鲜生地9g，玄参6g，竹叶3g，芦根 6g，六一散 9g（包），香连丸 3g。服 2 剂而安。

按：麻疹乃外感麻毒时邪引起的急性出疹性时行疾病。以发热、咳嗽、流涕、眼泪汪汪、全身布发红丘疹、疹点如麻粒大、早期口腔两颊黏膜出现麻疹黏膜斑为特征。好发于冬、春季。麻疹顺证，麻毒时邪从口鼻吸入，侵犯肺脾。初热期，约 3～4 天，似伤风感冒。继是见形期，发热，皮疹透发，由头面而透达于全身，并达于四末，疹点出齐，亦 3～4 天。再继是收没期，疹透全后，麻疹又自上而下逐渐收没，约 3～4 天，毒随疹泄而安。若调治失宜，正不胜邪，邪毒内陷，每致逆证、险证迭出，危及生命。故为儿科四大要证之一。

麻疹治法，古有"麻不厌透""麻喜清凉"之说。先大父在治疗上指出，麻为阳毒，以透为顺，以清为要。例一，初热期用金银花、连翘、赤芍清热解毒，荆芥、葛根、西河柳等辛凉透疹，桔梗、杏仁宣肺止咳。见形期减去透疹之味，增养阴清热之品。收没期投以养阴生津、清解余邪之品。因麻疹回后，多有腹痛、大便不爽、肠毒未清等症，故佐香连丸以清肠毒。用药简约轻灵。例二系邪毒郁肺，投麻杏石甘汤加味，清热肃肺，解毒透疹；加紫雪散增强其清热解毒、镇痉息风、安神定惊之功。

2. 水痘

2.1 病案举例三：董姓小孩，男，3 岁，住乐成后所村。1963 年 2 月 5 日初诊。

主诉：发热，周身皮肤出水疱疹 2 日。伴有鼻塞流涕、喷嚏、咳嗽。疹色红润，疱浆清亮，点粒稀疏，此起彼伏，以躯干为多，并作痒。大便黄色，夜眠不安。舌苔薄白，指纹红浮。

此系时行邪毒伤于肺卫，夹湿郁发于肌表。治当疏风清热、利湿解毒为法。

处方：金银花 5g，连翘 5g，玄参 5g，紫花地丁 5g，荆芥 2g，防风 2g，茯苓皮 6g，牡丹皮 3g，生甘草 2g。服 2 剂。

二诊：身热已除，水痘已有收敛之势，但小溲黄短。以原方再加六一散 6g、车前子 5g，连服 2 剂。

三诊：水痘已收敛结痂，原方迭进 2 剂而瘥。

按：水痘亦是由外感时行邪毒引起的急性发疹性时行疾病，以发热，皮肤疱疹，内含水液，形态椭圆状如豆粒，并分批出现丘疹、疱疹、结痂为特征。多见于冬、春两季，传染性强。率由外感时行邪毒，上犯肺卫，下郁脾土而发。轻证病变多在卫气；重证邪毒深入，病在气营。先大父对本病治法，总以清热解毒利湿为原则。方中常用：金银花、连翘、玄参、紫花地丁清热解毒，荆芥、防风、茯苓皮疏风化湿，六一散、车前子化湿利水。若皮肤痒，加地肤子、蝉蜕祛湿止痒为治。

3. 顿咳

3.1 病案举例四：刘姓小孩，男，2 岁，住乐成马车河村，1960 年 11 月 19 日初诊。

主诉：持续阵发性、痉挛性剧烈咳嗽半月。剧烈咳嗽后换气时呈水鸡声，咳出黏痰或呕吐出胃容物，则咳嗽始得暂缓，病情日轻夜重。曾在其他卫生院用过中西药未效，转来我门诊。患儿痉咳阵阵，气促，面红，鼻涕稠，表情痛苦，夜睡不安，时作惊恐，胃纳差，大便黄色、偏结，小便黄短。舌红、苔薄黄，指纹紫红而滞。此系痰热阻肺，肺失清肃之证。当宜清热肃肺、涤痰镇咳为治。

处方：礞石滚痰丸 5g，天竺黄 3g，紫苏子 2g，炙麻黄 2g，杏仁 5g，瓜蒌实 10g，浙贝母 5g，蝉蜕 3g，僵蚕 3g。3 剂。

二诊：痉挛性咳嗽稍减，咯痰多而白黏，气微促，仍以原法。

处方：抱龙丸 1 丸，杏仁 5g，瓜蒌皮 5g，浙贝母 5g，炙桑皮 5g，苏子 2g，僵蚕 3g，枳壳 2g，炙甘草 2g。3 剂。

三诊：咳嗽已减，呼吸亦较前平和。

处方：旋覆花（包煎）5g，代赭石 7g，款冬花 5g，杏仁 5g，浙贝母 5g，僵蚕 3g，紫苏子 2g，枳壳 2g。3 剂。

四诊：咳嗽已缓解，神倦乏力，气短懒言，纳差食少，舌淡、苔薄白，脉弱。此咳久致脾肺气虚之象，当以益肺补脾为宜。

处方：北沙参 5g，茯苓 5g，白术 5g，麦冬 3g，桔梗 3g，甘草 2g，炮鸡内金 3g，白扁豆 5g，胖大海 5g。3 剂。

按：顿咳亦由外感时行邪毒侵袭肺系，时邪阻肺，郁而化火，炼液为痰，阻塞气道，肺失清肃，痰气火交阻而上逆，故痉挛性咳嗽频作。先大父治顿咳，首诊先用礞石滚痰丸、天竺黄降火清肺、豁痰下气为君。礞石滚痰丸，由青礞石、沉香、黄芩、熟大黄等药组成，功能降火逐痰，对顽痰阻肺、咳喘痰稠、癫狂惊悸、大便秘结者卓有成效。再以麻黄、紫苏子宣肺降逆，佐以杏仁、瓜蒌实、浙贝母清肺化痰，投蝉蜕、僵蚕以解痉化痰为使。二诊又以琥珀抱龙丸为君。琥珀抱龙丸，由山药、朱砂、甘草、琥珀、天竺黄、檀香、枳壳、茯苓、胆南星、枳实、红参等药组成，功能镇静安神，清热化痰。三诊又以代赭石、旋覆花镇逆降气。顿咳平和后，每见脾肺气虚，故投以养阴润肺、益气健脾之品而收功。其并告诫吾辈，虽见痉挛性咳嗽阵阵不已，切不可早用、妄用补肺、镇咳、收涩之品，以防闭门留寇之弊。

李阆侯先生学术经验简介

业师李阆侯先生（1897—1986），名安嵩，晚号潜叟，乐清县人。李师少年时，从本邑名医胡伯周先生学医，学成悬壶乡里。1933年又受学于恽铁樵。李师对古代医籍钻研尤深，独具心得，存有《医学课艺》《仲景方歌括》《潜叟医案》等著述。李师多才多艺，平生爱好诗文书画和气功，其气功功夫尤深，曾任乐清县中医公会主席。

李师积有六十余年临床经验，擅治内、妇诸证，造诣深湛，其独到之处，深得仲景大法，并冶各家之说为一炉，屡起沉疴，就诊者踵趾相接，声誉卓然。笔者侍立李师之侧，凡十余载，耳提面命，深受教益。兹不揣翳陋，将李师学术经验作一简介，并就于同道。

一、深究仲景大法，冶各家为一炉

李师对仲景学说，潜心研究，明晰精微，体会尤深，常引徐大椿之说，认为"《伤寒论》为一切外感之总诀，非独治伤寒也，明于此则六淫之病无不贯通。《金匮》为一切杂病之祖方，其诸大证已无不备，能通其理，天下无难治之病矣"，主张学习仲景大法，应以方为主，结合论证精义，互相对勘，知其权衡规矩，方能变通于无穷。他对《伤寒论》一百十三方、《金匮要略》二百六十余方证和汤药，如数家珍，临证时信手拈来。在诊余编著《仲景方歌括》，教诲我辈精读背诵，"既可记得方剂的组成，又可领悟到原文主治，孜孜为之，未惬于心"。

李师熟谙历代各家的著述，并博览文、史、哲、小说、方志以及医药书刊，其识见广邃，善能博采众长，尝谓："医乃活人之术，非学识广博难以应世，鲜有不误治者矣。"又说："盖人之病无一定，则法当无定法，药无定药。贵在汲取各家之长，避其偏执之弊，因地因时因人随机应变。"其临床辨证，灵活变通。例如用麻黄汤加味治寒湿，用大承气汤加味治癫狂，用清营汤治癃闭，用当归拈痛汤治足胫肿痛，清心莲子饮治泄泻，等等，足见李师辨证立方灵活机动，出奇制胜。

【病案 1】阴结案

徐男，住城关镇中心村，建筑工人。因大便秘结不通数日，医用攻下药后，非但大便不通，反而声哑舌缩，语謇不清。诊得脉沉迟，食纳不振，身体困重，倦卧不起，面色不华。此《伤寒论》所谓"阴结"是也。当以温阳健脾以攻寒积，方用千金温脾汤。

处方：党参 12g，附子 10g（先煎），干姜 10g，甘草 5g，当归 6g，生大黄 12g（后入）。服药数剂后，大便通畅，声音如常。

按：《内经》谓："察色按脉，先别阴阳。"本案大便秘结，声哑舌缩，语謇不清，颇似热陷心包兼腑实证，但热陷心包兼腑实证则见身热神昏，本案为冷积便秘，故神清而身无热。《伤寒论·辨脉法》篇说："其脉沉而迟，不能食，身体重，大便反硬，名曰阴结也。"李师宗仲景法，取千金温脾汤温补脾阳，攻逐冷积，故见卓效。

【病案 2】憎寒案

唐女，城东公社医院护士。春间因患憎寒而不发热，寒战时虽盖棉被两条而不觉温暖。前医从外感论治，用中西药物治疗，旬日罔效，延请李师诊视。诊脉迟苔白厚，症见但寒不热，纳呆肢冷，此乃阴寒水湿侵犯脾家。吴鞠通有谓草果仁能去独胜之寒，遂用济生实脾散治之。

处方：草果仁 10g，附子 10g（先煎），干姜 7g，厚朴 6g，茯苓 10g，白术 10g，木瓜 6g，生甘草 5g，广木香 3g（冲），大腹皮 10g。上药服三剂后，遂不复恶寒。

按：是案无热憎寒，前医误以为外感，更伤其阳。《伤寒论》云："无热恶寒者，发于阴也。"李师宗仲景之药，取鞠通用药经验，证虽非属阴水，用济生实脾散而获殊效。

二、中运在乎通降，注重肝胃同治

李师遵《内经》"异法方宜"之旨，认为乐清地处东南沿海，气候温和，雨水充沛，空气潮湿，海产丰富，民嗜食鱼鲜，临床所见肝热胃湿之证颇多。因此他对内伤杂病的治疗，提出治胃从肝、治肝顾胃、肝胃同治的主张。他以二陈汤、平胃散、四逆散等方化裁，常用柴胡、枳壳、黄芩、茯苓、法半夏、厚朴、紫苏梗、陈皮、白芍等为基本方，既能疏肝理气、清热化湿，又能通和胃气，统筹兼顾，相得益彰。如肝郁气滞，加生麦芽、香附、青皮以解郁理气；肝经热盛，加川楝子、左金丸、炒栀子以平肝清热；肝胃阴虚，加北沙参、生地、麦冬、怀山药以养其阴而避温燥，用理气药监制而除壅满黏腻之弊；夹痰加胆南星、竹茹以化痰；夹湿加苍白术、佩兰以化湿；夹食滞加神曲、山楂、谷芽以消食；夹瘀阻加桃仁、红花、丹参、赤芍以活血化瘀。成方切用，丝丝入扣。

三、立方譬犹布阵，用药则如用兵

李师尝谓："医者立方遣药，用药如用兵，务必知己知彼，为病所设，为我所用。"所谓"为病所设"，就是用药之道，贵在切合病机；"为我所用"，就是师其法而不墨守其方，用其方而不照搬其药，善于灵活变通。

1. 主张重病用重药，但不能药过病所，中病即止；轻病用轻药，轻灵而恰到好处。倘病重药轻，药力不及毂，则姑息养奸，贻误病机；若病轻药重，易损人正气，引邪深入。

【病案3】呕逆案

姚某，男，44岁，虹桥某中学教师。呕逆每发于食后，所吐皆为水谷痰涎，病情迁延两月久，迭经中西医治疗鲜效。询知所服中药，皆平胃、二陈、温胆、香砂六君辈，初服多验，久而呕恶泛吐如旧。诊见面色不华，精神萎靡，苔白舌淡，脉来沉迟。揆其病机，实为胃阳虚弱，寒饮内停，浊阴上逆之故。乃选用吴茱萸汤加味，俾以温中化饮、降逆止呕为治。

处方：生吴茱萸12g，党参15g，姜半夏6g，茯苓10g，生姜15g，大枣5枚。3剂。

复诊：服上药后呕逆略平，纳谷转馨，续服原方四剂，诸症若失，霍然而愈。

2. 善用仲景方，临症时信手拈来，如入囊探物，灵活化裁，一方而起多用之妙。例如，麻黄汤系治伤寒表实证，若无表证而见气喘者，去桂枝加桑白皮、葶苈子、紫苏子；咳嗽者，加旋覆花、前胡、桔梗；痰多者，加法半夏、竹沥、陈皮；夹水湿者，加薏苡仁、木瓜、苍术；水肿者，加茯苓、泽泻、猪苓、车前子。

【病案 4】寒湿案

郑某，男，43 岁，住城关镇北门村。素体湿盛，隆冬又感寒邪，以致表里兼病。症见恶寒发热，遍体筋骨疼痛，腰肢转侧不利，脉来左浮右缓，苔白满布。此乃伤寒蕴湿之候，寒湿互结，气机闭塞不宣，法当辛温解表，佐以渗利为治。

处方：麻黄 5g，桂枝 6g，杏仁 10g，生甘草 6g，宣木瓜 6g，丝瓜络 10g，泽泻 10g，生薏苡仁 12g。

复诊：服后寒热减轻，但身痛未除，改用三仁汤加减，连服三剂，诸症悉除。

3. 根据《内经》"调气之方，必别阴阳，寒热温凉，衰之以属"的理论，喜用药对，重视药物的阴阳性能，善于将性质、气味、功用相对的药品互相组合，相反相成，而起相得益彰之美。例如用升麻配石膏，升降合用，或细辛配石膏，寒热并用，以治胃火牙痛；用菊花配牛膝，或白蒺藜配石决明，一升一降，治肝阳上亢引起的头目眩晕；用黄芪配防风，一补一散，以治体虚伤风；用黄柏配苍术，寒燥相济，治妇女带下；用桂枝配白芍，一开一合，治营卫不和；用柴胡配白芍，开收相使，以治肝郁胁痛；用气药川楝子配血药延胡索，治疗腹痛；用半夏配麦冬，燥润并用，治胃中嘈杂；用芩、连配姜、夏，辛开苦降、寒热并用，治胃肠神经官能症。凡此等等，不一而足。

四、妇科临床心法，主张调肝运脾

李师对妇科疾病的诊治，强调疏肝运脾，调和气血。尝谓肝喜条达而藏血，为妇人之本，肝气和，则血脉流畅。妇人杂病，多以内伤七情为主，且每每影响及肝。他认为脾主运化而统血，为后天之本、气血生化之源，脾气健运，则化源充盈。反之，则经带胎产诸病乃作。故他擅长以疏肝解郁、补脾健运之法治疗妇科病。例如对痛经施治，李师喜用傅氏宣郁通经汤加减；治疗带下，每以完带汤加海螵蛸、椿皮治白带。

李师诊治妇科病的另一个特点，就是十分重视调和气血，认为若气血不和，百病乃变化而生。例如治经闭，尤其是室女经闭，喜用陈自明柏子仁丸（柏子仁、牛膝、卷柏、泽兰、续断、熟地）补血通经，充盈血海；治崩漏又喜用当归补血汤、八珍汤加血余炭、荆芥炭、茜草炭、仙鹤草等补气摄血；产后自汗，多采用玉屏风散合当归补血汤，补气固卫，滋血养营。

又，李师运用平胃散加芒硝治胎死腹中，或萎胎不下，临床治疗多取捷效，屡试不爽。

【病案5】萎胎不下案

李某，女，30岁，住城关镇银溪大队。怀妊九个月，又不见便便大腹，胎萎不长，经妇产科检查，听之无胎音，心中总觉一团疑云，即来商治于李师。李师曰：萎乃萎缩，萎而不长，犹如萎南瓜、干瘪桃一样。既不能长，又不脱落，胎胪溃烂，孕妇面有烟熏之气，舌现青紫之色。因思其将届足月之胎，而无膨大之腹，绝非如圣济当归饮等方药治胎萎所能奏效，乃选用局方平胃散加芒硝方。处方：苍术10g，川厚朴10g，陈皮10g，芒硝12g（冲）。嘱服4剂，萎胎固然遂下。

按：平胃散加芒硝用于胎死腹中，见于《妇人良方》，其后妇科专书中多有记载。近代临床鲜有报道，其药理机制，可能是因芒硝含硫酸钠，在肠内溶解于水后形成高渗的盐溶液，扩张肠管，引起肠蠕动增强而排便。在引起泻下的同时，能促进子宫收缩，有利死胎排出（中山医学院中药临床应用编写组.中药临床应用［C］.广州：广东人民出版，1975：45）。

（本文原载《浙南中医药》2017年第2期）

李阆侯先生应用仲景法和方的经验

业师李阆侯先生，年逾八旬，行医五十余年，擅治内、妇诸证。他治学严谨，熟谙《内经》《难经》《伤寒论》《金匮要略》等医籍，善于应用仲景方、法，心得独具，造诣深湛。

一、抓住主证，有是证用是方

李师认为仲景所谓"有柴胡证，但见一证便是，不必悉具"，此非专指小柴胡汤的使用方法而言，殆示后人应用仲景方之大法。大凡：有是病，便有是证，即可用是药治疗。然在具体应用时，必须细心辨识，抓住主证，如麻黄汤证之无汗脉浮紧，桂枝汤证之有汗脉浮缓，白虎汤证的"四大症"等，只要主证与仲景所论方证相符，便可放胆投之，临床上每收立竿见影之效。例如：

呕逆案 姚某，男，44 岁，虹桥某中学教师。呕逆每发于食后，所吐皆为水谷痰涎，病情迁延日久，迭经中西医治疗鲜效。询知所服中药，都是平胃、二陈、温胆、香砂六君辈，初服多验，久而呕恶泛吐仍旧。诊见面色不华，精神萎靡，形体消瘦，脉来沉迟，苔白舌淡。揆其病机，实为胃阳虚弱，寒饮内停，浊阴上逆之故。乃选用吴茱萸汤加味，俾以温中化饮、降逆止呕为治。

处方：生吴茱萸 10g，党参 15g，姜半夏 6g，生姜 15g，茯苓 10g，大枣 5 枚。

复诊：上药服 3 剂后，呕逆略平，纳谷转馨，续服原方 4 剂，诸症若失，霍然而愈。

按：仲景论述吴茱萸汤证凡四见：一为阳明病"食谷欲呕"，二为"少阴病，吐利，手足逆冷，烦躁欲死者"，三为厥阴病"干呕吐涎沫，头痛者"，四为《金匮要略》中"呕而胸满者"。四者成因不同，证候有异，但均以呕吐为主证，其共同点为寒浊之邪上逆。是案抓住呕吐主证，投以吴茱萸汤，方证相切，奏效迅速。

奔豚案 黄某，女，45 岁，住城关镇金溪村。恶寒发热，腹中作痛，感气从小腹上冲胸部，时逾旬日，苔白脉数。缘与邻居口角后而发病，遂以奔豚汤为治。

处方：瓜蒌根 16g，当归身 5g，生白芍 10g，川芎 3g，黄芩 10g，法半夏 6g，葛根 20g，甘草 4g，荆芥 5g。连服 4 剂，寒热除，冲气平息。

按：本案证因、病机与《金匮要略》"奔豚气上冲胸，腹痛，往来寒热""皆从惊恐得之"相合，故治以奔豚汤，清热解郁，调肝和血，降逆平冲。原方有李根白皮，《名医别录》云："根皮，大寒，主消渴，止心烦、奔豚气。"

因药肆无备，以瓜蒌根代之。

二、病异病机同，从病机论治

临床上凡证因、病机与仲景所论方证相合者，选用成方，辄奏良效。如果疾病临床表现与仲景证不同，但其病理机制相同，当"审察病机，无失气宜"，从病机论治，而取异病同治之法。例如：

嘈杂案 谢某，女，45 岁，住城关镇金溪村。脘中嘈杂，知饥不食，已缠绵月余，连服中西药未能奏效。诊得舌红苔白滑，脉来虚数，胃中嘈杂阵阵，饥不思食，心中空空，少气懒言，四肢无力，痰涎盛而多黏。查阅以前所服多是温胆汤、参苓白术散及西药胃舒平、多酶片之类。此属胃阴不足，虚火上逆所致，拟仿《金匮要略》麦门冬汤为治。

处方：大麦冬 12g，水法夏 6g，红参 4g，大枣 5 枚，粳米 15g，茯苓 10g，生甘草 5g。服 3 剂。药后诸症见减，仍以前方选进，数剂而安。

按：麦门冬汤原是《金匮要略》中治肺痿"火逆上气，咽喉不利"之方，后世医家多用治虚热肺痿，临床体验，信而有征。是案嘈杂频作，饥不思食，少气乏力，吐黏痰，舌红脉虚数，病症虽与肺痿喘逆上气有异，其病机则同，均是胃津耗损，虚火上炎，故采用麦门冬汤，即获良效。

三、病异病机相似，遵其法不用其方

如前所述，病异而病机相同，可从病机论治。倘若病情不同，而病机却有相似之处，用仲景方药又与证候不甚合拍，则不可拘泥成墨，当通常达变，遵其大法而不用其方。

憎寒案 唐某，女，城东公社卫生院护士。春间患憎寒不发热，寒战时虽覆棉被两条而不觉温暖。前医从外感论治，用中西药物治疗，旬日罔效。诊得脉迟苔白厚，症见但寒不热，胃纳呆，四肢不温，此乃阴寒水湿犯脾家。吴鞠通有谓草果仁能去独胜之寒，遂用济生实脾饮治之。

处方：草果仁 10g，附子 10g（先煎），干姜 7g，厚朴 6g，茯苓 10g，白术 10g，木瓜 6g，生甘草 5g，广木香 3g（冲），大腹皮 10g。上药连服 3 剂，不复恶寒。

按：本案与《伤寒论》"少阴病，身体痛，手足寒，骨节痛，脉沉者，附子汤主之""少阴病，得之一二日，口中和，其背恶寒者，当灸之，附子汤主之"的附子汤证，在病机上有相似之处，均为阳虚寒湿之证。但是案为阳虚水湿侵犯脾家，故见憎寒无热，四肢不温，食纳不振；附子汤证则为少阴阳虚寒湿阻滞，留着于经脉骨节之间，其证见身体骨节疼痛，背恶寒，四肢不温。二者同中有异。李师遵仲景之法，取鞠通用药经验，用济生实脾饮温阳健脾而获殊效，此岂功力浅薄者所能为乎！

四、有法未立方，遵其法选方

《伤寒论》立 397 法，列 113 方；《金匮要略》25 篇，论 40 多种病，载 200 多方。但许多病症仅论及其法，而未出其方。李师认为必须依仲景原意，从其无方处觅方。例如：

阴结案　徐某，男，住城关镇中心村，建筑工人。因大便秘结不通数日，医用攻下药后，非但大便不通，反而声哑舌缩，语謇不清。诊得脉沉迟，食纳不振，身体困重，倦卧不起，面色不华。此《伤寒论》中所谓"阴结"是也。当用温阳健脾以攻寒积，方用千金温脾汤。

处方：党参 12g，附子 10g（先煎），干姜 10g，甘草 5g，当归 6g，生大黄 12g（后入）。服药数剂后，大便畅通，声音如常。

按：《伤寒论·辨脉法》篇说："其脉沉而迟，不能食，身体重，大便反硬，名曰阴结也。"仅有论而未见其方。《金匮要略》中虽有大黄附子汤治寒实证，但对本案虚寒久留，积冷不化，加之前医贸然予以通泻，更伤中阳，出现声哑舌缩、语謇不清之症诚非合拍。李师宗仲景法，在法外觅方，取千金温脾汤温补脾阳、攻逐冷积，故见卓效。

五、师仲景法，注重药物配伍

仲景制方选药，十分重视药物的阴阳性能，善于将性质、气味、功用相对的药物相互组合，相反相成，起相得益彰之美。例如用桂枝配白芍（桂枝汤），一开一合，治营卫不和；用柴胡配白芍（四逆散），开收相使，以治热厥；用麦冬配法半夏（麦门冬汤），润燥并用，治火逆上气；用芩连配姜夏（半夏泻心汤），辛开苦降，寒热并用，治疗痞证等。李师宗仲景药物配伍之法，立方遣药有独到之处。例如：

呕利盗汗案　林某某，女，50 岁，住城南公社石马大队。患者大便溏滞，日行 3～4 次，低热不退，夜间盗汗，烦闷腹满，进食欲呕，病延数载，屡治罔效。诊得脉浮弦细数，舌红苔白薄。脉证合参，细推其理，久利不愈，知其太阴中气已伤；发热烦闷，进食欲呕，腹部胀满，则为少阳疏泄不畅，升降失司；盗汗、舌红，脉细数，更见少阴虚有火。此证属阴阳失调，升降失常，当以复方图治。

处方：柴胡 6g，黄芩 6g，水法夏 6g，大麦冬 10g，黄芪 12g，地骨皮 10g，党参 12g，莲子 12g，茯苓 10g，炙甘草 5g。上药连服 4 剂，热清、呕除、大便转佳，汗亦收敛。

按：本案病情错综，主要症状有三：一是下利，二是烦呕，三是低热、盗汗。李师立方之旨，在于清补并进，润燥兼施，辛开苦降同用，以顺其升降，调和阴阳。方中柴胡、黄芩清解少阳；地骨皮、麦冬滋阴退热，更加黄芪益气固表，一清一补，俾阴复而热退，卫强而汗止。证因上下升降失常，故既用黄芩苦寒以泄热，又用半夏辛开以止呕；参以麦冬与半夏相伍，可使润燥相济，养胃降逆，达到调理脾胃、恢复升降的目的。佐以党参、炙甘草、茯苓、莲子，补益脾胃，助其健运。由于立方遣药有板有眼，配伍精当，故方复而不杂，切中病机。

（作者：周朝进、曹云霖、李振洲　原载《湖北中医杂志》1982 年第 1 期）

李阆侯先生妇科经验选案

先师李阆侯（1897—1986），浙江乐清人。少年时从本邑名医胡伯周先生学医，及长为求深造，又问业于沪上恽铁樵先生。李师行医六十余年，学验俱丰，造诣深湛，擅治内、妇科，临证心得独到。兹选录李师诊治妇科验案数则，介绍如下。

宣郁调经治不孕

病案一：周某某，28 岁，住城东公社。每次经期前必腹痛，少腹下坠，嗣后经水来潮，经色紫黯成块，量却不多。结婚已三年，尚未孕育，乃来就诊。按其脉弦数带涩，弦则肝郁，数则为热，涩则气滞血瘀，经隧痹阻，痛经乃作，拟用傅青主宣郁通经汤与治。

处方：当归身 10g，生白芍 10g，牡丹皮 10g，炒栀子 10g，生甘草 5g，白芥子 6g，软柴胡 6g，制香附 10g，黄芩 10g，广郁金 10g。4 剂。

二诊：自述服上药后，月经遂不复见腹痛，经色亦转鲜红。现已停经三月，诊其脉两尺滑动，搏指有力。经尿液妊娠试验阳性，知已怀孕。

按：李师认为月经病多见于青年妇女，尤其是痛经病。他喜用傅青主宣郁通经汤为治，取其"补肝之血，而解肝之郁；利肝之气，而降肝之火"。凡体虚寒，加党参、桂枝、吴茱萸；虚热，去白芥子加知母、制鳖甲；气滞，加乌药、苏梗；血瘀，加桃仁、牛膝等，随证施用，得以印手。本案系痛经不孕，为肝气郁结，气血凝滞，以致经脉不畅，经血瘀阻。用宣郁通经汤，疏肝宣郁，活血通经，方药熨贴，赓服 4 剂，诸症消失，月经正常，其孕育乃自然之理矣。

清肝利湿治带下

病案二：蔡某某，35 岁，乐城镇中心村人。主诉腰胀，白带频多，有臭气，连绵不止已半月，口苦，小便涩痛，曾购服止带丸等未见效。诊得舌红苔微黄腻，脉象弦数。此带下起于肝经湿热下注，治以龙胆泻肝汤。

处方：龙胆草 10g，泽泻 10g，细生地 12g，木通 6g，当归尾 4g，车前子 10g，炒栀子 10g，黄芩 10g，甘草 4g，柴胡 6g。上药连服 5 剂，白带消失，小溲正常，竟得速愈。

按：带下虽有青赤黄白黑之分，但不必执五色分属五脏，总之，不外乎脾虚有湿，肝郁有火。本案证属肝郁化火，湿阻化热，湿热下注。李师投以龙胆泻肝汤，泻肝火，清湿热，而获捷效。

平胃芒硝下死胎

病案三：李某，30 岁，乐城镇银溪村人。怀孕九个月，又不见便便大腹。经妇产科检查，听之无胎音，心中总觉一团疑云，乃来商治于李师。李师曰：此胎萎不长也。萎乃萎缩，犹如萎南瓜、干瘪桃一样，既不长大，又不脱落。因思其将届足月之胎，而无膨大之腹，绝非如圣济当归饮等方药治胎萎所能奏效，遂用平胃散加芒硝。

处方：苍术 10g，川厚朴 10g，陈皮 10g，芒硝 12g（冲）。连服 4 剂，萎胎固然遂下，无恙。

病案四：施某某，27 岁，白石公社人。妊娠六个月，而无六个月正常孕妇之腹，经妇产科检查，诊为胎死腹中，嘱其住院行手术治疗。患者不愿意，遂来请李师用中药治疗。李师仍用平胃散加芒硝治之，与服四剂，死胎亦落下。后即怀孕足月举一子。次年托人寄语，因抱子哺乳，无暇前来致谢云云。

按：平胃散加芒硝治胎死腹中，见于《妇人良方》，其后妇科专书中亦多有记载。但近代临床报道鲜见。李师以平胃散加芒硝治疗胎萎、胎死腹中数例，皆取捷效，屡试不爽。其药理机制，可能是方中芒硝含有硫酸钠，在肠内溶解于水后，形成高渗的盐溶液，扩张肠管，引起肠蠕动增强而排便。在引起泻下的同时，能促进子宫收缩，有利死胎排出（中山医学院中药临床应用编写组《中药临床应用》，第45-46页，广东人民出版社，1975年）。但芒硝与平胃散复方之作用和机理如何，尚不明了，有待研究。

回阳固脱救血崩

病案五：张某，34岁，乐成镇东门村人。三月间一日下半夜分娩，临产时产程过长，胎水量多，产后崩血不止。邀李师急诊，顷刻间见头额汗出而黏，眼目昏花，耳聋，四肢尚温，脉芤而细。此失血耗津以致亡阴。即以独参汤冲童便，未见效。再诊其肢冷脉伏，病人自语胃中冷冰感。知乃由亡阴竟致亡阳虚脱危候，气血涣散，阴阳脱离，奄奄一息。再急用高丽参9g、附子6g以回其阳。须臾，即神清汗止，脉起肢温。次日午刻已能进食。

按：本案因分娩津血脱失过多，引起亡阴之候，速灌以独参汤加童便，未见转机。病势危笃，其机转就在顷刻。究阴阳互根，阴为阳之守，阳为阴之使，阴竭则阳无所依附而散越，阳亡则阴无以化生而告竭。急投参附补气回阳以固脱，始得挽回阳气，恢复神明。亡阴亡阳之危候，虽难以截然割分，只有先后主次之异。倘辨证一差，或救治稍迟，死亡立见。李师精析病情，抓紧时机，放胆投剂，转危为安，若非临床高手，曷克臻此。

疏肝化瘀疗乳痈

病案六：徐某某，36岁，乐成镇银溪村人。主诉发热憎寒已2天，左侧乳房红肿，有肿块如蛋大，攻撑疼痛，头胀眩晕，胸闷泛恶，腑行不通，小便亦少，夜卧不安，舌红苔白腻，脉象弦滑。此肝胃郁火内蕴，热毒蒸乳成痈，当急消散之，缓则成脓为害。宜用神效瓜蒌散加味。

处方：全瓜蒌15g，当归5g，生甘草6g，制没药3g，制乳香3g，苏梗6g，蒲公英15g，法半夏6g，枳壳6g，郁金10g，茯苓10g，青橘叶4张。服2剂。并嘱其局部热敷。

再诊：形寒已解，发热未退，大便已通，乳房肿痛减轻，脉象滑数，舌苔黄腻。以前方加连翘 12g，合欢皮 10g，越鞠丸 10g（吞）。服 3 剂后，乳痈全消，诸恙均瘥。

按：本案由肝胃郁热，热毒内蕴，致乳管壅塞，乳汁不通，酿成乳痈。李师投以神效瓜蒌散，取其活血化瘀消肿之功；加郁金、橘叶、苏梗、枳壳疏肝解郁，行气通乳；加蒲公英、半夏清热解毒，散结消肿。二诊再加越鞠鞠丸、合欢皮等解郁之品，切中病机，效如桴鼓。

行气化积消癥瘕

病案七：吴某某，43 岁，虹桥镇杏庄人。主诉：脘腹部有块物随气上下，攻撑疼痛，已 4 月余。经当地医生用中、西药治疗鲜效。诊得舌苔白，脉沉弦，胃纳不香，嗳气频频，精神忧郁，夜寐多梦。病由去年夏收农忙不慎流产后，未能善加将息，渐酿而成。证属癥瘕新聚。现正气尚可，病邪不深，宜行气消积为治，予以大七气汤。

处方：藿香 7g，益智仁 9g，三棱 9g，莪术 9g，青皮 5g，陈皮 6g，桂枝 7g，广木香 5g，桔梗 6g，生甘草 3g。

连续就诊四次，以前方先后加制香附、砂仁、郁金、延胡索、当归、丹参、桃仁等品递换增损，共服 16 剂，癥瘕渐渐消除，胃纳亦振。再属服十全大补丸调补气血，以善其后。

按：本案缘流产虚损，复又劳作努力，致气血郁滞，渐结聚成瘕。故见随气上下，时聚时散，攻窜疼痛。仲景云："聚者腑病也，发作有时，辗转痛移，为可治。"李师用济生大七气汤加减，行气调中，化瘀消积，俾肝脾疏达，气血通畅，积块自消。后又用十全益气养血，填固其本。

（本文原载《浙南中医药》2016 年第 4 期）

李阆侯先生癃闭验案三则

我师李阆侯先生，年逾八旬，行医乐清已六十余载，擅治内、妇科诸证，医学造诣深湛，临床经验丰富，故治效如响斯应，声誉斐然。先生医案颇多，兹选其癃闭验案三则，以飨同道。

例一：李某某，女，29岁，城关镇银溪大队人。患小便涓滴不通已数日，其苦痛之状难以言语，前医投清热利湿之剂未能见效，乃来就诊。证见小便点滴不通，两颧红色，夜寐不安。舌质红绛，脉细数。因思心与小肠相表里，且迭服清热利湿药罔效，断非在热重湿重例中求治。此即吴鞠通所谓"心用恣而心体亏""阳不下交于阴，阴为阳亢所损"。应以咸寒苦甘法，清营中之热而保离中之虚，方以清营汤加味。

处方：犀角5g（另煎），细生地15g，玄参9g，竹卷心6g，麦冬10g，丹参6g，黄连5g，金银花10g，连翘（连心）10g，鲜石斛10g（另煎），丝通草10g。连服二剂后，小便即通畅，睡眠即得安。

例二：周某某，年逾八旬，忽患癃闭，小便点滴不通，每日须往医院导尿一次，始得稍宽，须臾则仍胀闭，缠绵半月，医皆无效，痛苦万状，乃邀余诊治。诊得脉濡且弱，舌淡苔白润，自觉渐渐恶寒。此属阳虚里寒之候，法当温中通阳，佐以通透经络、渗湿之品。

处方：干姜10g，桂枝6g，党参12g，苍术、白术各10g，小茴香6g，茯苓10g，泽泻10g，羌活6g，防风6g，炙甘草5g。服二剂小便即通利，仍以原方增损，赓服数剂而瘥。

例三：周某某，男72岁，住城关镇银溪大队。患者初起时欲小便，但滴沥不爽，有时遗尿失禁，或溺溲如线，继则感尿道闭塞如有物阻状，下腹胀急迫，而不得溺，殊觉痛苦异常，经某医院诊断为"前列腺肥大并发急性尿潴留"。余往诊时，尿闭已旬日，脉来弦大而涩，舌苔厚腻质黯。经云"中气不足，则溲便为之变"。此为脾气虚弱，瘀湿内阻，州都气化无权使然，治宜益气健脾，利尿通瘀。

处方：黄芪15g，茯苓10g，猪苓10g，净槐米10g，两头尖6g，大枣4枚，炙甘草5g。药后小便已较前舒畅。复诊以原方加党参12g，当归5g。服后小溲渐通。

按：《内经》云："膀胱者，州都之官，津液藏焉，气化则能出矣""膀胱不利为癃。"癃闭其病变虽在膀胱，临床上以排尿困难，甚则小便点滴不出为主证，但因致病原因不同，故临证时，必须从局部联系到相关的脏腑经络、气血津液等，予以全面辨证，做到"同病异治"。例一，李师不囿于治癃之常法，别出蹊径，以清营汤治癃闭。根据"必伏其所主，而先其所因"和"心移热于小肠"等理论，抓住辨证关键，即患者脉细数、舌赤颧红、不寐等心营热盛的证候，宗《内经》"热淫于内，治以咸寒，佐以甘苦"之法，用清营汤加味，不治癃而小便自通。例二为脾虚里寒，阳不化水，膀胱气化失司之证，李师以干姜、茴香温中散寒；寓以春泽汤，即五苓散加人参，益气分利；少佐羌活、防风等足太阳经药，取其温散开提之功，合之共奏温土以御水寒、通阳以化湿浊之功。例三系中焦气虚，瘀湿内阻，升降不通，证属虚中夹实，故治疗上亦攻补兼施。用参、芪、草、枣补益中气；二苓健脾利湿；当归、两头尖、槐米活血祛瘀，通利溺窍，一升一降，一补一通，气化得行，小溲即通。以上三例案同是癃闭，但病同而证有虚实之异，故治法必须变通，方能药中病机，疗效堪称满意，由此可略窥我师临床经验之一斑。

（作者：周朝进，曹云霖　原载《湖北中医杂志》1981 年第 4 期）

周保康先生学术经验简介

先师周保康先生（1897—1973），名慕超，浙江乐清县人。自少长耽医籍，颇有心得，后随杭州唐氏，深得其传，归后悬壶于邑。行医凡四十余年，精于内妇，尤善治温病。先师治法谨严，遣药中肯，故每获良效。惟以诊务纷繁，未遑著述。

余追随先师之时不长，对其经验未能善加继承，今将昔侍诊所得和先师医案加以整理，然亦可窥其学术一斑。且限于水平，谬误之处，希请同志不吝指教。

学术见解

1. 注重脾胃学说

《素问·五藏别论》云："胃者，水谷之海，六腑之大源也。五味入口，藏于胃以养五藏气。"李东垣在《内经》关于脾胃论述的基础上，提出了新的见解，如《脾胃虚实传实论》中说："脾胃之气既伤，而元气亦不能充，而诸病之所由生也。"他认为人的元气充足，全赖脾胃健旺；若元气不充，则疾病就会发生，由此创立了升发脾阳的学说。清代叶天士继承了东垣学说，为弥补李氏偏重于脾胃之阳，忽视了脾胃之阴，又创立了养胃阴之法，使脾胃学说更臻完善。先师宗李、叶二家学说，尝谓：人以脾胃为本，五脏六腑，四肢百骸，全赖脾胃布输之营养。若脾胃一伤，气血不生，则元气不足，而百病乃作。故临症时，不论何脏何腑有病，而关于胃者，必从胃治，时时注意脾胃之功能，参以健脾培土，以促资化。同时又喜用六君子汤、二陈汤为衬方，或伍温通，或伍疏郁，或伍养胃，或伍消食，随症化裁，不一而足。薛立斋认为六君子汤为生阴血之主方。叶天士医案中，以二陈去甘草为底方独多，取其和胃理气化湿之功，嫌甘草味甘有滞湿壅气之弊。

2. 遗药平稳轻灵

先师用药多平稳轻灵，看似寻常，而切中病机，恰到好处，善于运用前辈成方加以化裁，喜用奇方而药味简洁，一般多九味，而配伍精当，尝谓自仲景《伤寒论》制一百十三方，而后世历代医家之方书，汗牛充栋，概示人立方遣药之规矩。我辈不可以板方衡病，方有板方，而病无板病，以板方治活病，尤如按图索骥也。如朱丹溪《局方发挥》云："然病者一身，血气有浅深，体段有上下，脏腑有内外，时月有久近，形志有苦乐，资禀有厚薄，能毒有可否，标本有先后，年有老弱，治有五方，令有四时；某药治某病，某经用某药……合是数者，计较分毫，议方治疗，贵乎适中。"先师认为，针法有宁失其穴，毋失其经；方药当宁失其方，毋失其法。必药求味味中病，方有寸度。如章虚谷云："理有一定而法无定，法有定而方无定，方有定而病则无一定也，执一定之方，治不定之病，其焉能合哉。"

3. 博取各家之长

先师每谓，医者不可执理而行，阅各家之说，从而取各家之长，以补各家之短，学古而不泥古，贵在造化。仲景之后，而金元四家之说，各抒己见，亦以补仲景之不足。刘元素偏于寒凉，云"六气皆从火化"；张子和则喜祛邪，善用汗、吐、下三法，谓"病之一物，非人身素有之也，或自外而入，或由内而生，皆邪气也，邪气加诸身，速攻之可也，速去之可也"；李东垣善用甘温升脾益胃；朱震亨则以"阳常有余，阴常不足"为旨，治则重滋阴降火。四家之说，均与其当时所处时代、地位和方土有关。故治病必须兼收并蓄，博取众长。学景岳好用温补，当知误补留邪之弊；师从正好施攻邪，亦应知扶正驱邪一面；学东垣喜于升阳益胃，当知其辛燥之虞；师丹溪善于养阴，亦须知其腻膈恋湿之嫌。

4. 论诊妊娠脉象

先师谓："妇人停经似孕，当须辨识。"认为妇人经停四至五旬，胎脉多主于两寸口，医者须全神贯注，潜心细察必应。该脉浮取则无，沉取入骨亦无，独中取其之间，脉来动而大，搏搏应指，与尺脉相比大有区别。妊娠三月以上，胎脉方见于尺，或左或右，此不可不辨。如《内经》所云："妇人手少阴脉动甚者，妊子也。"(《素问·阴阳别论》)"阴搏阳别"各家多解释为尺脉搏动别于寸脉，故古人论孕，脉多现尺。先师根据多年临床经验，认为"先见于寸，后见于尺"。

5. 论色脉证合参

先师临诊认真，询问微细，缜密诊察，才行辨证求因，审因论治。即《内经》所谓："能合色脉，可以万全。"(《素问·五脏生成论》)若以切诊代替四诊，探测病者心理，然后而海论纷纭，自称神明，此江湖习气也。而"动数发息，不满五十"，如此草率，方药何能熨贴？先师对舌脉殊有体会，临诊时不仅观舌苔之变化，且极注意唇舌之润燥，必要时每以指扪舌，以察津液是否有伤。寸口诊脉，辄取三部九候。其他如咽喉、齿龈、肌肤寒温等也都察验。经曰："色脉形肉，不得相失也，故知一则为工，知二则为神，知三则神且明矣。"(《灵枢·邪气藏府病形》)"神且明"，即经调查研究，全面明了病因耳。

验案举例

类中先兆

王某某，女，71岁。初诊：头偏右痛，头目眩晕，恶心欲吐，自汗津津，口出热气，右侧面部及牙齿觉痹，语塞不利，面色呈赤，小便少。舌质红、苔白滑，中现淡灰黑色，脉左关弦数，余脉沉濡。乃类中风先兆，欲作痉厥。宜当平肝息风、清降痰火，服观后效再商。

处方：天麻9g，钩藤9g，菊花9g，僵蚕9g，石决明18g，鲜生地24g，杭白芍9g，茯神9g，炒栀子9g，竹沥一瓶（冲），法半夏6g，甘草3g。

二诊：服上方二剂，眩晕头痛汗出均减，两颧亦淡，既切病机，仍以上法继续调治。

三诊：连服二剂，神色转常，胃纳已香，大便亦解，脉弦数，舌苔焦黄色，颇见功效。但右侧肌肉感麻，依前法增损，去炒栀子、茯神、法半夏，加牡丹皮、橘络、牡蛎等。

四诊：眩晕、麻痹均已大减，苔转黄滑，脉尚欠平。病虽见愈，但未稳定，嘱再服数帖以竟全功。

中络

屠某某，女，62岁。初诊：今晨发现口眼向右歪斜，咀嚼不便，语言謇涩，左眼不能闭合，流泪不禁，左侧耳后筋掣痛，面色赤，左侧微浮。舌红苔白，脉象弦紧。乃风邪入络，当宜祛风活血和络为治。

处方：秦艽6g，防风6g，荆芥穗4.5g，僵蚕6g，钩藤9g，丝瓜络9g，干地龙9g，赤芍9g，炒栀子9g，黄芩6g，甘草3g。4剂。

二诊：左眼已能开合，泪亦少，语言转利，唯项背感胀，咀嚼动时稍有斜，仍以原方去荆芥穗、炒栀子，加羌独活各4.5g、茺蔚子6g。连进5剂而收功。

按：此例为风邪入络，仿大秦艽汤意加减，祛风通络、清热理血，数剂而建功。

胃脘痛

林某某，女，58岁。初诊：近3个月来，胃脘隐痛，纳谷不馨，食后及夜间腹中饱满作鸣，大便溏泄，腰以下作胀，口淡。舌质淡、苔白，脉来细迟。当以温通脾阳，从东垣法中求之。

处方：炒白术9g，干姜3g，淡附子3g，茯苓9g，益智仁6g，陈皮6g，法半夏6g，当归身6g，炙甘草3g。3剂。

二诊：服上剂后，诸症大减，大便转好。唯纳少，精神不足，下肢酥软乏力，照前方加狗脊12g、合欢花9g。连服3剂，诸症悉除，再嘱服香砂六君丸，健脾和胃以善后。

陈某某，男，43岁。初诊：胃脘疼痛时作，痛时稍进食即宽，嗳气，泛吐酸水，不思饮食，两胁闷痛，腹中作鸣，头昏晕，夜寐不深。舌苔白，脉象细滑。证属脾胃虚弱，肝气横逆。以疏肝理气、健脾化湿为治。

处方：茯苓、白术、白芍各9g，川厚朴、枳壳、橘红、法半夏、左金丸各6g，广木香、甘草各3g，生牡蛎30g。3剂。

二诊：服上药后，吐酸已除，胃脘痛亦减轻，但痛无定处，痛时嗳气则宽，仍以原方增损。

处方：乌药、白芍、白术、乌贼骨各9g，川厚朴、枳壳、橘红、法半夏、左金丸各 6g，佛手柑 6g，甘草 3g。3 剂。

三诊：胃痛，仅有小痛，胃纳不香，舌红苔白，脉来细弱。肝气虽舒，脾胃仍亏，议以香砂六君子汤去砂仁，加干姜、乌梅、绿萼梅。迭进数剂而瘥。

按：胃脘痛虽病机多端，但不外脾胃虚寒、阴虚胃热、肝气犯胃、脾虚不运、饮食失节等所致。如林案，为脾胃虚寒，中州失乎冲和，疼痛乃作。先师以附子理中汤加减，温阳健脾，振复中州。陈案为劳倦伤脾而运化失健，肝郁犯胃，气滞作痛，故以景岳解肝煎增损，用芍、甘酸甘以缓中，加左金苦辛以通降，其余枳、术、二陈等以奏化湿行滞、调理脾胃之功。二例俟症状消除后，均用香砂六君善后。

盗汗

林某某，男，29 岁。初诊：夜寐不深已数年，服安眠药后时好时差，近几日寐时盗汗，多在心窝部。纳谷不香，面色不华。舌苔白薄，脉细濡。前医进麻黄根、浮小麦敛汗药鲜效。改拟滋养心肾之剂，或许贴切。

处方：柏子仁 9g，酸枣仁 9g，芡实 9g，怀山药 12g，山萸肉 6g，桑螵蛸 9g，牡蛎 18g，茯苓 9g，白术 9g。赓服数剂而瘥。

按：汗为心液，肾主五液。此例心肾素亏，水火不济而失乎敛藏，故时汗出津津，独在心窝，法当交济水火、养心滋肾。先师尝谓："盗汗不可妄用敛汗，当从心肾着手。"

血淋

周某某，女，23 岁。初诊：以往曾患血淋，近几日小便短少夹鲜血，溺时作痛，腰际及足跟作痛。神倦乏力，胃纳不佳。舌红苔白，脉来细数。既有小肠之热，又有膀胱之湿，湿热搏血，取神效琥珀散合导赤散意图治。

处方：琥珀屑 3g，潼木通 6g，车前子 9g，赤茯苓 12g，广木香 3g，真阿胶 9g（烊化），麦冬 9g，白茅根 15g，地榆炭 12g，连翘 12g，炒山栀 9g。服 2 剂。

二诊：今日溺血已减，溺后坠痛，溲少，苔脉如前。

处方：猪苓 6g，茯苓 9g，真阿胶（烊化）、白糖参各 4.5g，白术 9g，川续断 9g，白茅根 15g，车前子 9g，生甘草 3g。4 剂。

三诊：溺血已止，仅小便短黄，精神倦怠，于前方加怀山药 15g，数剂而愈。

按：《素问·气厥论》说："胞移热于膀胱，则癃溺血。"血淋之病不外于热。此证属阴虚而湿热下注膀胱，热与水结，热甚搏血。若"利"则阴液更伤，而"止"则湿热鸱张。故初诊用神效琥珀散合导赤散意，通淋利窍，育阴止血；二诊寓猪苓汤法，育阴利水为治。

癫狂

陈某某，女，15岁。初诊：精神失常已三四日，因失钱惊吓而诱发。症见神识模糊，亲友不认，两目直视，自言自语，或语无伦次，食纳少进。舌红苔白，脉来弦劲而滑。此惊恐伤心，心气一乱，则神不守舍，法当安神宁心，豁痰开窍。

处方：珍珠母24g，龙齿9g，远志9g，朱茯神9g，郁金6g，天竺黄9g，川贝母4.5g，僵蚕9g，鲜生地黄24g，炒山栀9g，另予牛黄清心丸一粒化吞。

二诊：服上方后，神识略清，直视亦和，但言语尚乱，夜间少寐，再以前方加琥珀末3g。

屠某某，女，31岁。初诊：神识痴呆，烦躁不宁，坐立不安，心悸怔忡，夜不入寐，目直视不转，面色㿠白，胃纳不振。舌苔白，脉象细滑。证属心怀不遂，久郁生痰，痰迷神明。宜养心安神，佐以开郁涤痰。

处方：朱茯神9g，远志6g，酸枣仁9g，龙齿9g，合欢花9g，川菖蒲3g，法半夏6g，太子参9g，白芍6g，夜交藤30g。

二诊：药后病情未见减，再用上法，去夜交藤，加橘红6g，生铁落60g。

三诊：服上方夜能入睡，食欲增进，坐立也安静，宗原法再进。

按：《难经》曰："重阴者癫，重阳者狂。"癫久则成狂，狂久则现癫，故癫狂常多并称。例一为惊恐过度，伤及心气，如《素问·举痛论》云："惊则心无所倚，神无所归，虑无所定，故气乱矣。"气乱则神志蒙迷，先师用珍珠母丸加减合牛黄清心丸。例二则为忧思太过，久郁气结，浊痰聚蔽心窍。"思则心有存，神有所归，正气留而不行，故气结矣。"（《素问·举痛论》）法用养心神、开痰郁为治。先师云："癫必痰祟。"叶天士亦认为："癫由积忧积郁，病在心脾包络，三阴蔽而不宣，气郁则痰迷，神志为之混淆。"故每以法半夏、橘红、川贝、天竺黄、竹茹或竹沥等品相参。

产后盗汗

项某某，女，25岁。初诊：产前感冒。现产后已七天，恶露未净，小腹疼痛，夜间盗汗，头痛鼻塞，咽痛痰多。舌苔黄色，脉濡而数。此产前伤风，又产后营血虚，当以桂枝汤法。

处方：桂枝 3g，白芍 9g，炙甘草 3g，当归 9g，浙贝母 9g，瓜蒌皮 9g，桔梗 5g，炒栀子 12g，连翘 10g，玄参 12g。

徐某某，女，22 岁。初诊：产后十一天，恶露未净，夜寐不安，心悸惊恐，盗汗，纳呆，乳少，面色苍白。舌淡苔白，脉细弱。病系气血亏损，营卫不足。并当归补血汤、黄芪建中汤和桂枝加龙牡意。

处方：当归 6g，生黄芪 12g，桂枝 3g，炒白芍 6g，炙甘草 3g，牡蛎 18g，龙骨 12g，白术 9g，茯神 9g，丹参 9g。

二诊：药后诸症均见减轻，但稍有咳嗽，依原方加化痰之品。

按：产后多虚羸，血少气弱，冲任空虚，营卫不固，或见发热，或见心悸不宁等等。先师喜用当归补血汤、黄芪建中汤为底方加味。如例一因产前感冒，体属产后新虚，营卫未和，纯补则留邪，祛邪则伤正，故以桂枝汤加味，参以祛风化痰之品。例二为气血亏损，诸症悉俱，以当归补血汤、黄芪建中汤和桂枝加龙牡汤合方，补气血，和营卫，敛阴液。

随师临证治疗胃病的体会

吾师周保康先生，年近古稀，行医于乐清，已四十余载，学识渊博，医理精通，授徒教读，背述如流，讲解微妙，引人入胜，临症治疗，亦多应验。兹选录不同治法之胃病医案，借以窥吾师临症之一斑。

例一：倪某某，女，38 岁。初诊：病已三年，起于生冷不节，饥饱失时。现症见食后胀痛，剧痛则牵引背部；以手探吐后腹中始宽，吐出物多完谷或夹黏痰，轻时可向右侧伏卧，独不能向左卧下，重则吐后仍作痛。平时常觉心下作嘈，胃纳不开，食稍多即觉不舒，有泛恶感，大便溏薄；又诉月事不调。肌肉羸瘦，面色㿠白不华。舌质淡，苔白薄，脉细弱。此乃脾胃阳虚，运化无权，以致血虚、气机不调，湿痰阻滞。拟温中理气，佐以养血之品。

处方：西潞参、白茯苓、炒白术各 9g，法半夏、白芍、陈皮各 6g，当归身 5g，炙甘草、广木香各 3g，淡干姜 2.5g，春砂仁 2g。

服药后，腹中较舒，食欲略增，大便溏薄，脉舌如前，精神转佳，宗原法调治。共诊五次，服药十一剂，诸恙已瘥。其中第四诊出现大便闭，改用四君子汤加当归、芍、陈皮、柏子仁、酸枣仁、天花粉。

例二：陈某某，男，64岁。初诊：年逾花甲，脾阳素虚。近数日脘腹作胀，胃纳不香，口味淡，食后呕吐泛酸。大便溏，四肢感冷，面呈苍白，色无光彩。舌质淡、苔薄白，脉象细迟。衰年寒湿阻遏阳气。拟与大辛大热之附子理中汤加味，以期温中祛寒、补气益脾。

处方：甘附子、淡干姜、炙甘草各3g，炒白术9g，云茯苓、潞党参各12g，益智仁、广陈皮各6g。

复诊：腹痛、胀痛已瘥，面色较好，纳谷较佳，大便略溏，中州虽渐振复，但脾胃仍虚，前方加怀山药15g、广木香3g。共诊三次，服药八剂而瘥。

例三：蔡某某，男，46岁。初诊：胃痛缠绵已久，屡医未获根治。痛时自觉有气块自下冲上作痛，按之作嗳气，痛极欲呕，牵及背身及胁肋胀痛。舌红苔白，脉沉弦而数。此因恼怒不舒及思虑过度，致肝气郁结，脾土衰弱，肝木横逆，厥阴克犯阳明。宜平肝调气法。

处方：川厚朴、陈枳壳、广陈皮、台乌药、法半夏、白芍各7g，生甘草、吴茱萸各3g，川楝子9g。

复诊：气结上冲已减，胃脘尚有隐痛，背胀、胁痛如故，脉象弦沉，前法去吴茱萸、乌药、川楝子，加煅瓦楞子30g、左金丸6g、佛手柑4.5g。

三诊：气结全消，胁痛、脘胀已减。

四诊：诸恙悉除，唯食欲不振，食后微有饱满，舌质淡红，苔白，脉象细濡，以六君子加味调补，取其健脾益胃、通和胃气之意。

例四：彭某某，男，33岁。初诊：昨日聚餐，饮食过多，后觉胃脘饱满，嗳腐吞酸，大便不泻。今日脘腹胀痛，肠鸣辘辘，头痛眩晕，大便未下，有后重感，四肢无力。舌红苔白，脉沉滑。乃纳谷太过，致脾胃运化不及，宿食湿痰停滞。以健脾燥湿、消食导滞为治。

处方：广藿香、云苓、神曲、泽泻各9g，川厚朴、江枳壳、广陈皮、法半夏各7g，紫苏叶4.5g，生甘草3g。

复诊：胃痛已宽，嗳腐亦减，大便溏薄，有后重感，舌红苔白，脉滑。改用：白茯苓9g，泽泻、大腹皮、谷麦芽各9g，川厚朴、广陈皮、香连丸各7g，陈枳壳4.5g，生甘草3g。

按：脾胃功能失调，不能正常受纳磨谷，转输津液精微，致失冲和而出现疼痛等症。例一胃湿困遏，升降失司，故治以香砂六君子汤加味。例二为太阴脾土虚寒，较例一为重，但非阳气衰微欲脱之四逆汤证，故投附子理中汤，温脾阳，祛寒邪，健中焦。而例三属怒郁伤肝，肝气上冲，侮脾犯胃，故见脘痛连胁，予疏肝理气、和胃止痛之品，即奏疗效。例四系一时饮食不节，水谷停滞，脾胃失运，致脘腹痛、嗳腐、肠鸣、泄泻等症，故以和胃化湿、理气消食的藿香正气散加减，二剂霍然。

吾师治疗胃脘痛，辄以胃气为本，精确辨证地用药。虽胃脘痛病机多端，每当病邪衰减，即注意到健脾培土，以促使脾胃运化功能的恢复，例一、例三病后皆以六君子汤为基本，例二复诊即加木香、淮山药，例四以二陈汤合入，皆取其调和胃气之意，进一步理解李东垣先辈《脾胃论》的重要意义。

（本文原载《浙江中医杂志》1964 年第 8 期）

衣钵真传添杏雨，医灯续焰赖春风

——师承培养中医药人才的经验总结

2008 年秋，温州市卫生局开展以师承方式培养中医药人才工作，本人承蒙选聘，担任师承指导老师，带教我院郑万钦、周静伟、郑妙洁三位学生。通过三年来的培训工作，取得一点成绩，现将师承培养工作总结如下，并祈专家指教。

1. 夯实专业基础，深化中医基本理论

1.1 中医药学是中国传统文化的一脉，是体现、直接服务于人们的一个学科。系统了解传统文化，对于从传统文化的角度培养中医思维能力十分重要。我们从传统文化的不同方面，包括易、儒、释、道、四书五经、诗词书画等深入浅出地介绍中国传统文化。要求学生通读国学大师南怀瑾先生的《论语别裁》等书，提高他们学习传统文化的兴趣，了解传统文化与中医药学的关系，深化中医基本理论与基本思维方式。

1.2 "易医同源"，然在中医教科书中内容很少。唐代孙思邈在《千金要方》中提出："《周易》六壬，并须精熟，如此，乃得为大医。"要求学生除学习中医经典著作外，还要对《周易》有所认识。对运气学说，天干地支，六十甲子运行变化，一年运气司天、在泉，均应有所了解；了解一年中廿四节气的阴阳消长变化、太过不及的六淫因素，将其与人的健康、易患疾病等方面相联系。"法于阴阳、和于术数"，可应用于中医临床、预测疾病变化、把握人体生命规律，对预防和治疗疾病大有裨益。

1.3 中医四大经典是中医理论体系形成的重要著作，其不仅能有效地帮助人们掌握中医理论，而且一直指导着中医临床。学生普遍没有通读过，更没有完整精读中医经典著作。我们要求学生先通读四大经典，这将大大提高学生们的中医理论功底和临床辨证论治水平，更能使学生们体会到理、法、方、药的系统性和完整性。

在学习《灵枢》《素问》《神农本草经》《伤寒论》《金匮要略》等经典时，指导学生了解中医药学自古就有学派，有神农伊尹学派与黄帝岐伯学派之分。神农伊尹学派为汤液立法；黄帝岐伯学派主要为针灸立论。古代经方的起源和演革，是从上古神农时代始，在黄帝时代之前，处于考古学上的仰韶文化时期。"神农尝百草"，上古未有文字，经师承授受，代代相传，由后来者编述成《神农本草经》，并非空穴来风。后传承于殷商伊尹，伊尹据此述有《汤液经法》。迨汉代张仲景获《汤液经法》，结合自己的临床心得，广为《伤寒杂病论》。经方组方严谨，药味精少，疗效卓著，其关键在于剂量，中医"不传之秘，在于剂量"。要求学生掌握汉代剂量与当今剂量的换算，应用经方时，就能取得满意的疗效。

指导学生学习《本草纲目》时，针对学生对中药的认识很浅薄的问题，特别指出本草是治病救人的武器，必须十分熟悉药性，才能药到病除。要求：一要阅读《神农本草经》《本草纲目》《中华人民共和国药典》《中药大辞典》或《中华本草》，掌握 500 味中草药；二要熟悉每味中药之科属、成分、药理、性味、功能主治、用量等；三要熟悉中药原货和饮片的形状，要看、要闻、要尝、要摸，方能知其性味，要求在中药房至少实践一年。

2. 提高临床技能，掌握多种医技手段

师承教育具有很多特点，如能培养扎实的中医基础知识、发挥师徒双方的积极性、便于学习临床经验和学术思想、理论联系实践等。培养的学生多具有临床能力强、重视医德和文化学习等优点。三年来，通过跟师带教、临床实践、定期讲课、典型医案讲评、示范诊疗教学等多种形式的师承活动，在指导老师的指导下，继承人的中医理论及临床诊疗水平均得到不同程度的提高。

针对学生中医药理论和临床水平的掌握情况，我们将师承教育与中医院继续教育相结合，每年作四次专题系列讲座。

2.1 如何提高青年中医宏观辨证能力？如在基层，你是中医，有的患者会故意不回答你的问诊，先伸手请你诊脉，以此来判断你的水平时，你要怎样运用望、闻、问、切及其他中医诊断技术做出诊断？当然，也不排除借助现代诊断设备。针对这一问题，我们就讲《从中医体质学说谈诊断和防治》，以九种体质标准为纲领，提高青年中医宏观辨证水平。这样不仅增强了青年中医辨证论治自信心，而且增加了病人对医生的信任度。

又如，对青年中医论治常见病缺乏熟练的认证方法和系统的治疗手段的问题，我们就以一大系统中某一常见病为纲来讲座，结合个人临证心法进行指导。如呼吸系统就讲了《咳嗽证治心法》《慢性阻塞性肺病的中医治疗》；消化系统讲了《慢性胃炎辨证论治》；循环系统讲了《中医药治疗心律失常的新进展》。针对学生对中药的认识很浅薄的问题，讲了《中药的毒性、不良反应的分析和防范应策》《经方药用临床心悟》《中药颗粒剂临床应用》等。针对学生缺乏当前健康科普知识，难以回复病人医嘱的问题，就以世界卫生组织提倡的"维多利亚宣言"，专门做了健康科普知识《明白人生的真谛，把握健康之要诀》等讲座。

2.2 提高学生动手能力，掌握多种医疗技能。当前学生动手能力差，片面地认为中医治病就是开一张中药处方。如果辨证偏差，论治失当，遣药不效，那就黔驴技穷了。中医讲求"综合治理"，因此，一个好的中医师，除了把握精确的辨证论治和选用疗效卓著方药外，必须掌握多种中医适宜医疗技能。我们在夏令三伏天，教导学生搞冬病夏治中药穴位敷贴诊疗；冬令三九天，教导学生搞冬令进补拟膏方的技能，并做了《冬季养生与膏方调补》的讲座；还有中暑刮痧疗法、穴位埋线疗法、穴位注射疗法等，使学生掌握多种中医适宜治疗技能。

3. 坚持侍诊抄方，体悟老师心法医风

从师侍诊，学生通过"侍诊"实践，临证抄方，贴近临床，言传身教，耳濡目染，加强了中医辨证论治的临床基本功锻炼，提高了诊察辨治、遣方用药的领悟力；而且可以加深对中医"精诚""精勤""仁心""仁术""中和"等价值理念的理解和感悟，以及体会老师行医风范、医德医风，从而达到潜移默化的效果。

3.1 我在中医院担任中医内科主任中医师，每天门诊100多人，来诊病人除本市外，还有周边县市温岭、玉环、温州、瓯海、洞头、鹿西、永嘉、乌牛等地的病人慕名来诊。所诊的病种有内科、小儿科、妇科、男科、皮肤科、耳鼻喉科等，可谓是全科医生。所收治大量的各科常见病和疑难杂症病例，既是老师施展医技之地，更是学生得授心传法门之时。这样促使学生多学、多问、多做、多领会，不断提升临床诊疗水平，并可随时把老师独具经验的病例加以收集记录、总结与分析归纳，把老师临床实践中的应用体会、诊法心得、遣方用药心得、病案分析等，加以整理，撰写成文，一方面促进学生自己的医术提高，另一方面可锻炼并提高写作医学论文的水平。

三年来，学生共整理典型病案120份，记录读书笔记50篇，记录指导老师经验总结和临证心得体会40篇，撰写古典医籍指导临床工作的文章12篇。撰写论文6篇，其中4篇在杂志发表。如学生郑万钦撰写的《周朝进诊治变态反应病的经验举要》一文发表在《中医杂志》。

3.2 我对待病人的态度与他人有所不同。医生与病人，医生懂医术，病人生毛病，人权一样。病人是医生的衣食父母，我们的工资、奖金、福利，来源于诊病。如果没有病人，医生就喝西北风。因此，医生对待病人，常怀感恩之心，必须遵循古训"仁心仁术"。某些医生见病人很烦，病人一多就更烦恼，开口就训斥。一则病人被训斥不高兴，二则医生自己也生气，常易发生医患冲突。我每天接诊100多病人，最多达160多人次，科室人满为患（因无分诊护士帮助），乱哄哄的，实在也很烦。但是，我一直认真应诊，工作疲劳了，就与病人幽默一下，大家开心，疲劳也消除了。笑一笑，可促进脑下垂体产生脑啡呔（天然麻醉剂），能舒缓情绪，驱散疲劳。几十年如此，此亦良方，可促进医患和谐。这些处事方法也传于学生。

我行医另有一个特点，有点恻隐之心，多行方便他人。平日，病人大都是远道慕名来诊的病人，虽已到下班时间，但我不忍病人等待，而忍自己的饥肠，坚持看完来诊病人。此外，常常有病人买药品钱款不够，我在身上备有一定数量钱币，都可或借或给，临时帮助患者交纳一时欠缺的诊疗费或生活费，方便病人，每年可有数例。这些，既对学生起到示范作用，也是一种医风医德教育。

日月如梭，三年的师承培养已结业，现在学生都已圆满出师，他们的中医临证诊治水平都有了很大提高，成为新一代中医人才，于此薪火相传，后继有人。

（本文原载《浙南中医药》2011年第4期）

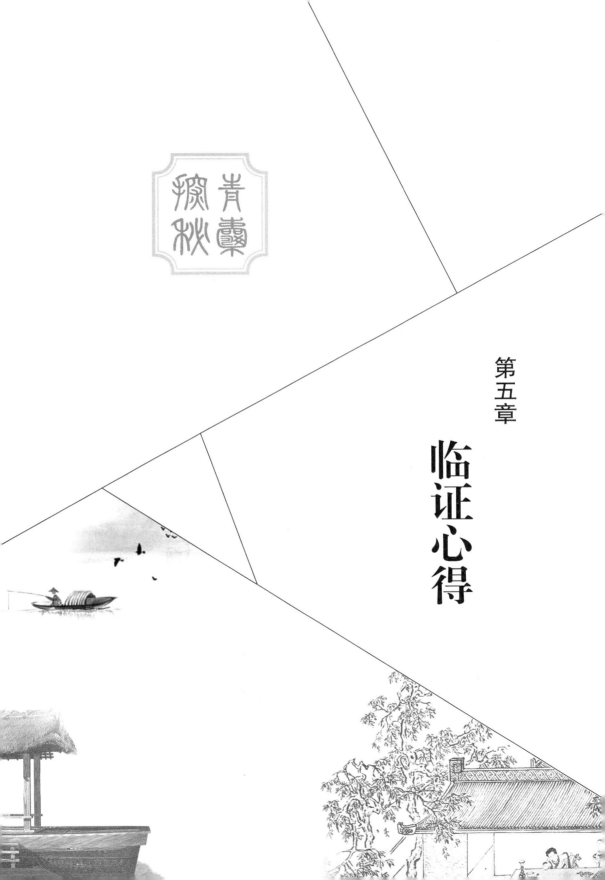

第五章

临证心得

疑难杂证辨治验案四则

临床常遇疑难杂症，皆经多家诊治，用过各种中西药，病情错综复杂，每在疑似之间，危象显现。若差之毫厘，失之千里。辨证时务必诊察入微，知常达变，谨守病机，圆机活法，放胆投剂，始能应手。反之，则多偾事矣。兹录验案四则，就正于同道。

室女癫狂，须虑瘀热闭结血室

例一：陈某某，女，19岁，学生。1996年2月9日初诊。

其母代诉，失眠，神识失常，谵语妄言近4个月。患者去年秋高考未能如愿，考入嘉兴某高中专。上学一月余，初起心情怫郁，失眠，思维紊乱，自语，继而彻夜不眠，乱语无伦，无法读书，请病假回家治疗。某医院诊为精神分裂症，住院治疗，服用氯氮平、奋乃静、盐酸丙咪嗪、盐酸异丙嗪、氯硝西泮等西药，住院20多天，病人狂躁不宁，或精神呆钝。家属要求出院，延请中医治疗。前医投以百合地黄汤、甘麦大枣汤、酸枣仁汤等安神宁心之剂，调治2个多月。患者仍癫痴不清，转来我院诊治。症见两目钝滞，神识痴呆，表情淡漠，或喃喃自语，语无伦次，胃纳不香，大便秘结。平素月经延期，经量少，经色紫黯挟血块，此次月经推迟50天未至。面色红赤，面部血络红紫曲张显露。舌尖红、边紫，苔薄黄，脉来细弦。证属情志怫郁，久郁五志化火，气血逆乱，郁火痰瘀闭阻胞宫，上扰神明。拟解郁涤痰、活血化瘀为治。

处方：柴胡7g，枳壳7g，制香附7g，赤芍15g，丹参15g，当归6g，川芎5g，红花3g，桃红10克，远志7g，胆南星6g，郁金12g，珍珠母45g（先煎），桔梗10g，牛膝10g，熟大黄10g，炙甘草3g。10剂。

二诊：药后，意识渐清，夜能入寐，但仍少睡，面部潮红渐减，血络较前转淡，月经已来潮，经色紫黯有血块。舌脉如前。仍以原方去丹参，加牡丹皮7g、炒山栀10g、黄连3g。10剂。

三诊：药后神识已清，能主动对话，言语清楚，胃纳如常，大便亦调。面部血络渐淡。舌红、苔薄白，脉来细缓。效不更方，仍宗原法选进。

处方：柴胡、枳壳、牡丹皮、当归、天竺黄、胆南星各 7g，桃仁、牛膝、香附各 10g，川芎、红花、炙甘草各 3g，赤白芍、郁金各 12g，丹参、酸枣仁各 15g。嘱其带药连服 21 剂。由其母陪伴返校，边读书，边治疗。

四诊：来信言神识已正常，上课能理解，注意力能集中，夜寐亦安，胃纳如常，大便通畅，月经正常。为巩固疗效，拟调和气血、补益冲任、消痰化瘀之品。调理一月，诸症悉除，学习成绩优良。随访至今健康，已毕业分配工作。

按：本例证属癫狂，病因室女冲任未充，月经延迟，适值高考成绩不遂而忧郁。气郁则血滞瘀阻，气血逆乱，上扰神明，以致意识混乱。细究前医投以安神宁心法，然药未能切中肯綮。因思医圣张仲景有立妇人杂病热陷血室而致谵语一证。前贤王清任立不眠属血府血瘀，用血府逐瘀汤；癫狂乃气血凝滞脑气，与脏腑不接，用癫狂梦醒汤之训。临证时，抓住月经周期与精神障碍的关系，见患者月经延期，经血紫黯，颜面血络紫红曲张，舌尖边红紫，为冲任瘀阻，痰火上扰。投以解郁泻火、活血化瘀、涤痰开窍之品，药证中鹄，病即霍然。

斑疹神昏，急当泄热凉血开窍

例二：陈某某，女，21 岁，保幼员。1997 年 6 月 3 日初诊。

家属代诉：两侧颈部、手背和上肢伸侧红斑疹伴发热，关节疼痛，反复发作 1 年。5 月 13 日病情加重，高热（41℃），全身红斑疹，咯血，气促，胸腹胀满，四肢抽搐，神志不清。经温州某医院多项检查示有胸腹水；血红蛋白：89g/L，血沉：58mm/h，抗–DNA26.4%，抗–dsDNA（＋），ANA（＋），抗 ENA（＋），IgG 增高，C3 降低。诊为系统性红斑狼疮。收住院 17 天，经用琥珀酰氢化可的松、雷公藤、先锋必针等治疗，咯血止，但余症未见减轻，病家要求出院转我院诊治。诊见夜间发热（38.7℃），多汗，面部及全身紫斑疹，咳嗽气促，神志模糊，胸腹胀满，大便溏呈血性挟涕样物，倦怠乏力，口腔及口角溃疡糜烂作臭。舌质紫绛，苔焦黄而燥，脉象弦数。病属系统性红斑狼疮，致多脏器多系统损害。证属热毒炽盛，热迫营血，危象毕露。法当急投泄热解毒、凉血开窍、滋阴行水之品。

处方：犀角粉 1.2g（吞），生石膏 60g（先煎），生地黄 15g，牡丹皮 10g，赤芍、白芍各 15g，北沙参 15g，麦冬 12g，玄参 15g，黄连 5g，紫草 30g，知母 10g，防己 15g，葶苈子 15g，制大黄 10g，虎杖 15g，白花蛇舌草 20g。5 剂。另予紫雪散 1.5g×2 支，每日 2 次，吞服。

二诊：身热已减（37.5℃），咳嗽气促稍平，大便日解二三次，神识模糊，倦疲乏力，舌象转红绛、苔黄燥，脉来弦数。病情已有转机，仍以原法再进。

处方：生石膏 60g（先煎），玄参 15g，知母 10g，板蓝根 15g，生地黄 15g，牡丹皮 10g，赤芍、白芍各 12g，紫草 30g，水牛角片 60g（先煎），玳瑁 10g（先煎），胡黄连 10g，苦参 15g，黄草斛 15g，麦冬 12g，蒸大黄 10g，虎杖 15g，白花蛇舌草 20g。5 剂。另予紫雪散 1.5g×2 支，每日 2 次，吞服。

三诊：身热已退，面部紫斑疹色已减退，口腔溃疡好转，神志时清时糊，少语。舌红绛、苔黄，脉弦数。仍以原方加大青叶 15g、石菖蒲 10g。7 剂。另予紫雪散 1.5g×2 支，每日 2 次，吞服。

四诊：神志转清晰，面部斑疹色红隐隐转淡，口腔溃疡已愈，胃纳尚可，大便日行一次，舌红，苔转白，脉来弦数。血常规检查示：血红蛋白 106 g/L，白细胞 $5.2×10^9$/L，中性粒细胞 70%，淋巴细胞 26%，单核细胞 4%，血沉 12mm/h，血小板 $182×10^9$/L。尿常规检查示：无异常。心电图：心率 98 次/分，余无异常。B超示：肝、胆、脾、两肾未见异常。X 线胸片示：两下肺纹理增多增粗，未见实质性病变。肝功能示：正常。病情向愈，然血热阴伤，余热余毒未净。宜滋阴凉血、清热解毒为治。

处方：炙鳖甲 10g（先煎），水牛角片 60g（先煎），生地黄 15g，牡丹皮 10g，赤芍、白芍各 12g，升麻 12g，紫草 30g，麦冬 12g，知母 10g，玄参 15g，川石斛 15g，虎杖 15g，苦参 15g，板蓝根 15g，白薇 12g，地骨皮 20g，白花蛇舌草 30g。10 剂。

服上药后，7 月 3 日患者赴上海某医院复查，体检一切正常。归后，再予凉血解毒、益气养阴之品，调理半月而安，随访至今健康。

按： 系统性红斑狼疮系一种可累及心、肾、肝、脑等多脏器、多系统损害的全身性免疫性疾病。病变多端，证候复杂。目前仅靠激素可缓解症状，但需长期依赖，且极易复发。本例接诊时，持续高热，关节疼痛，口腔溃疡，气促，胸腹胀满，有胸腹水，全身红斑疹色紫，咯血，神昏不语，舌质紫绛，苔焦黄燥，病情危重。以其病理损害部位及证候所见，则从卫气营血辨证入手。此乃热毒炽盛，充斥气血，灼伤营血，扰乱心神。亟投大清气血、泻火解毒、凉血开窍、滋阴行水之品，方用清瘟败毒散合己椒苈黄丸化裁，加紫雪散。俟热退、神清、水去后，继以《金匮》升麻鳖甲汤合犀角地黄汤随证加减，清热解毒，滋阴凉血，调治匝月而安。

血崩危候，亟投益气摄血固脱

例三： 叶某某，女，18岁，学生。1996年4月13日初诊。

主诉： 月经淋漓一月，继而血崩11天。患者原有血小板减少病史，1996年3月适值月经期，月经淋漓不断已一个月，继而经血如崩，夹有血块，住入我市某医院。予以新鲜全血输血、人血丙种球蛋白注射液、强的松等治疗，但经血仍如崩如注，夹紫色血块。再予输血小板，仍然血崩。也用过朝鲜参、云南白药、童便等止血，仍然如故，束手技穷。特来邀中医会诊。见患者血崩如注，住院已40余天，依靠输血支持。面色㿠白，眩晕，动则气短，精神萎顿，四肢厥冷。口唇、舌质淡红而胖，苔薄白，脉来微细。证属危候，冲任失约，统摄无权，气虚血脱。治当急投益气摄血、敛阴固脱之品。

处方： 生黄芪60g，参三七粉6g（吞），牛角䚡30g（先煎），生白术30g，生熟地各15g，煅龙牡各30g，花蕊石15g，侧柏炭15g，地榆炭15g，藕节炭15g，川续断15g，阿胶12g（烊化），血余炭12g，艾叶炭12g，茜草炭12g，炙甘草5g。2剂。

二诊： 上药服后，血崩即停，再予原方3剂，以资巩固疗效。继以人参养营汤增损，双补气血，培益脾肾，调养半月而收功。随访时得知，家属恐其月经周期再度血崩，赴外地医院行脾切除术，现健康。

按： 本例血崩月余，症见面色㿠白，眩晕气短，四肢厥冷，唇舌淡而脉微细。证属气随血脱，病情危急，有形之血不能速生，无形之气急当速固。急当益气摄血、止血固脱为要。方用张锡纯化血丹合胶艾汤加减。方中重用黄芪、白术、三七益气固脱。三七乃"止血之神药"（《本草新编》），辅以花蕊石"其功专于止血"（《本草纲目》），牛角䚡主"治妇人崩中下血不止"（《太平圣惠方》）。配合胶艾、熟地黄、续断、甘草补血止血，调补冲任。参伍地榆炭、侧柏炭、茜草炭、血余炭、藕节炭等大队炭药，以壮大止血阵营。再以煅龙牡收敛固脱。方证剖切，药专效宏，力挽狂澜，终于气复血止，转危而安。

久泄不禁，当贵脾肾温补命门

例四：胡某某，女，38 岁，干部。1998 年 4 月 18 日初诊。

主诉：反复腹痛，大便泄泻 3 年余。患者素体虚弱。1995 年 4 月上旬因发热，咽喉疼痛红肿，某医投以生石膏、大青叶、银翘等和抗生素类西药数日，身热咽痛虽解，但此后大便泄泻，日行 2～3 次，迁延不愈。曾在附近各医院诊治过，经胃镜、结肠镜、直肠镜、造影等检查，未见异常，服用过多种中西药罔效，怀疑肿瘤，建议赴上海大医院进一步确诊治疗。患者忧心忡忡，特来邀诊。刻诊：每日大便时溏时泄，日行 3～4 次，无黏液，无血丝。腹痛肠鸣，饮食减少，消瘦，精神疲惫，面色萎黄憔悴，自觉腰骶部及下肢冷痛。月经延迟，性事淡漠，白带清稀。舌淡红、苔白，脉来沉细。证属脾肾虚寒，命门火衰。法当温补脾肾，益火涩肠。

处方：鹿角片 12g（先煎），淡附片 10g（先煎），干姜 7g，肉桂 3g，巴戟肉 12g，益智仁 6g，煨肉豆蔻 7g，补骨脂 6g，五味子 10g，淡吴茱萸 6g，五倍子 10g，煨诃子 12g，乌药 10g，小茴香 5g，沉香曲 10g。5 剂。

二诊：服上药后，大便泄泻已止，腹痛亦除。唯觉腰骶冷痛，下肢不温。药已中病，仍以原方加沙苑子 15g、蛇床子 12g。5 剂。

三诊：大便泄泻已愈，饮食增加，体重亦增，面色转华，腰痛肢冷亦好转。舌红苔薄，脉来细。再拟益气补肾为治。

处方：生黄芪 30g，党参 15g，白术 15g，熟地黄 15g，山萸肉 15g，沙苑子 15g，菟丝子 15g，枸杞子 12g，川续断 12 兜，焦杜仲 12g，巴戟肉 10g，淫羊藿 7g，仙茅 7g，怀山药 30g，桂枝 3g，益智仁 5g，补骨脂 5g，牛膝 10g。续进 5 剂而瘥。

按：本例禀赋素虚，因过用寒凉药，致伤及脾阳而泄泻，且迁延 3 年，久泄不禁，伴腰膝冷痛，神疲肢冷，性事冷淡。辨证属脾肾阳虚，火衰肠滑。诚如许叔微所言，久泄之病"不可全作脾虚"，当责乎脾肾。叶天士亦谓"久泻无有不伤肾""久泻必从脾肾主治"。治宜温补脾肾，涩肠止泻。方中鹿角、附子、肉桂、干姜、巴戟肉、益智仁温肾助阳，补益命门；肉豆蔻、补骨脂、吴茱萸、五味子为四神丸，合五倍子、煨诃子温补脾肾，涩肠固脱；再以乌药、小茴香、沉香曲温暖下焦，行气止痛为佐使，切中病情，故建功亦速欤。

误诊纠正验案举隅

临证时因四诊失乎周详，辨证失乎细密，疏忽现代医学检查和辨证辨病相结合，致使误诊误治，临床屡有发生。今择数例误诊误治纠正验案，公诸于众，引以为戒。

便溏色白，并非脾阳虚弱

例一：张某某，男，45 岁，已婚，干部，1994 年 8 月 21 日初诊。

患者 2 个月前出差外地，突发高热、黄疸、腹痛，在外地医院急诊，诊为急性胆囊炎并发多发性胆囊结石，行胆囊切除取石手术。出院返里后，一直上腹部痞满烦闷，呕恶嗳气，饮食无味，精神委顿，四肢乏力，大便溏泻，便色淡白，日行 2～3 次。前医曾治以益气健脾法，叠进香砂六君子汤、参苓白术散等 1 月而罔效，来我院邀诊。诊时舌红苔薄黄，脉细弦。细辨其证，证属肝胆疏泄失常，脾运失健，治拟疏肝利胆。

处方：柴胡 10g，郁金 15g，茵陈 20g，炒山栀 10g，香附 10g，陈皮 6g，枳壳 7g，赤白芍各 15g，金钱草 30g，川楝子 10g，白花蛇舌草 20g，红藤 15g，炙甘草 3g。服药 5 剂后，脘腹痞满好转，大便颜色转黄，次数减少。

二诊：原方加八月札 10g、六神曲 10g，再进 5 剂，痞满悉除，食欲亦增，大便色转黄，恢复健康。

按：本例为胆结石胆囊炎手术后，而见脘腹痞满、呕恶嗳气、食纳不香、便溏色白等症，前医见溏泻便白，诊为术后脾胃虚弱，迭进益气健脾之品，药石不中的，病情如故。盖胆结石胆囊炎术后，虽有形病变之胆囊结石已切除，而无形之肝胆疏泄功能仍然失常，肝气郁滞，胆汁排泄不畅，影响脾胃运化功能。诚如李东垣所谓："故凡脏腑十二经之气化，皆必借肝胆之气化以鼓舞之，始能调畅而不病。"其病因在肝，累及中州。改投疏肝理气之品，调理肝胆疏泄之"用"，则药证相符，病即霍然。

头晕目眩，毋忘颈椎病变

例二： 黄某某，女，53岁，已婚，农民。1995年9月12日初诊。

主诉： 眩晕已2月余，每在劳作后发作或加重，并有恶心吐痰涎，胃纳不香，耳闷耳鸣，精神倦怠，夜寐多梦。曾在某医院诊治，服用中西药收效不著，转来本院门诊。查阅外院血常规、脑电图、脑电地形图等报告均未见异常，前医曾投以半夏白术天麻汤加减未效，再改投天麻钩藤饮增损亦未效。诊时头晕目花，翻床倒屋，头部转侧活动则尤甚，闭目静卧则稍安。面色晦滞，舌质暗滞苔白，脉细缓无力。血压108/75mmHg。一时未能确诊，建议行颈椎X线检查。颈椎X片示：颈椎第5—7椎体前缘见唇样骨质增生，第5、6椎体后缘及两侧钩椎关节也有骨质增生。证属肾气亏虚，血瘀络阻，治拟补肾活血。

处方： 生黄芪20g，龟鹿胶各10g，熟地12g，山萸肉15g，焦杜仲12g，当归10g，赤白芍各15g，川芎7g，丹参15g，全蝎3g，天麻10g，牛膝10g，葛根15g，桑寄生15g，淫羊藿7g。服药7剂后，眩晕即减轻。二诊于前方去全蝎、天麻，加龙牡各15g。续服半月，眩晕若失，改用全鹿丸以资巩固疗效。

按： 本例眩晕，而见翻床倒屋，又呕恶多痰，血压正常，每易误诊为内耳性眩晕，认证为痰浊中阻而遣祛痰止眩之味，致辗转数日未效。《灵枢·海论》有"髓海不足，则脑转中鸣，胫酸眩冒，目无所见，懈怠安卧"之论，细究病因，此证乃因年轻时负重劳作过度，中年以后，天癸闭竭，肾精虚亏，骨髓空虚，骨骼失养，骨质增生，伤及经脉，气血运行不畅，致使血瘀气阻，清窍失充而现眩晕。遂改拟左归丸加减，补肾填髓，佐以活血化瘀，俾骨髓充而脑海得养，经脉通而气和血活，则眩晕除矣。

阳痿尿频，还须竞委寻菌

例三： 王某某，男，33岁，已婚，商人，1995年3月24日初诊。

主诉： 阳痿2年，伴小便淋沥点滴，反复发作3个月，曾服用中西药，症状时轻时重，疗效不著，转来我院邀诊。诊得患者结婚7年，已育1女。近3个月来排尿无力或淋沥不尽，阳痿而不起。面色不华，精神疲惫，腰膝酸软。舌淡红、苔薄白，脉来细弦。尿常规示：蛋白（－），白细胞2～5/hp，红细胞 0～3/hp，上皮细胞少许。证属恣情多欲，致肾气虚弱，阴精不足。拟补肾壮阳，投以赞育丹加味，选进 21 剂。

复诊：病症未减轻，细忖药证亦符，但未奏效，知其中必有蹊跷。再三询问，得知 3 年前在南方经商时有过不洁性行为，遂行前列腺分泌物检查，示：白细胞（＋），红细胞 3～6/hp，上皮细胞（＋），卵磷脂小体（＋＋），淋球菌（＋）。诊为淋菌性尿道炎、前列腺炎。证因感染湿热邪毒，遂改用清热通淋为治。

处方：蒲公英 30g，败酱草 30g，苦参 15g，知柏各 10g，虎杖 15g，牛膝 10g，萆薢 15g，车前子 15g，土茯苓 30g，六一散 30g（包），生地黄 15g，生薏苡仁 30g，瞿麦 15g。服 7 剂，并配合以普鲁卡因青霉素 480 万 U，一次分两侧臀部肌注；四环素片 0.5g，每日 4 次，口服，共 7 天。

再诊时，尿频、尿短、淋沥消失，前列腺分泌物检查示淋球菌（－）。为巩固疗效，再予原方 7 剂，并予四环素片同上剂量续服 7 天。四诊时拟知柏地黄汤合二仙汤、五子衍宗丸加减，滋肾起阳，阳物渐起如初而收功。

按： 本例初诊时仅注意患者主诉阳事不起、小便淋沥无力等表面假象，以及面色不华、神倦腰酸等症，而未详细询问发病过程和进行全面检查，误辨为肾精不足，误投益精壮阳之药，以致病情不减。后经反复细致询问和现代医学检验，辨证辨病结合，中西药配合而获效。正如《医门法律》所说，医家临诊时，"问者不觉烦，病者不觉厌，庶可详求本末，而治无误也"。可见四诊合参，配合现代医学检查，全面分析，中西医结合十分必要。

（本文原载《中医杂志》1998 年第 1 期）

风药治疗疑难杂症一得

风为六淫之首，为百病之长，其性善行而数变。风邪为患临床多见，且易变生疑难杂症。笔者运用风药因病随证辨治，每获良效，兹将临证一得介绍如下。

口舌奇痒用荆防败毒散

林某某，男，27岁，工人。1997年7月3日初诊。

主诉：口舌发痒2月余。2个月前觉口舌发痒，日渐加重，继而奇痒难忍，曾在附近几家医院及地市医院耳鼻喉科、口腔科诊治过，未见口腔口舌异常病变，经用抗过敏、抗生素等西药治疗乏效，而转我院诊治。刻诊：自觉口舌发痒难忍，以舌体屈伸，由门齿搔痒，但越搔越痒，苦不待言。询其无发热头痛，食欲如常，大小便亦顺。舌红、苔薄白，脉浮滑。再三审证，证属风邪上受，搏犯舌窍使然。治拟发散解表，疏风祛邪，方用荆防败毒散加减。

处方：荆芥6g，防风6g，羌活10g，柴胡6g，前胡6g，桔梗6g，川芎6g，茯苓10g，枳壳6g，僵蚕10g，蝉蜕10g，葛根12g，炙甘草3g。3剂。

7月6日复诊：服上药后患者觉口舌已不再痒，十分欣喜。药已中的，效不更方，再于前方中加生黄芪15g、太子参15g，又服5剂，患者口舌奇痒悉除。三诊嘱其服玉屏风口服液，以资巩固疗效。

按：本例主诉舌痒，《内经》有"心气通于舌""诸痛痒疮，皆属于心"之论。心之为物，在天为热，在地为火。其病位虽在舌，但无火热之征，辨证颇难入手。再究风邪特性，风为阳邪，其性开泄、向上，中人每从口鼻肌表而入，且风性主动，善行而数变。本案唯见舌痒，探其病源，系风邪上受，首犯口舌鼻咽，真气抗争而相搏于舌，故见舌痒。乃投荆防败毒散疏风祛邪，透达表气。风邪外泄，则舌痒霍然而愈。

头痛投菊花茶调散

谢某某，男，19岁，中学生。1996年5月30日初诊。

主诉：头痛，理解力和记忆力下降3月余。3月前因感冒发热头痛，服用西药热退后，但头顶痛日渐加重。初起上课时课文尚能入目，继而头痛脑胀，无法阅读思考，理解力、记忆力受阻下降。经多家医院中西药治疗罔效，转来我院诊治。诊见神志清楚，语言清晰，胃纳如常，二便亦调。仅言头痛脑胀，听课难以入耳，看书难以入目，情绪烦躁不宁。舌红苔白，脉象弦滑。脉证合参，证属外感风寒，郁而化热，阻遏清阳。治以疏风散邪，通络解痛，方用菊花茶调散加减。

处方：桑叶 10g，菊花 10g，羌活 10g，防风 10g，天麻 10g，僵蚕 10g，荆芥 7g，白芷 5g，细辛 1g，川芎 7g，酒大黄 7g，地龙 7g，葛根 15g，龙齿 12g（先煎），炙甘草 3g。7 剂。

6 月 6 日二诊：服上药后，头痛大减，已能看书听课，舌脉如前。仍以原方去荆芥、防风，加白蒺藜 15g，珍珠母 30g（先煎）。赓服 7 剂，诸症若失，已能正常上课。

按：本例头痛为感受风寒，治疗失宜，郁而化热，上扰蒙蔽清空，而致头痛脑胀，影响读书。古云："伤于风者，上先受之。"汪昂有谓："头痛必用风药者，以巅顶之上，惟风药可到也。"故投以川芎、羌活、白芷、细辛、桑叶、菊花、荆芥、防风等风药，疏风热，开清阳，利头目为君；又辅以天麻、僵蚕、地龙、龙齿息风解痉；再佐以酒大黄清热泻火，葛根发表解肌；甘草为使，调和诸药。药力彀中，诸症若失。

背若虫行遣麻黄附子细辛汤

石某某，男，35 岁，农民。1997 年 5 月 13 日初诊。

主诉：背部如虫蚁爬行 3 年余。曾在附近几家医院皮肤科、神经科往返诊治，诊为"皮肤瘙痒症""神经性皮炎""成人痒疹"等，用过扑尔敏、安定等抗组胺类和镇静止痒药，鲜有疗效。亦曾请中医诊治过，服用多剂清热凉血、解毒止痒之剂，病情如故。特来我院邀诊。刻诊：自觉背部皮肤如虫爬蚁行难忍，但不发痒。平日易感冒，头额胀重，鼻塞不闻香臭，情绪烦躁，纳差，肢倦乏力。舌淡红、苔白厚腻，脉象沉细。证属叠感风邪，卫阳虚弱，达邪无力。治法当温阳助卫，疏风透表，方宜麻黄附子细辛汤加味。

处方：生麻黄 6g，淡附片 10g（先煎），细辛 2g，白芷 6g，川芎 10g，荆芥 10g，防风 10g，苍术 12g，羌活 10g，葛根 30g，藿香 30g，苍耳子 15g，辛夷花 10g，桑枝 15g，炙甘草 3g。5 剂。

5 月 19 日二诊：服上药后，每日有喷嚏连声，打喷嚏后头额及背部甚舒畅，虫蚁爬行感亦减轻。知药证相符，邪有出路，放胆投剂，原方再进 7 剂。

5 月 27 日三诊：诉鼻窍流黏稠鼻涕甚多，头额胀重大减，背部皮肤蚁行感不显，再以原方加生黄芪 30g、太子参 15g，迭进 6 剂，以巩固疗效。

按：《灵枢·刺节真邪》有谓："虚邪之中人也，洒淅动形，起毫毛而发腠理。……搏于皮肤之间，其气外发，腠理开，毫毛摇，气往来行，则为痒。"

本例系素体虚弱，卫阳不固，风邪乘虚而入，以致常易感冒，卫气必奋起抗争，相搏于皮肤腠理之间。然风性流动，善行而数变，风邪往来，邪势弥漫，正不达邪，故见皮肤如虫蚁爬行之状。因此，遣用麻黄附子细辛汤温阳以助解表，托邪外出；再伍荆芥、防风、川芎、白芷、羌活等风药以祛风驱邪；又参葛根、桑枝解肌透表；又加苍耳子、辛夷花散风寒以通鼻窍。正气得充，祛邪得力，所患皮肤如虫蚁爬行之状即随风邪消遁矣。

（作者：莫振声，周朝进　原载《中医杂志》1999 年第 4 期）

龙胆泻肝汤治疗男科病症心得

男科病症多指阳痿、遗精、早泄、淋浊、子痛、死精、不育等有关男性功能和生殖机能异常之病症，临床多见于中青年患者。笔者应用龙胆泻肝汤加减辨治男科病症，获效较满意，兹将一得之见及验案举例如次。

阳　痿

阳痿一症，临证时多见于中青年。究其病因，前贤早有论述，与肝、肾最为密切。当然此时期，患者体壮气盛，肾气充盈，故与肝经尤为攸关。肝主疏泄而候筋，肝之经筋“结于阴器，络诸筋”，其病或“阴股痛转筋，阴器不用，伤于内则不起”（《灵枢·经筋》）。倘若情志郁结，肝失条达，或性事不遂，输泄不畅，或过食肥甘，酒烟过度等，以致湿热内蕴，瘀浊阻滞经络，下注宗筋，宗筋受阻而失养，则痿弱不起。因此，针对此类患者慎用温补兴阳之品，施治当重视调肝理气、清热利湿、化浊通络为要务。诚如《临证指南医案》所谓：“更有湿热为患者，宗筋必弛纵而不坚举，治用苦味坚阴，淡渗去湿，湿去热清而病退矣。”

病例　倪某某，男，40 岁，已婚，商人。1995 年 7 月 21 日初诊。

主诉：阳痿 2 年余。患者自述结婚已 15 年，生育一子一女。近八年来外出西北地区经商，经年商旅往返，劳心劳力有加，性欲减退，继而阳痿，夫妻性生活不和谐，爱人疑其有外遇。曾在外地求医或自购人参、鹿茸、三鞭酒等服用，未能奏效，性情恼怒躁动。这次返里特来本院诊治。体检示：性生殖器官未见异常。询知旅居西北，平素偏嗜肥甘厚味及烟酒应酬。诊见头痛眩晕，口苦臭腻，夜里多梦。苔黄腻，脉弦数。证属肝郁火炎，湿热痰瘀互结。拟立清利湿热、化痰通瘀法，方用龙胆泻肝汤增损。

处方：龙胆草 7g，柴胡 7g，炒山栀子 10g，黄芩 10g，木通 3g，白蒺藜 12g，丹参 15g，牛膝 10g，当归尾 6g，路路通 10g，虎杖 15g，赤芍 10g，郁金 12g，石菖蒲 7g，炙甘草 3g。14 剂。

8 月 5 日二诊：服上药后，自觉头痛口苦大减，小便转清，情绪亦平复，舌苔转薄黄，脉弦，再予上方 14 剂。半月后复诊时，言阳事已能举动，舌红苔白，脉弦，仍以上方减龙胆草为 3g，去木通、栀、芩、路路通，加菟丝子 12g、泽泻 10g、萆薢 15g。续服 20 余剂，阳物已能勃起，性事得遂。

不育症（精液异常）

育龄男子，"肾气盛，天癸至，精气溢泻，阴阳和，故能有子"（《素问·上古天真论》），然不育者何？古人率多责乎肾。如《简明医彀》曰："或精气不足，子嗣难成。有肾虚精滑，精少精清。"治有补肾生精法，此其一端也。余在临床每见男子不育，或情怀怫郁，肝郁化火；或过食膏粱，嗜好烟酒，湿热痰浊蕴结，循经下注，侵及精宫，熏灼精液，稠坚不化，影响受精机会。诚如《成方便读》所谓："相火寄于肝胆，其性易动，动则猖狂莫制，夹身中素有之湿浊，扰攘下焦，则为种种诸证。"治法当解肝郁、清龙雷、化痰浊为先。

病例　叶某某，男，31 岁，已婚，个体医生。1995 年 3 月 17 日初诊。

主诉：婚后四年未育。平时房事和谐，爱人月经正常，妇检未见异常。其体检阴茎、睾丸均正常，精索静脉无曲张。平时腰部胀酸，口苦臭，胃纳可，大便干结，小便黄短，嗜烟酒。舌边尖红、苔黄腻，脉弦滑。精液常规检查示：乳黄色，量 1～2mL，PH 7.0，胶冻状精液，不液化（＞1 小时），无活力 100%，畸形 5096，白细胞（＋），红细胞（少许）。证属相火亢盛，湿热蕴结，瘀浊阻滞。治拟清热泻火，化瘀散结，方用龙胆泻肝汤加减。

处方：龙胆草 7g，柴胡 7g，土茯苓 15g，炒栀子 10g，木通 3g，败酱草 15g，虎杖 15g，牡丹皮 7g，牛膝 10g，薏苡仁 30g，知母 7g，黄柏 6g，天花粉 15g，王不留行子 12g，六一散 15g（包）。14 剂。

4月2日二诊：服上药后，口苦、溲黄明显好转，再予原方损益叠进。服药4个月，每月做精液常规检查，精液颜色渐转淡，质地渐次转稀，临床症状消失。最后两次精液常规复检示：乳白色，量2～3mL，PH7.1，半小时内液化，精子数8700万，活动率75%，活动力良好，畸形精子25%。半年后来院告之，其爱人已怀孕云云。

子痛（附睾炎）

子痛系指前阴病，属古之疝病，以睾丸漫性疼痛为特征，临证时亦多见于年轻患者。《内经》云，足厥阴肝经上行"循股阴入毛中，过阴器，抵少腹"，其病或"腰痛不可俯仰，丈夫溃疝"，或"胸满呕逆飧泄，狐疝，遗溺闭癃"。肝之别脉亦"径胫上睾，结于茎，其病气逆则睾肿卒疝"（《灵枢·经脉》）。足见肝主疏泄而司前阴实为本病之关键。朱丹溪有谓："盖病全在厥阴肝经，有因湿热在经，抑遏至久，又感外寒，湿热被郁而作痛。"《医学心语》亦谓："疝之根起于各脏，而归并总在厥阴，以肝主筋，又主痛也。"治法当清肝理气，俾厥阴经气通达，则宗筋健矣。

病例 林某某，男，27岁，未婚，教师，1996年4月20日初诊。

主诉：睾丸胀坠触痛1月余，时痛时止，久立或活动时触痛尤甚，稍事休息则缓解。曾在某医院诊治，诊为"附睾炎"，服用过西药未效，故转来本院就诊。诊见头痛口苦，心中烦躁，少腹弦急，小便黄短，大便结。舌边尖红、苔薄黄，脉来弦数。证属肝火上炎，湿热内蕴，络气阻滞。治宜平肝泻热，理气通络，选用龙胆泻肝汤化裁。

处方：龙胆草6g，柴胡7g，金铃子10g，延胡索10g，炒栀子10g，黄芩10g，车前子15g，木通3g，橘核10g，荔枝核10g，郁金15g，枳壳6g，乌药10g，虎杖15g，小茴香3g。5剂。

4月25日复诊：药后，患者自觉睾丸阵发性胀痛好转，小便转长，大便亦调。效不更方，续服前方5剂，诸症消失而愈，随访半年未见不适。

淋浊（慢性前列腺炎）

淋有五淋之名，浊有精浊、便浊之别，当察明气分、血分，精道、水道，然后立或通或塞治法。临诊每见未婚青年罹患此症，《临证指南医案》云："少年患此，多有欲心暗动，精离本宫，腐败凝阻溺窍而成。"或性事不洁，邪毒入侵，致厥阴内患，湿热瘀浊蕴结，脉络皆痹，气化失司。其治法，叶天士明训："湿热下注，溺痛淋浊，先用分利法"，以沏其泉源。

病例 陈某某，男，26岁，未婚，工人。1995年5月6日初诊。

主诉：尿痛白浊半年余。患者半年前小便灼热刺痛，尿短赤，余沥不尽，晨起尿道口有白浊溢出。当地卫生院诊为"淋病"，用过西药未效，转温州某医院泌尿科诊治，前列腺常规检查示：卵磷脂小体锐减，上皮细胞（＋），红细胞（＋），白细胞（＋）。确诊为"前列腺炎"，服用西药3个月，尿道刺激症稍减，但前列腺液常规检查仍异常，会阴部胀。再转来我院诊治。刻诊：小便时有灼热刺痛感，晨起小便时尿道口有白浊溢出，腰疼，少腹隐痛，倦怠乏力，胃纳差，口苦咽干，大便秘结。舌尖红、苔黄厚腻，脉弦细。证属肝胆湿热下注，瘀浊阻窍。拟平肝泻火，清利化浊。方以龙胆泻肝汤出入。

处方：龙胆草6g，柴胡7g，炒栀子10g，黄芩10g，黄柏7g，牛膝10g，丹参15g，虎杖15g，苦参15g，土茯苓15g，泽泻12g，蒲公英15g，白花蛇舌草20g，败酱草15g，红藤15g。7剂。嘱其忌服烟酒、辛辣、炙煿、温补之味。

5月13日二诊：服上药后，患者感到小便灼痛和少腹隐痛已缓解，舌苔转黄，药石中的，病情减轻，仍以原方增减赓服2个月，小便畅通，诸症消失。7月16日前列腺常规复检示：卵磷脂小体（＋＋＋），白细胞（0～2/hp）。再予知柏地黄丸善后，以资巩固。随防一年情况良好。

（本文原载《浙南中医药》2017年第1期）

儿科杂症诊治一得

国家倡导计划生育，"一对夫妇只生一个"，独生子女，全家宝贝。若小儿有恙，六亲不宁。可见儿科医生责任重大。临证尤须细心，不可有失。兹就儿科杂症诊治一得介绍如下，就正于同道。

抽动秽语综合征——治当养阴平肝，熄风解痉

抽动秽语综合征，属中医"抽搐""痉""惊风"等范畴，也是儿科常见病，多见于男孩，年龄在 2～21 岁，常以头面、颈、肩以及上肢处某些肌肉不自主抽搐为主要表现，出现如眨眼、翻眼、皱眉、皱额、呶嘴、摇头、耸肩等抽掣动作，甚或喉间发出"吭吭""嗯嗯"暴发尖叫声，或重复秽语等。目前对本病病因尚未清楚，西药治疗亦不理想。询问病史，多见患儿常有偏食习惯，喜食辛辣、炙煿、燥热食品，或偏爱看电视，玩电脑、电子游戏机等过分紧张刺激活动而引发。中医学认为，小儿脏腑娇嫩，形气未充，性禀纯阳，恣食辛辣而燥热伤阴，过度紧张刺激活动而损气。气阴不足，易致生热化火，则生痰生风，风痰上扰，经脉受阻而抽动不止。法当益气养阴、平肝息风、镇惊豁痰为治。自拟宁谧汤，方用北沙参、茯神、麦冬、白芍、炙甘草、僵蚕、蝉蜕、地龙、全蝎、天麻、天竺黄、胆南星、珍珠母等。方中北沙参、茯神、麦冬、白芍养阴安神，僵蚕、蝉蜕、地龙、全蝎、天麻、珍珠母平肝熄风，珍珠母、天竺黄、胆南星镇惊豁痰，白芍、甘草柔肝解痉。连续服用 2～4 周，即可获满意疗效。为防复发，应注意饮食卫生，不可偏食，不吃辛辣油炸燥热食品；禁玩电子游戏机，少看电视。

例一：瞿某某，男，8 岁，学生，1999 年 8 月 10 日初诊。

患儿二年来出现眨眼、挤眉、摇头、皱鼻，间或喉间发出"吭吭"叫声，曾在附近大医院诊治过，或诊以"呃逆""沙眼""小儿多动症"等，服过多种中西药，未能获效，特来我院诊治。诊见发育正常，读书成绩良好，但平日偏食辛香燥热食品，爱玩电子游戏机。夜寐时有梦呓、龂齿，性情易怒，大便结，小便黄。舌红、苔薄黄，脉弦数。患儿素体气阴不足，过食香燥，痰热内炽，久郁化火生风，风痰上扰，而致抽搐掣痉。诊为抽动秽语综合征。治以平肝潜阳、息风解痉为法，方用自拟宁谧汤。

处方：北沙参 10g，茯神 7g，麦冬 7g，白芍 7g，僵蚕 7g，蝉蜕 7g，全蝎 3g，地龙 5g，生地黄 7g，胆南星 3g，天竺黄 5g，天麻 5g，炙甘草 3g，龙齿 7g（先煎），珍珠母 12g（先煎），医嘱忌食辛辣香燥之品。服药二周，抽动诸症大减，迭进一月，抽动消失，纳食亦香，气色亦佳。再以黄芪生脉饮善后调补，随访至今健康。

肠痉挛——治宜温中散寒，行气止痛

小儿肠痉挛，属中医"腹痛"范畴。为儿科常见病，好发年龄在 5 ～ 15 岁，每月发作或每周发作 2 ～ 3 次。以晨起时、空腹或进餐时突然脐周腹痛，呈痉挛性发作，一般半小时左右可自行缓解。目前西医对本病病因尚不明了，也无理想的西药。细致询问病史，多数患儿都在暑假热天过食冷饮、贪凉露宿空调冷气间，腹部受凉所致。中医学认为本病多因过食生冷，寒邪直中胃肠，寒凝气滞，气血经脉受阻不通而现痉挛性腹痛。治宜温中散寒，行气止痛。自拟乌茴萸蔻芍甘汤，方用乌药、小茴香、吴茱萸、肉豆蔻、木香、香附、枳壳、白芍、炙甘草等。方中乌药、小茴香、肉豆蔻等温中散寒，消除积冷；白芍、甘草缓急解痉；再以木香、香附、枳壳等行气止痛，消积化滞为佐使，每获卓效。

例二： 张某某，男，9 岁，学生。1998 年 2 月 12 日初诊。

主诉： 阵发性脐周腹痛反复发作 7 月余。多在空腹或进食时疼痛明显，时痛时止，痛时汗出，面色苍白，约 15 分钟后自行缓解，曾在当地卫生院服过"肠虫清"，未见蛔虫排出。服用过其他西药、中成药等，腹痛依然。并在某医院行胃 B 超、胃肠电图及各种化验，未见异常病变，转我院门诊。诊见脐周腹痛，时痛时止，神疲乏力，时有恶心呕吐，纳食不振，大便溏软。舌淡红、苔白，脉来细缓。询其病因，自去年暑期后开始腹痛，有过食冷饮史。诊为肠痉挛，治当温中散寒，行气止痛。

处方： 乌药 6g，小茴香 3g，白芍 12g，枳壳 6g，制香附 6g，吴茱萸 3g，煨肉豆蔻 3g，广木香 3g，鸡内金 6g，炒山楂曲各 6g。3 剂。

二诊： 药后，腹痛已除，胃纳亦振。再进 3 剂而瘥。

手足口病——治宜清热解毒、解表透疹

手足口病，系柯萨奇病毒 A16 型感染引起，属于中医"风痧""斑疹"范畴。好发于 4 岁左右小儿，亦为儿科常见病、多发病。临床主要表现为手、足、口腔和口舌红丘疹或疱疹，伴有低热、口痛、厌食等。病情虽轻浅，但目前用抗生素等西药治疗，疗效不佳。中医学认为，系由感染风热病毒，郁于肌表所致。治当以清热解毒、疏风透疹为法，方用银翘散化裁。

例三： 李某某，男，5 岁，1999 年 4 月 17 日初诊。

患者手、足红丘疹及口舌小疱疹溃疡伴低热半月，曾在儿科用过抗生素等一周未效，转由中医诊治。诊见低热（38.2℃，肛温），手、足皮肤红丘疹、小疱疹相间，舌上和颊黏膜数处疱疹溃疡。咳嗽，精神可，胃纳差，小便黄短，大便可。舌红苔薄，指纹紫浅。诊为柯萨奇病毒A16型所致手足口病，证属外感风热，郁于肌表。治拟清热解毒、疏风透邪为治。

处方：金银花6g，连翘6g，荆芥6g，防风6g，羌活6g，牛蒡子7g，葛根7g，千里光10g，土茯苓10g，生地黄10g，赤芍6g，牡丹皮5g，蝉蜕6g，僵蚕6g，生甘草3g。2剂。

二诊：药后低热已退，手、足、口舌红丘疹亦退，原方再进2剂而愈。

夜惊、梦游症——治当益气养阴，镇惊安神

小儿夜惊、梦游症，亦为儿科常见病、多发病，属中医"夜啼""惊惕"范畴，多见于2～10岁小儿。临床所见夜惊症，患儿入睡后，突然坐起惊恐哭叫，所言均是日间嬉玩受惊之事，白天安然。有的患儿除夜惊外，还伴有梦游症，睡后突然下床走动，表情呆钝，做些日间儿童嬉玩动作，然后上床入睡，白天无恙。患儿常伴有多汗、胃纳不香、面色不华等。中医学认为，小儿生理上"稚阴稚阳"，病理上"易虚易实"。患儿多因禀赋虚弱，脾胃娇嫩，胃纳不振，营养摄入不足而阴虚；再因小儿生性活泼喜动，易消耗过多而伤气；抑或遇热病后体虚，抑或过于贪玩疲惫，以致气阴耗伤，心神虚怯，辄在夜间现惊惕、梦游之症。治法当益气养阴，镇惊安神，方用《幼幼集成》十味安神丸化裁。处方：黄芪、太子参、茯神、怀山药、麦冬、甘草、朱砂、龙齿、牡蛎、寒水石等。方中黄芪、太子参、山药、麦冬、甘草益气补中，甘润养阴；茯神、朱砂、龙齿、牡蛎、寒水石宁心安神，镇惊定志。证因剀切，屡用不爽。

例四：叶某某，男，6岁，1999年4月23日初诊。

夜间睡时惊坐，梦呓，躁动不安，所言均是日间儿童嬉闹之事；或突然惊起走动，表情呆钝，随处小便后上床，反复发作一周，日间如常。诊见面色不华，形瘦肉弛，汗多，胃纳不香，唇舌色淡。苔白，脉细。诊为夜惊、梦游症，证属气阴不足，心神虚怯。治法以益气养阴、安神宁心为治，方用十味安神丸加减。

处方：生黄芪10g，太子参10g，茯神7g，麦冬5g，五味子3g，白芍

6g，炙甘草 3g，怀山药 10g，蝉蜕 5g，龙骨 6g（先煎），珍珠母 7g（先煎），寒水石 7g，煅牡蛎 7g。3 剂。

二诊：药后，即夜眠安静无恙，续服 3 剂以资巩固。

（本文原载《中医杂志》2000 年第 12 期）

疏肝消石汤治疗肝内胆管结石的疗效观察

摘　要

目的：观察疏肝消石汤治疗肝内胆管结石的疗效。方法：收集肝内胆管结石患者 80 例，随机分治疗组与对照组各 40 例。治疗组以疏肝消石汤治疗，对照组以胆维他片治疗。30 天为 1 个疗程，两组均治疗 2 个疗程，分别于治疗前、治疗后进行评分并观察临床疗效。结果：治疗组总有效率 87.5%，对照组总有效率 72.5%，两组比较差异有统计学意义（p < 0.01）。结论：疏肝消石汤治疗肝内胆管结石的疗效优于胆维他片。

关键词：肝内胆管结石；疏肝消石汤；疗效观察

肝内胆管结石（calculus of intrahepatic duct），是胆管结石的一种类型，是指左右肝管汇合部以上各分枝胆管内的结石。它可以单独存在，也可以与肝外胆管结石并存，一般为胆红素结石。肝内胆管结石不仅是常见病，更重要的是由此引起的严重并发症是良性胆道疾病死亡的重要原因。近年来其发病率呈上升趋势。笔者用疏肝消石汤（颗粒）治疗肝内胆管结石 40 例，取得较好疗效，现报道如下。

1. 资料

1.1 一般资料

选取我院 2010 年 1 月—2012 年 6 月门诊就诊的肝内胆管结石患者 80 例，随机分为治疗组和对照组各 40 例。治疗组中，男性 27 例，女性 13 例；年龄 33 ～ 65 岁，平均年龄 41.5±11.6 岁；病程 2 个月～ 5 年，平均 2.5 年。

对照组中，男性 26 例，女性 14 例；年龄 35～64 岁，平均年龄 42.4±11.2 岁；病程 1 个月～6 年，平均 2.8 年。两组病例一般资料无显著性差异（$P >$ 0.05），具有可比性。

1.2 诊断标准

参照《中药新药临床研究指导原则》制订诊断标准：①治疗前有 B 超确诊肝内胆管结石。②治疗前有 CT 确诊肝内胆管结石；或核磁共振胆胰管造影（MRCP）确诊肝内胆管结石者。③患侧肝区及下胸部有经常性疼痛不适，常放射至背、肩部。④检查时，肝区压痛和叩击痛明显，肝脏呈不对称性肿大并有压痛。⑤发病年龄普遍为 20～50 岁。⑥全身状况受影响明显，90% 病人有低蛋白血证，1/3 病人有明显贫血。第①②项为诊断必备。

1.3 纳入标准

①必须符合上述诊断标准和辨证标准。②应确定其适合证候，辨病与辨证相结合，选择受试者。③有利于检验预先设想结果的患者均应纳入。

1.4 排除标准

①年龄在 18 岁以下，70 岁以上者，对本药过敏者。②合并有心、肾和造血系统等严重原发性疾病者，精神病患者。③凡不符合上述诊断标准，未能按规定用药，中途退出或资料不全者。

2. 方法

2.1 治疗组：口服自拟中药疏肝消石汤（颗粒）。组方：川金钱草 30g，白花蛇舌草 30g，柴胡 7g，枳壳 7g，郁金 20g，生鸡内金 15g，威灵仙 20g，王不留行子 15g，莪术 10g，三棱 10g，赤芍 12g，丹参 15g，桃仁 10g，车前子 15g，虎杖 15g。每日一剂，水煎两次，取煎液至 300mL，分早、晚两次服。服 1 个月为 1 个疗程，连服 2 个疗程。治疗期间宜进清淡饮食，忌食油腻之品并禁酒。半年进行随访。

对照组：口服胆维他片（茴三硫片，成都国嘉联合制药有限公司，包装：每盒 12 片，每片 25mg，批号：10050912），一日 3 次，每次 1 片。

2.2 观察指标：参照《中药新药临床研究指导原则》制订疗效标准。分为临床痊愈，显效，有效，无效四级。临床痊愈：B 超确诊肝内胆管结石完全消失，临床症状消失。显效：B 超确诊肝内胆管结石减少 1/2 以上，临床症状减轻或消失。有效：B 超确诊肝内胆管结石减少 1/3，临床症状减轻。无效：B 超确诊肝内胆管结石未见缩小，临床症状无改变。

2.3 统计学方法

采用 SPSS13.0 统计软件处理，计量数据用均值 ± 标准差（x±s）表示，采用两组独立样本 t 检验；计数资料采用 2 组 4 个等级的 Wilcoxon 秩和的非参数检验。

3. 结果

3.1 临床疗效：两组患者临床疗效比较：治疗组 40 例，临床痊愈 6 例，显效 10 例，有效 19 例，无效 5 例，总有效率 87.5%；对照组 40 例，临床痊愈 2 例，显效 4 例，有效 23 例，无效 11 例，总有效率 72.5%。两组比较差异有统计学意义（$P < 0.01$），治疗组明显优于对照组。

4. 典型病例

杨某某，男，28 岁，乐清市乐成镇石马村人，2011 年 9 月 11 日初诊。主诉：右上腹部胀痛，背胀反复发作两年多，加重一月。并伴有嗳气，胃纳差，大便结。舌红、苔黄白腻，脉弦。B 超检查：右肝内胆管泥沙样结石 3mm×10mm，慢性胆囊炎。肝功能：正常。诊断：肝内胆管结石。列入验证病例。口服自拟中药疏肝消石汤。2011 年 10 月 10 日二诊，药后诸症减轻。继续验证方药。2011 年 11 月 10 日三诊，药后诸症悉除。B 超检查：右肝内胆管泥沙样结石消失。

5. 讨论

肝内胆管结石是胆管结石的一种类型，是指左右肝管汇合部以上各分枝胆管内的结石。它可单独存在，也可以与肝外胆管结石并存，一般为胆红素结石。肝内胆管结石不仅是常见病，更重要的是由此引起的严重并发症是良性胆道疾病死亡的重要原因。该病在我国沿海地区、西南地区发病率较高，发病率约 16.1%。

近年来，治疗肝内胆管结石主要采取以手术为主的综合治疗方法。在临床上采用胆道镜等取石的方法，使肝内胆管结石的治疗具有针对性和准确性。但肝内胆管结石的治疗还存在着许多难题，如结石无法彻底取净、肝内胆管狭窄易使胆汁引流不畅、结石重新形成等，还需要深入研究。

中医药治疗肝内胆管结石具有明显的优势，临床上已取得较好疗效，且无其他不良反应和毒副作用，可以解决当前外科手术或胆道镜等方式取石后肝内胆管结石再复发的问题，并可避免肝脏部分切除手术的痛苦，安全、有效、经济，具有进一步开展临床研究的价值。

肝内胆管结石属中医学"胁痛""黄疸"范畴，病因比较复杂，或由于中焦湿热，情志累伤，导致肝失疏泄；或由于饮食不节，脾胃失运，湿热内生，最终导致肝胆湿热，胆汁瘀积，停积为石。

疏肝消石汤具有良好的扩张肝内胆管、改善肝内血液循环、增强胆汁排泄、消溶排石的作用。方中鸡内金、川金钱草溶解结石；郁金、柴胡、枳壳、赤芍疏肝利胆；威灵仙、王不留行子、莪术、三棱、丹参、桃仁等通滞化瘀；白花蛇舌草、虎杖、车前子清热利湿，诸药合用，共奏疏肝利胆、消石排石之功效。中医药疏肝消石汤（颗粒）治疗肝内胆管结石，临床上已应用了近十年，取得了较好疗效。

该临床观察选用胆维他作对照，是因胆维他能明显增强肝细胞活力，使胆汁分泌增多，系临床治疗胆石症最常用的有效利胆药。临床疗效比较显示，疏肝消石汤治疗肝内胆管结石的疗效优于胆维他片。治疗组总有效率87.5%，对照组总有效率72.5%，两组比较差异有统计学意义（$P < 0.01$），说明疏肝消石汤治疗肝内胆管结石疗效肯定，且无其他不良反应和毒副作用。研究开发治疗肝内胆管结石的中药新药，具有较好的社会效益和经济效益。

本观察发现，肝内胆管结石患者的体质多为湿热体质，这与温州地区地处东南沿海，气候炎热潮湿，湿热蒸腾；加之生活节奏快，商业氛围浓厚，应酬多，饮食多高脂肪、高糖分有关。内外环境造成湿热内阻，肝气郁滞，脾虚运弱，失于疏泄，蕴结成石。提示预防肝内胆管结石的发生和复发，提倡合理膳食，避免高热量、高糖、高胆固醇饮食，十分重要。

（作者：郑万钦　周静伟　郑妙洁　指导老师：周朝进

本文原载《浙江中医杂志》2014年第1期）

以络病学说论治抽动秽语综合征的思路

一、现代医学的认识

抽动秽语综合征（Gilles de la Tourette syndrome），也称为日勒德拉图雷

特综合征，是临床较为常见的儿童行为障碍综合征，通常出现于 2 ～ 21 岁，男孩多见。

（一）本病的病因及发病机制

尚不完全清楚，可能与遗传因素、脑内 DA 能递质过剩或 DA 受体超敏有关。患者同胞或后代可有部分遗传表现，已归因于一个具有不同外显率的常染色体显性基因。与种族、产期异常及产伤等无关。但精神紧张、不良环境等亦可能诱发或加重此病。

（二）本病的临床表现

早期绝大多数患者表现为反复迅速的不规则肌肉抽动（运动痉挛），少部分为发声痉挛。所有的患者最终都会出现不同程度的不自主抽动和发声痉挛。运动痉挛最先累及面部，表现为眨眼、皱眉、用力吸气等，继之摇头、仰颈、耸肩、扭身、投掷、踢腿等；发声痉挛是喉肌痉挛发出的怪声，如犬吠声，也有类似咕哝、嘘声、清喉、咳嗽等声音。有时说粗俗、淫秽语言（秽语症），模仿他人语言和动作（模仿语言、模仿动作），复述词或短语（重复语言）。痉挛严重程度及受累肌群可随时间而表现不同，也会发生感觉性痉挛，如压力感、痒感、热感和冷感等。以上各组症状，有人同时出现，有人是先有一组症状，一段时间后换一组或加一组症状。抽动发作时意识清楚，用意识可以短暂控制，入睡后抽动消失，情绪紧张时加重，注意力集中于阅读或操作时减轻。感冒、精神紧张等可诱发和加重，无神经系统定位体征。其中约半数患儿伴有多动症。日久则影响记忆力，使学习落后，严重者因干扰课堂秩序而停学。

（三）本病的诊断

1980 年美国精神病学会出版的《精神障碍诊断和统计手册》第三版（DSM － Ⅲ）关于抽动秽语综合征的诊断标准：

（1）症状开始于 2 ～ 21 岁。
（2）重复性不自主快速无目的的动作，涉及多组肌肉。
（3）多发性发音抽动。
（4）可受意识控制约数分钟至数小时。

（5）数周或数月内症状可有波动。

（6）病程持续至少一年。

（四）本病的西医治疗

多以多巴胺能受体拮抗剂，可改善症状，若有效，须无限期地连续服药。如用氟哌啶醇（haloperidol），但副作用包括锥体外系运动障碍、静坐不能、口干、视物模糊及胃肠道障碍等；又如可乐定（clonidine），虽可改善运动痉挛或发声痉挛，但会出现的常见副作用包括镇静、唾液过多或过少和腹泻；其他药物，如吩噻嗪类对控制痉挛有效，包括氟奋乃静等；氯硝西泮、卡马西平等。[1] 上述西药毒副作用大，又要长期服用，效果不甚理想；且是对未成年儿童给药，严重影响儿童心身健康，家长也十分担心，本病是当前儿科一大疑难杂症。

二、以络病学说辨证论治

近年来，笔者以络病学说对本病进行临床研究和理论探讨。

（一）病因病机

中医历代文献无此病名，历代中医学者根据其证候，将本病归于"慢惊风""惊厥""抽搐""痉证""肝风证"等范畴，目前尚无中医学统一病名。本病大多起于儿童时期，一般 5～7 岁起病，90% 的病例为 10 岁以前起病，男性儿童多于女性儿童，男女发病之比 3～4 : 1。[2]

小儿生理，诚如《诸药源候论》所云："小儿脏腑之气软弱。"《小儿药证直诀》云："五脏六腑，成而未全……全而未壮。"性禀"稚阴稚阳"，"纯阳之体"，脏腑娇嫩，形气未充，而肝常有余，肝主风属木，风善行而速变。这是小儿的生理特质。

根据流行病学调查，本病患儿平日多有偏食习惯，喜食、偏食辛辣炙炸、油腻食品、膨化食品，如炸鸡腿、烧烤、方便面等。同时，又喜欢沉迷于电脑、电视小儿节目，或游戏机等过分刺激、精神紧张的活动。

恣食辛辣油炸之品，多助热、燥内生，"阳盛则热"（《素问·阴阳应象大论》），热盛生火，火热之性燔灼上炎，"诸躁狂越，皆属于火"（《素问·至真要大论》）。"燥胜则干"（《素问·阴阳应象大论》），易伤津液。又，患儿沉迷电子游戏等，精神过于紧张，"故悲哀愁忧则心动，心动则五脏六腑皆摇"（《灵枢·口问》），脏腑气机失常而耗气，气阴不足；肝失疏泄，郁而化火；火、热、燥内灼津液，津伤液少则筋脉失于濡润，炼液成痰；火热内盛，燔灼肝经，热极生风，肝风内动。风、火、痰窜动入络，以致颜面部抽搐、抽动不止。风、火、痰上扰而心神不宁。正如《素问·至真要大论》所说："诸热瞀瘛，皆属于火""诸风掉眩，皆属于肝""诸躁狂越，皆属于火。"

综上所述，本病临床所见，其病机是本虚标实，虚实夹杂。其本在于气阴（津）两虚，五脏关乎心、肝、脾；其标关系风、火、痰；其位在于风痰阻络致痉。

（二）治疗方法

根据对本病的病因病机的讨论分析和十余年临床经验，笔者认为：

病机：气阴两虚，风痰阻络。

治法：养阴安神，平肝息风，豁痰通络。

基本方：抽动宁汤（颗粒）。组成：北沙参、茯苓、麦冬、白芍、僵蚕、蝉蜕、全蝎、天麻、天竺黄、胆南星、葛根、钩藤、龙齿、珍珠母、炙甘草。

方解：方中北沙参、麦冬、茯苓、白芍，养阴安神；僵蚕、蝉蜕、全蝎、葛根、钩藤、天麻，能熄风通络；龙齿、珍珠母、天竺黄、胆南星，镇惊豁痰，白芍、炙甘草、葛根、钩藤，柔肝解痉。

服法：水煎服，每日一剂。水煎两次取汁，合并两煎汁，分2～3次服用；或采用免煎中药颗粒剂，每日一剂，开水冲化成一杯，分2～3次服用。

医嘱：2个月为一疗程，可连续治疗两个疗程，或至症状控制后停药。服药期间忌食辛辣油炸食品，禁止电子游戏机活动。

（三）体会

十多年来，笔者以络病学说探讨指导抽动秽语综合征的论治，用自拟抽动宁汤（颗粒），以养阴安神、平肝息风、豁痰通络为法，不但能控制多发性抽动，消除喉声，时能增强记忆力，集中注意力，增加食欲，改善睡眠，消除易惊、遗尿等症状，并起到增强体质、全面调节、不再复发的作用，充分体现了中医治疗的整体观念。经治疗后，最快2周开始有效，最慢4周显效，一般治疗第1疗程后，均有不同程度的好转；至第2疗程显效增多；至第3

疗程抽动基本停止，喉声消失。

若本病迁延日久，虽经数月治疗，风痰渐去，但久病多气阴虚亏，络脉则失濡养，而见头面部络脉拘挛、肌肉蠕动、神倦等症，我们多用加减复脉汤或大定风珠等加减，以滋阴息风、柔肝养络为治，每收良效。

中医中药治疗抽动秽语综合征是一种安全有效的方法，但应与良好的教育、环境、正确的心理指导相结合。医师、患者、家长、老师要密切配合，让儿童轻松愉快地学习生活，特别是建立良好的生活方式，禁食香燥、辛辣、油炸食品，少玩电子游戏，少看电脑、电视等，这很重要。本病预后绝大多数良好，但应及时治疗，一般治疗半年才不易复发。

（四）典型病例

王某某，男，12 岁，乐清市乐成镇人。1996 年 3 月 12 日初诊。

其母代诉，患儿自 8 岁起出现眨眼、挤眉、摇头、口角抽动等动作，间或交替出现皱鼻、耸肩，有时候不禁频频发出"嗯嗯"叫声。先后到附近各大医院求治过，服用过多种西药，均未获效，特来我院诊治。细参脉证，患儿发育正常，现就读小学四年级，上进心强，成绩良好。但平时食纳不佳，有偏食习惯，喜食辛香干燥食品，夜寐不深，时有梦呓、龂齿、盗汗。平日易感冒，疲乏，烦躁易怒，便结溲黄。舌红、苔薄黄，脉来弦数。患儿素体气阴不足，过食香燥，痰热内积，久郁化火生风，肝风夹痰上扰阻络，而现掉眩抽搐之象，诊为抽动秽语综合征。治以自拟抽动宁汤，并嘱其忌食辛辣香燥之品。服药 7 剂后，抽动诸症大有好转。叠进原方 7 剂，抽动诸症大减，精神舒展，纳良转香，夜寐亦安。继服 14 剂，诸症消失。为巩固疗效防止复发，再服 14 剂，后以黄芪生脉饮善调补。随访至今未复发。

参考文献

［1］吴以岭，赵新民，刘增祥.神经内科疾病［M］.北京：中国医药科技出版社，2007.

［2］邹治文，文胜.从肝论治多发性抽动症 400 例［J］.中华中医药杂志.2006，21（01）：38～39.

（本文原载《浙南中医药》2008 年第 1 期）

儿科疑难杂症临床心要

一、益气健脾养胃法治疗沟纹舌

沟纹舌病因目前尚不明，现代医学认为可能与先天性舌的发育畸形有关。此外，维生素缺乏，地理条件等亦为影响因素。某些患者有明显的家族史，故被认为可能与遗传有关。

（一）检查

沟纹舌体征明显，经口腔检查，根据病损特征不难做出诊断，表现为沟纹底上皮明显变薄，无角化层，上皮钉突呈柱状，基底细胞排列整齐，固有层内毛细血管增多，血管扩张充血，炎细胞浸润以中性粒细胞为主。沟纹可深及黏膜下组织或肌层，炎症时可见淋巴细胞、浆细胞和毛细血管扩张。

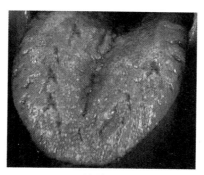

沟纹舌

（二）证治

现代医学认为，沟纹舌无自觉症状可不治疗。保持口腔清洁很重要，饭后用清水漱口以去除沟纹内的食物残屑及细菌。有炎症时可用3%过氧化氢溶液清洗，内服B族维生素，必要时可用口腔紫外线灯局部照射。至于深沟常有疼痛者，可考虑切除后进行缝合。

本病中医辨证，审证求因，究其病因，多在一周岁内，小儿禀赋嫩弱，形气未充。脾胃脆弱，加上喂养失当，反复食伤，致脾气受损，泄泻频发，而由脾气损伤再伤及脾阴。迁延日久而现于舌苔明显征象。笔者临床遇到患者从小的 5 岁到大的 25 岁，均有发生。

治法当益气健脾、滋阴养胃为治，俾脾气胃阴生化充养康复，舌苔沟纹亦渐渐充复而弥合。

（三）病例

赵某某，男，20 岁，住柳市镇湖头村。2014 年 8 月 12 日初诊。

患者大便溏泻，胃纳差 20 余年，加重 2 个月。其母诉患者一岁前后，经常发热，咽喉痛，扁桃体肿，咳嗽。去医院、诊所静脉滴注抗生素治疗，始得热退。此后食欲不振，大便泄泻。又反复去医院诊治，以致慢性腹泻，舌斑驳裂纹越来越深至今。曾去北京、上海等大医院诊治过，诊断为"慢性胃肠炎"。舌象是沟纹舌，是先天不足，与遗传有关。刻诊：形体消瘦，倦怠，乏力，咽干不舒，口燥，胃纳差，大便溏泻，日行 1～2 次，口唇红燥。舌质淡红、苔薄白，脉缓。证属脾虚气弱，运化失常。治当以益气养阴、健脾助运为法。

处方：黄芪 15g，北沙参 15g，白术 10g，茯苓 10g，淮山药 20g，炒白扁豆 15g，炒莲子 15g，陈皮 7g，麦冬 10g，五味子 7g，桔梗 10g，炮鸡内金 10g，炒谷芽 10g，乌梅 7g，炙甘草 3g。服 15 剂。

二诊：胃纳稍增，大便亦有好转，但仍体倦少力，苔脉如前。脾胃虚弱之体，不能急于求成，仍以原法迭进，去炒谷芽，加煨肉豆蔻 3g。15 剂。

三诊：服药一个月后，精神转佳，胃纳已增，大便成形，沟纹舌裂纹变浅，逐渐弥合。舌淡红、苔薄白，脉缓。培补敦阜之土，振作中州已有建功。仍以原方去煨肉豆蔻、炒谷芽，加生麦芽 10g、石斛 12g、炒薏苡仁 15g，服 50 剂。

因患者在外工作，带中药续服。嘱咐病家，一要继续服药，否则前功尽弃；二要注意饮食卫生，忌生冷难消化食物。患者来电，又服药 2 个月后，纳增，便调，舌上裂纹基本弥合，苔薄。嘱咐再服药一个月。

患者春节假期返乡来诊，诊见沟纹舌已弥合，精神亦佳，舌红苔薄，脉缓。遂用参苓白术颗粒善后，这位患者是笔者诊疗年龄较大者之一。

按：沟纹舌临床多见，现代医学认为可能与先天性舌的发育畸形或与遗传有关，治疗上也无办法。根据笔者多年临床观察，本病可发生于 5～25 岁人群，究其原因，多在一周岁左右断乳期不慎，致小儿泄泻、积滞，或疳积，致损伤脾胃，引起脾气虚弱，胃津亏损，不能上承于舌以充养，而出现舌体斑驳裂痕。在辨证上，应抓住舌为脾之外候、苔乃胃之明征之要点。该病机关乎脾气虚弱，胃阴亏损。治疗上当以补益脾气、养胃生津为治。投以参苓白术散增减，药证中鹄，调治数月而愈。

二、老鹳草利咽止咳汤治喉源性咳嗽

喉源性咳嗽或咽源性咳嗽是指以咽痛或异物感不适，咽部鲜红，喉底或有颗粒状突起为主要特征的咽部疾病。本病相当于西医学的"急性咽炎""慢性咽炎"范畴。本病常因气候变化而发作，因感冒之后，患儿自觉咽中有物，有明显异物刺激感，咳前咽痒，接着阵发性咳嗽，以晨起或夜间睡前为重。每遇感冒病情加重，咽部常发出"啃啃"声或呈单咳声。在急性发作时，每因剧烈咳嗽而引起恶心、呕吐等症状。

（一）检查

咽部慢性充血，或呈树枝状充血；咽后壁淋巴滤泡增生，或咽侧索肿大或见脓点；病程长者咽黏膜增生肥厚，咽黏膜充血、肿胀等。两肺呼吸音正常或粗糙，或有少量散在的干、粗湿啰音。

（二）证治

本病辨证当属外邪侵袭，上犯咽喉。治法宜疏风清热，宣肺止咳。笔者自拟老鹳草利咽止咳汤效方治咽源性咳嗽，每获效验。

（三）病例

鲍某某，男，5 岁，住乐成镇北大街，2016 年 5 月 31 日初诊。

反复咳嗽 1 年余，加重 2 周。咳嗽初起，痰少黄不易咳出，鼻塞涕浊，咽痛，口渴，胃纳尚可，口唇红。舌质红，苔薄白黄，脉浮数。检查：见咽部充血，咽后壁淋巴滤泡增生，两肺呼吸音略粗糙。证属风热犯肺，咽肺失宣。治当疏散风热，宣肺利咽，化痰止咳。

处方：老鹳草 12g，蛇莓 10g，桔梗 5g，燀苦杏仁 5g，浙贝母 5g，黄芩 3g，炒牛蒡子 5g，川石斛 5g，鱼腥草 7g，金荞麦 10g，炒白僵蚕 5g，蝉蜕 5g，重楼 3g，瓜蒌皮 3g，炙甘草 3g。5 剂。

二诊：服上药后，阵发性咳嗽明显减轻，晨起和夜间睡前咳嗽大有减少，鼻涕亦少。舌质红，苔薄白，脉缓。检查：咽部已不充血，两肺呼吸音清。审上药已见良效，效不更方，仍以原法再进。原方减瓜蒌皮，加三叶青 5g，迭服 7 剂而愈。

按：喉源性咳嗽一词，是著名耳鼻喉中医专家干祖望在《干祖望经验集》一书中首次提出，此病的主要特点为：阵发性咽痒，干咳，不痒不咳，多为阵发性顽固咳嗽，咳甚则剧，咳后吐出少许白色黏痰。喉源性咳嗽患者多因感冒起病，外感风邪不解而流连咽喉，肺气不利，肺失宣降，郁而化火化燥，喉失液濡。有些患者有慢性咽炎、支气管炎病史，滥用抗生素、激素，用过含阿片、罂粟壳的止咳糖浆，过服味甜滋腻的糖浆、过用收敛药等不当治疗，导致闭门留寇，而成喉源性咳嗽。内因方面多因素体虚弱或过敏体质易感外邪；饮食失宜，如嗜食鱼虾海鲜、辛辣刺激之物；疲劳过度。

老鹳草利咽止咳汤以老鹳草、蛇莓清咽为君药，桔梗、燀苦杏仁、浙贝母、瓜蒌皮止咳化痰为臣；佐以黄芩、牛蒡子、鱼腥草、金荞麦清肺化痰，僵蚕、蝉蜕、重楼解痉散结，石斛、炙甘草生津利咽为使，共奏清肺利咽、止咳化痰之功。

老鹳草为牻牛儿苗科植物牻牛儿苗 Erodium stephanianum Willd.、老鹳草 Geranium Wilfordii Maxim. 或野老鹳草 Geranium carolinianum L. 的干燥地上部分。

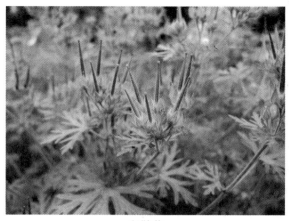

老鹳草

考老鹳草出自《本草纲目拾遗》，功能祛风，活血，清热解毒，主治风湿疼痛，拘挛麻木，痈疽，跌打，肠炎等病症，鲜有论治咳嗽。

上海著名中医专家姜春华教授有经验方"截喘方"，主治慢性支气管炎、肺气肿、支气管哮喘，组方有老鹳草，称其功能祛风活血、清热解毒，系民间平喘单方。内对金黄色葡萄球菌、肺炎球菌、链球菌以及流感病毒均有抑制作用，能祛痰，扩张支气管。[1]《中华本草》记载其药理作用。①抗菌作用：全草煎剂在试管内对卡他球菌、金黄色葡萄球菌、弗氏痢疾杆菌、β–链球菌、肺炎球菌等有较明显的抑制作用。②镇咳：醇沉煎剂 11.6 g/kg 灌胃，对氨雾引咳小鼠有镇咳作用；20 g/kg 灌胃，对电刺激麻醉猫喉上神经引咳嗽法有镇咳作用。

三、增味苍耳散加按摩治鼻渊

鼻渊是指以鼻流浊涕、量多不止为主要特征的鼻病，常伴有头痛、鼻塞、嗅觉减退等症状，多为感冒后或反复发作，迁延未愈而致。中医认为乃风热壅肺，或胆腑郁热，或肺气虚寒等所致。本病相当于西医学的鼻窦炎性病变等。鼻塞特点为间歇性，白天、天热或运动时鼻塞减轻，而夜间、静坐或寒冷时鼻塞加重。多涕常为黏液性或黏脓性，偶成脓性。嗅觉下降，头痛、头昏，并伴有食欲不振、易疲倦、记忆力减退及失眠等。

（一）检查

鼻黏膜充血肿胀，尤以中鼻甲及中鼻道为甚；前额部、颌面部或鼻根部可有红肿及压痛，中、下鼻道或后鼻孔可见脓涕。鼻窦 X 线或 CT 检查可见鼻窦内液平面。慢性鼻窦炎鼻黏膜慢性充血、中鼻甲肥大或呈息肉样变，鼻窦 X 线或 CT 检查常显示窦腔模糊、密度增高。

（二）证治

西医治疗本病应用足够抗生素，并穿刺冲洗鼻窦，冲洗后再将抗生素药液注入；或用负压吸引法将鼻窦内的脓液吸引出来，再将适宜的药物置换进入鼻窦，以达到治疗目的。但是，遇到在校读书的青少年，一则没有时间就医，二则怕痛、怕累，三则只是鼻塞流涕，家长也未引起重视，以致延误了治疗。

中医对本病辨证，认为肺开窍于鼻，与肺关系最为密切。引起鼻炎的原因多为风、寒、热邪等侵袭，肺卫不固，肺失清肃，痰浊上壅，阻塞清窍，常见鼻塞，流涕，鼻额头痛，不闻香臭等；化热则成臭涕，清阳不升，浊阴上扰，则鼻额疼痛。治法：以疏风通窍、清热宣肺为法，用自拟增味苍耳汤治之。

（三）病例

何某某，男，9岁，乐成镇石马北村人，2017年4月7日初诊。

其母代诉：去年底感冒发热1周，经用退热药、抗生素、激素等治疗，始得好转，仍有头额胀，鼻塞流涕，少咳嗽。因恐旷课多，即返校学习。以致喷嚏、鼻涕连连，曾断断续续服用中西医药，4个月一直没有好转，特来就诊。症见鼻塞涕多，或白黏或黄稠，不闻香臭，头痛，食欲不振，少咳嗽，痰多，胃纳不香，鼻黏膜充血肿胀，中鼻道可见脓性分泌物。舌红、苔薄白，脉缓。证属肺卫虚弱，风热壅阻鼻窍。宜扶卫疏风，宣肺通窍。用增味苍耳散。

处方：黄芪、白术、鱼腥草各10g，辛夷（包煎）、苍耳子、藿香、葛根、荆芥、防风、僵蚕、蝉蜕、白芷、炒栀子、石菖蒲各6g，炙甘草3g。7剂。

并教导其自我按摩：双手食指擦摩迎香、鼻通穴3～5分钟；按摩风池、风府穴3～5分钟。每日2～3次。

4月15日二诊：头额胀、鼻塞流涕等症有明显好转，药已对症，再以原方迭进，服7剂。嘱其继续鼻部按摩。

4月3日三诊：头胀已除，鼻塞已通，少有流涕，但胃纳差，舌质红，舌苔薄，脉缓。再以前方去僵蚕、蝉蜕、白芷、炒栀子、石菖蒲，加北沙参、茯苓、山药、炒白扁豆、炒薏苡仁各10g，再服14剂，继续鼻部按摩，药后诸症悉除。

按：鼻渊（鼻窦炎）也是常见病、多发病，尤其是青少年学生多见。平日上学仅穿一内衣和一校服外套，体育课上出汗脱衣或气候变化转冷等，均会导致受凉，引起感冒。因平日学习紧张，无暇来医院诊治而硬撑，鼻塞声重、流涕不断，可缠绵很长时间。

笔者用《济生方》苍耳散（辛夷、苍耳子、香白芷、薄荷叶）增味，方中以玉屏风散益气固卫；藿香、葛根、炒栀子，仿藿胆丸意，芳香快气，辛通鼻窍；僵蚕、蝉蜕，效升降散意，疏风解表，祛风抗敏；再以白芷、菖蒲、荆芥等祛风止痛，辛散通窍。共奏疏风消热，宣肺通窍之功。若风寒表寒者，参以桂枝汤、麻桂各半汤；若热重浊涕者，参以银翘散；若湿重痰多者，以二陈汤加佩兰、苍术；若阳虚者，加入麻黄附子细辛汤，每获满意疗效。

四、滋阴泻火煎干预儿童性早熟

性早熟是指青春期提早出现，即女性在 8 岁以前出现性腺增大和第二性征，或者在 10 岁之前出现月经；男性在 9 岁以前发育。按发病机制的不同，性早熟一般可分为两大类：促性腺激素释放激素依赖性性早熟和非依赖性性早熟；前者称中枢性性早熟（CPP）或完全性性早熟，后者称外周性性早熟。此外，还有不完全性性早熟。

（一）病因

1. 中枢神经系统器质性病变。

2. 外周性性早熟转化而来。

3. 特发性 CPP（ICPP）无器质性病变。女性患儿 80% ～ 90% 为 ICPP；男性患儿则相反，80% 以上是器质性的。据推测，很多性早熟无法检查出真正病因。性早熟的形成是个非常复杂的过程，可能与社会环境有很大关系，具体有：①营养改善，儿童生长和发育加速；②环境污染，食物中含有激素污染；③食用含激素的禽肉类食物；④盲目进补保健品；⑤误用避孕药和化妆品；⑥儿童接触报纸、网络、电视的性信息。

（二）诊断

1. 有进营养滋补保健品，食用饲养含激素的鸡、白鸽等禽肉类食物，以及接触"儿童不宜"性信息史。

2. 临床表现

女性表现有乳房发育，小阴唇变大，阴道黏膜细胞的雌激素依赖性改变，子宫、卵巢增大，阴毛出现，月经初潮。男性表现为睾丸和阴茎增大，阴毛出现，肌肉发达，声音变粗。男女均有生长加速，骨成熟加速，最终可导致终身高低于靶身高。

（三）检查

1. 影像学检查

（1）X线检查：拍腕骨片查阅骨龄，骨龄较年龄有超速现象。

（2）B超：女童在B超下见卵巢容积＞1mL，并可见多个直径＞4mm的卵泡；男童睾丸容积≥4mL，并随病程延长呈进行性增大。

2. 实验室检查

测血中FSH、LH、E2和睾酮。早期LH/FSH比值较小，中期增大，LH分泌增多，LH/FSH增大，E2增高大于10pg/mL，女性亦可测出血中睾酮增加。男性血中睾酮可达50～100pg/mL。

应首先确定是否为Girth依赖性性早熟。

3. 头颅MRI成像

CPP患儿应排除肿瘤，需做头颅鞍区的MRI检查。MRI对下丘脑和垂体器质病变的分辨度优于CT。

（四）证治

西医治疗特发性CPP考虑首选GnRHa治疗，但需合理掌握应用指征。治疗中应监测、判断、掌握生长／成熟的平衡，才能达到改善成年身高的目的。

中医认为本病多由小儿之体稚阴稚阳，若饮食不当，生活方式失常，导致阴平阳秘失衡，纯阴亏损，纯阳亢盛，相火亢奋，冲动"天癸"。宜滋养肾阴、降泄相火为法。方用知柏地黄汤加大补阴丸。

（五）病例

王某某，女，9岁，乐成镇乐湖小区村人，2016年3月20日初诊。

其母代诉：乳房发育变大伴有乳头下硬块肿痛1月。洗澡时见阴毛及腋毛长出，臀部变宽，特来诊治。症见颧红潮热，头晕，盗汗，手心热，胃纳增，大便干，面部见痤疮，睡眠有惊。舌质红苔少，脉细数。腕骨X线片示：骨龄未见超速现象。FSH、LH、E2和睾酮亦未见增高。证属肾精亏损，相火上亢。治宜滋养肾水，以制相火。

处方：黄柏3g，知母3g，牡丹皮3g，生地黄5g，泽泻5g，茯苓5g，龟甲 5g（先煎），龙胆草 3g，玄参 5g，山萸肉 3g，海藻 7g，蒲公英 7g，地骨皮 7g，煅龙牡各 10g（先煎）。14 剂。

二诊：患儿药后颧红潮热、盗汗、手心热等均见减轻，药已见效，非数日能建功，嘱其缓缓图治，方能痊愈。再以原方去地骨皮，加浙贝母 7g，生麦芽 7g，30 剂。

三诊：迭进 3 个月，见乳房已复原，乳核已消，余症悉除。再予上方 1 个月，以资巩固。嘱其注意饮食结构合理，禁止食用含性激素类营养品；不看含性信息影视；不吃含有生长激素养殖禽兽；加强锻炼，控制体重。

按：本例患儿，从小由外婆托管。外婆溺爱，每日给鸡、鸽、鸡蛋、肯德基鸡翅、蛋糕和滋补品，唯恐养不大小女孩，以致营养过剩，而致纯阴亏损，纯阳亢盛，相火内扰，冲动"天癸"。遂以滋肾阴、泻相火为法，投知柏地黄汤合大补阴丸，加消痰散结之品，药证剀切。

儿童性早熟发病率近年来有不断上升趋势。中国健康促进与教育协会公布的调查数据显示：我国儿童性早熟患病率为 0.43%，全国约有 53 万名患儿。复旦大学附属儿科医院已故上海市名老中医、中医科顾文华教授，早在 20 世纪 70 年代末就开始进行儿童性早熟的中医临床治疗和实验研究，在全国首先提出性早熟属于"肾阴虚，相火旺"，采用以"滋肾阴，泻相火"为主的方法进行治疗。采用"滋肾泻火"法治疗性早熟病儿，发现中药对于性早熟小儿亢进的下丘脑－垂体－性腺轴的确存在明显的抑制作用。动物实验研究发现：滋阴泻火中药和 GnRHa 可推迟青春期大鼠性成熟发育，系通过抑制下丘脑垂体性腺轴功能而实现；滋阴泻火中药及 GnRHa 对于患儿性征及子宫卵巢大小的控制都是有效的。

十味安神丸治疗惊惕、夜啼、多汗

十味安神丸出自清代陈复正的《幼幼集成》，由钱乙的《小儿药证直诀》安神丸衍化而成。方以人参、山药、麦冬、甘草益气补中，甘润养阴；茯神、朱砂、龙齿、寒水石、金箔、冰片宁心安神，镇惊定志。主治小儿"神虚惊惕，至夜则啼"。笔者每去金箔、冰片，随症加减，治疗夜啼、夜惊、多汗等证之属于气阴耗伤，心神虚怯者，疗效颇为满意。今举例如下。

一、夜啼

王某某，男，7个月。1978年5月14日就诊。近月余来，夜间啼哭不休，乳哺、抚摩，均难安静，须至深夜1时许，倦怠后始能入睡，白昼则无此现象，曾服多种中西药物，皆未见效。面色少华，身体瘦弱，食欲不振，性躁易烦。唇舌淡红，苔薄，指纹淡红而隐伏不显。询知2个月前因高热不退，住院治疗10余天，热退出院，数日后即见夜啼。此乃热病后气阴两伤，心虚神怯。法宜补益气阴，宁心安神，拟十味安神丸加减：北沙参、茯神、朱麦冬、龙齿、怀山药、寒水石各6g，生甘草2g，灯心草1扎。2剂后，夜啼见减，原方加蝉蜕3g、珍珠母10g，续服5剂而安。

二、夜惊

蒋某某，男，6岁。1978年4月3日就诊。夜间睡时突然坐起，惊叫梦呓，所言均是日间嬉笑玩闹之事，昼则如常。症见面色少华，形瘦多汗，精神仍佳。舌质淡少苔，脉细缓。此乃气阴不足，心神怯弱。法宜益气养阴，宁心安神，以十味安神丸增损为治：太子参、茯神、白术、朱麦冬、连翘心、钩藤各7g，山药、龙齿、寒水石各9g，白芍、甘草各3g。3剂后，即得安睡。

三、多汗

周某某，女，4岁。1977年8月24日就诊。半月前患泄泻住院，用抗生素及补液等治疗1周，痊愈出院。归后日夜均汗出涔涔，寐时常有惊动。症见面色苍白，精神委顿，烦躁喜哭，食欲不振，身瘦肉弛，小便短少。唇舌色淡，苔薄白，脉细弱。此乃病后气津两伤未复。法宜益气生津，宁心安神，予十味安神丸加减：北沙参、炙黄芪、茯神、山药、麦冬各7g，白芍、炙甘草各3g，五味子2g，龙牡（先煎）各10g。2剂后，诸症悉减，调治1周而痊。

（本文原载《浙江中医杂志》1984年第3期）

以"治未病"理念防治慢性阻塞性肺病的体会

摘要 慢性阻塞性肺病（COPD）是一种具有气流受限特征的疾病，这种气流受限不完全可逆，呈进行性发展，属中医"咳嗽""喘证""肺胀"范畴。近年来，中医对 COPD 病因病机及理法方药的研究进一步深入。根据中医学的"治未病"理念和中医标本治则，既要重视 COPD 急性加重期的中医药干预治疗，又要重视 COPD 稳定期的治疗，争取减轻症状，减缓或阻止肺功能进行性降低，延缓疾病进展，改善生活能力，提高生命质量，从而达到延年益寿的目的。本文介绍了笔者遵循"治未病"理念指导防治 COPD，以中医整体观念的辨证思维和多靶点、多途径、多环节的干预特点，采用冬病夏治、冬令进补、药食同疗、内外同治、三伏贴敷、穴位埋线、运动锻炼等方法，进行个体化治疗，提高了临床疗效，也完全符合 COPD 的治疗原则，取得了可喜成效。

关键词：慢性阻塞性肺病；肺胀；治未病

慢性阻塞性肺病（COPD）是一种具有气流受限特征的疾病，这种气流受限不完全可逆，呈进行性发展。与肺部对有害物质或颗粒的异常炎症反应有关。[1]

COPD 早期症状以咳嗽、咯痰为主，病情进展，迁延不愈，兼伴气短、呼吸困难，属中医"咳嗽""喘证""肺胀"范畴。

COPD 的诊断是以气流受限为主要依据，肺功能的测定在早期诊断 COPD 有其重要意义，而且也为 COPD 的合理分级和治疗提供依据。COPD 作为多种慢性呼吸系统疾病的重要转归阶段，其不同阶段发病机理复杂多变，受多种炎性细胞、细胞因子、炎症介质及相关调控细胞影响，单阻断某一环节并不能完全有效干预和逆转其气道重塑。因此，合理使用药物治疗，可预防和控制症状，减少急性发作的频率和严重程度，提高运动耐力和生活质量。西医常用支气管舒张剂、糖皮质激素、黏液溶解剂（祛痰药）、抗氧化剂、免疫调节剂、疫苗、氧疗等治疗方法。

中医学的"治未病"理念，其中包括有未病先防、既病早治、已病防传、未变防变、已变防逆、初瘥防复等内容。其含义分为"治未病""治欲病""治已病""治愈病"四个层次。近年来，笔者遵循"治未病"理念指导防治COPD，以中医整体观念的辨证思维和多靶点、多途径、多环节的干预特点，采用冬病夏治、冬令进补、药食同疗、内外同治、三伏贴敷、穴位埋线、运动锻炼等方法，进行个体化治疗，提高了临床疗效，也完全符合COPD的治疗原则，取得了可喜成效。现将诊治体会简述如下：

近年来，中医对COPD病因病机及理法方药的研究进一步深入，认识到COPD是一个慢性长期的过程，根据病情可分为急性加重期（AECOPD）和稳定期。患者绝大部分时间病情处于稳定期。而急性加重期每年发生约2～4次，每次持续时间也仅数周。因此，根据中医标本治则，既要重视急性加重期的中医药干预治疗，又要重视COPD稳定期的治疗，争取减轻症状，减缓或阻止肺功能进行性降低，延缓疾病进展，改善生活能力，提高生命质量，从而达到延年益寿的目的。

1. COPD 急性加重期，当急则治标

急性加重期（AECOPD）：病程过程中短期（一周）内咳嗽、咳痰、气短，或喘息加重，痰量增多，呈脓性或黏脓性，可伴有发热等。

该病由肺系慢性疾患迁延失治，导致肺虚。肺虚久病，卫外不固，六淫外邪每易乘袭，诱使本病发作，尤在冬春季节急性发作，病情日益加重。此时，把握中医标本治则，急则治其标，积极防治COPD急性加重，延缓疾病进展及降低死亡率十分重要。辨明其表里兼夹、寒热之轻重、虚实之偏颇，审察痰热、痰浊、水湿、痰饮之错杂，及早化痰平喘，清肃肺气，以控制炎症、改善肺功能为要务。

1.1 COPD 急性加重期的证治案例

徐某某，女，66岁，乐成镇万岙村人，2008年11月12日初诊。

夙患咳嗽，气喘10年余。今年入秋即感冒，咳嗽一个多月，咳痰多而色白，气短，喘息，胸闷，甚至咳逆倚息不得卧，胃纳差，二便如常。舌苔白薄，脉缓。查体：心音正常，两肺呼吸音粗糙，可闻及哮鸣音；胸片示两肺纹理增粗紊乱；血常规正常。此乃痰湿阻肺，肺失清肃。治宜理气平喘、化痰肃肺为法。

处方：炙麻黄 6g，杏仁 10g，炙桑皮 10g，苏子 7g，葶苈子 10g，莱菔子 10g，茯苓 10g，陈皮 7g，半夏 7g，川厚朴 7g，瓜蒌皮 10g，佛耳草 15g，平地木 15g，鱼腥草 15g，炙甘草 3g。7 剂。

二诊：服上药后，咳嗽已减，咳痰减少，气息亦平。听诊两肺呼吸音粗，哮鸣音已除。药已中的，仍以原法续进。减莱菔子、葶苈子，加白术 10g，薏苡仁 30g。7 剂。

三诊：药后诸症悉减，前方再减去炙麻黄、苏子、桑皮等平喘止咳之品，参入六君子汤健脾理气、化痰除湿，以善后。

按： 本案久有肺系宿病，卫外不固，六淫外袭，诱使本病发作。肺气上逆则为咳喘。当清肃肺气，化痰平喘，方用三拗汤、三子养亲汤、定喘汤等奏效。

2. COPD 稳定期，当缓则治本

稳定期（COPD）：咳嗽、咳痰、气短等症状稳定或轻微。

每因内伤久咳、支饮、喘哮、肺痨等肺系慢性疾患迁延失治，痰浊阻肺，肺失清降，日久导致肺脏气虚阴亏，并累及肺、脾、心、肾诸脏。

COPD 稳定期治疗目的：①减轻症状，阻止病情发展；②缓解或阻止肺功能下降；③改善活动能力，提高生活质量；④降低病死率。

COPD 稳定期，一般多在夏秋季节，病情较稳定。但这一阶段，患者往往认为没有发作加重，就没有必要进行防治。中医"治未病"的理念指出，此时正是"既病早治""治欲病"的好时机。把握治未病的理念和标本治则，是治疗 COPD 的关键。我们针对 COPD 稳定期病人，进行中医"治未病"理念的宣教，提高对 COPD 的认识，加强体育锻炼，增强免疫力，动员戒烟，加强通风和个人防护，改善空气质量。根据患者的年龄、体质、病情等个体情况的不同，选择适合的保健及养生方法，起到改善症状、增强体质、减少复发的作用。配合中医开展未病先防、既病早治、冬病夏治方法，防止冬春季节 COPD 急性加重。

冬病夏治的方法很多，如穴位贴敷、针灸、按摩、理疗、穴位埋线、割治、内服中药等等。目前最流行的是穴位贴敷疗法。

2.1 COPD 稳定期冬病夏治三伏贴

穴位贴敷是指在中医理论的指导下，选取一定的穴位，贴敷某些药物，通过穴位刺激疗法和药物外治法的共同作用，起到扶正祛邪、防治疾病的一种疗法。

人体生存在自然界环境之中，自然界的季节变换、气候变化均对人体的内环境有影响。三伏天是天气最炎热、人体阳气相应旺盛的时期，人体皮肤的腠理疏松，阳盛于外而虚于内，此时使用扶阳散寒治疗方法，结合自然界的阳气，可以共同发挥作用，来纠正人体阳气虚弱状态，进而使病人冬天少发病或不发病。

冬病夏治不仅疗效明显，而且有无毒副作用、价格便宜、治疗简便、不易复发等优点。

2.1.1 三伏贴的原理

冬病夏治是中医学"治未病"理念的内容之一。根据《素问·四气调神论》中"春夏养阳"的原则，结合天灸疗法，在人体的穴位上进行药物敷贴，以鼓舞正气，增加抗病能力，从而达到防治疾病的目的，是中医"治未病"理论的重要组成部分。

古代历法算伏天，以夏至后的第三个庚日为头伏第一天。所谓庚日即干支纪年法中当日的天干为庚。如 2010 年 7 月 19 日为头伏第一天，这一天用干支纪为庚午日。古人认为，阳干之庚为肺金，庚日贴敷可补肺气。10 天为一伏，天干有 10 个，中伏第一天也为庚日，由此类推，三伏第一天同样是庚日。因此，贴敷选择在每伏的第一天是为了与天时相应，激发体内阳气。而一天之内，白天阳气盛，因此白天贴敷好，晚上不宜贴；而白天又以上午最佳，因上午阳气初升。因为每伏的第二天为辛日，辛也属金，所以这一天也可贴敷，但辛为阴干，效果较庚日稍差。中医认为肺属金，因此贴敷对于肺系疾病效果较好。而其他病症不一定非要选择庚日贴敷。[2]

2.1.2 COPD 稳定期三伏贴案例

刘某某，男，56 岁，乐成镇东门村人。2008 年 7 月 16 日初诊。

夙患咳嗽 20 余年，每遇寒冷即咳嗽。近 5 年来经常感冒，畏风怕冷，咳嗽频频，咯痰多而色白，胸闷憋气，自汗盗汗，气短喘息，运动则加剧，难以上楼梯，或咳逆倚息不得卧。病情缠绵，经久难愈。近 2 个月来病情已稳定，胃纳尚可，二便亦调，夜寐亦安。见面色晦暗，神疲乏力，口唇紫色。舌偏紫、苔少，脉细无力。原有吸烟史。X 线胸片示：慢性支气管炎，肺气肿等。证属咳嗽，久病肺虚，肺失乎清肃，致痰浊潴留，肺气壅阻，久则肺叶膨胀，不能敛降，气还肺间，诸胸膺胀满而成肺胀。此病位在肺，病久则累及脾、肾。久病则气阴两亏，肾不纳气。适值夏至时节，病情稳定，当宜双管齐下，一则用五紫皱肺汤合补肺汤等中药汤剂，益气养阴，补肺固卫，纳肾皱肺为治；再则用三伏贴冬病夏治，益阳扶卫，增强免疫抗病能力。调治一仲夏，已能耐冬，平安度过三冬。

2.2 COPD 稳定期穴位埋线疗法

穴位埋线，是将羊肠线埋入穴位，利用羊肠线对穴位的持续刺激作用治疗疾病的方法。多用于哮喘、胃炎、胃痛、腹泻、遗尿、尿失禁、糖尿病、面瘫、癫痫、腰腿痛、痿证以及脊髓灰质炎后遗症、神经官能症等。

2.2.1 COPD 穴位埋线疗法穴位选择

取穴：大椎、大杼、风门、肺俞、膻中。

2.2.2 埋线疗法操作方法

（1）穿刺针埋线法：常规消毒局部皮肤，镊取一段长约 1 ～ 2cm 已消毒的羊肠线，放置在腰椎穿刺针针管的前端，后接针芯，左手拇食指绷紧或捏起进针部位皮肤，右手持针，刺入到所需的深度；当出现针感后，边推针芯，边退针管，将羊肠线埋植在穴位的皮下组织或肌层内，针孔处覆盖消毒纱布。

也可用 9 号注射针针头作套管，28 号 2 寸长的毫针剪去针尖作针芯，取 00 号羊肠线 1 ～ 1.5cm 放入针头内埋入穴位，操作方法如上。

（2）三角针埋线法：在距离穴位两侧 1 ～ 2cm 处，用龙胆紫作进出针点的标记。皮肤消毒后，在标记处用 0.5% ～ 1% 的盐酸普鲁卡因作皮内麻醉，用持针器夹住带羊肠线的皮肤缝合针，从一侧局麻点刺入，穿过穴位下方的皮下组织或肌层，从对侧局麻点穿出，捏起两针孔之间的皮肤，紧贴皮肤剪断两端线头，放松皮肤，轻轻揉按局部，使肠线完全埋入皮下组织内，敷盖纱布 3 ～ 5 天。

每次可用 1 ～ 3 个穴位，一般 20 ～ 30 天埋线一次。

2.2.3 埋线疗法注意事项

（1）严格无菌操作，防止感染。三角针埋线时操作要轻、准，防止断针。

（2）埋线最好埋在皮下组织与肌肉之间，肌肉丰满的地方可埋入肌层，羊肠线不可暴露在皮肤外面。

（3）根据不同部位，掌握埋线的深度，不要伤及内脏、大血管和神经干（不要直接结扎神经和血管），以免造成功能障碍和疼痛。

（4）皮肤局部有感染或有溃疡时不宜埋线。肺结核活动期、骨结核、严重心脏病或妊娠期等均不宜使用本法。

（5）埋线剩余羊肠线可浸泡在 70% 酒精中，或用新洁尔灭处理，临用时再用生理盐水浸泡。

（6）在一个穴位上做多次治疗时应偏离前次治疗的部位。

（7）注意术后反应，有异常现象应及时处理。

2.2.4 COPD 穴位埋线疗法的证治案例

邵某某，男，56 岁，乐成镇中心村人，1973 年 7 月 24 日初诊。

咳喘气短喘息 20 多年，每年冬春天冷即发，快步、上楼或活动时呼吸急促，经用中西药消炎平喘半月，始能缓解。近三四个月来，病情较稳定。胃纳尚可，大便溏，神疲乏力，不耐劳作。舌红、苔薄白。适值仲夏，阳气至盛，据《内经》"春夏养阳"之旨，取冬病夏治之法，调整阴阳，补偏救弊，俾宿疾得以康复。证属气阴两亏，肺虚脾弱。宜投玉屏风散、生脉饮合平喘固本汤等益气养阴、健脾补肺为治。再配合用八华穴位埋线疗法，取膻中、大椎和肺俞、大杼、风门双穴。随访三年，体质好转，咳喘基本控制。

2.3 COPD 稳定期冬令膏方进补

COPD 稳定期，正气虚损、痰瘀互阻，本虚与标实并存为其主要病机特点。因病程长短、轻重不一，以及个体体质差异和气候变化等因素影响，而有虚、实、寒、热偏重之不同。认清累及肺、脾、心、肾诸脏之主次，谨守病机，辨证施治，抓住冬令进补时机，调养体质，是 COPD 稳定期中医治疗的重要方法。

2.3.1 COPD 稳定期冬令膏方案例

王某某，女，47 岁，乐成镇盐盆村人，2009 年 12 月 25 日初诊。

久患咳嗽七八年，近 3 年多来病情加重，感冒后即咳嗽喘息，咯痰多色白而稠，气短自汗，胸闷，或咳逆倚息不得卧，活动则加重，倦怠乏力。病情缠绵，经久难愈。今年夏至，经冬病夏治后，现病情稳定，胃纳尚可，二便亦调，夜寐多梦。见面色晦暗，神疲乏力，舌红苔薄，脉细数。曾行胸部X 线诊为慢性气管炎等。肺主气，司呼吸，外合皮毛，内为五脏之华盖，为气机出入升降之枢纽。本证属咳嗽喘息，久病肺虚，肺卫不固，失乎清肃，致痰浊潴留，壅阻肺气，宣降失司。病位在肺，继则累及脾肾。久病则气阴两亏，肾不纳气。法当益气养阴、补肺固卫、补肾纳气为治。适值冬令，宜修制膏滋以调补之。

生黄芪200g，西洋参60g，炒白术120g，北防风100g，麦门冬100g，五味子70g，紫菀100g，炙款冬花100g，紫苏子70g，杏仁100g，紫丹参150g，紫沉香30g，紫石英100g，紫河车100g，胡桃肉100g，炙桑白皮100g，怀山药200g，生地黄150g，白茯苓100g，制黄精150g，葶苈子100g，当归身70g，金荞麦150g，山萸肉100g，桑寄生15g，枸杞子15g，白果仁100g，炙甘草30g。

水煎浓缩至浸膏，加入龟板胶400g，鹿角胶100g，冰糖500g，蛤蚧一对（制粉），加饭酒250g，收膏入储罐备用。

服法：早晚饭后半小时各一调匙，开水冲化服用。如有感冒、腹泻则暂停服用。

按：本案膏滋处方，集黄芪生脉饮、玉屏风散、大补元煎、五紫皱肺汤、麦味地黄汤、人参胡桃汤、人参蛤蚧散、龟鹿二仙胶、补肺汤、止嗽散、三子养亲汤等，共奏益气养阴、补肺固卫、补肾纳气、止嗽平喘之功。

参考文献

［1］中华医学会呼吸病分会慢性阻塞性肺疾病学组.慢性阻塞性肺疾病诊治指南［J］.中华结核和呼吸杂志，2002，25:453-460

［2］高新军.理性对待三伏贴［N］.中国中医药报，2010-07-21（1）.

云南白药、珍珠粉临床妙用举例

乐清市中医院周朝进主任中医师是温州市名中医，从事中医临床四十余年，擅长内科，兼治儿科、妇科、外科，学验俱丰。

云南白药功能为止血化瘀、活血止痛、解毒消肿，是治疗跌打损伤之首选药物；珍珠粉功效为安神、明目消翳、解毒生肌，常用于美容，还可用于惊悸失眠，目生云翳，惊风癫痫，疮疡不敛。周师临床运用这两种药物，独出心裁，巧思妙用，屡获奇功，现将其经验介绍如下。

胃手术后吻合口糜烂出血

例一：王某某，男，59 岁。2006 年 8 月 26 日初诊。

主诉：胃溃疡手术后 2 年，上腹部疼痛，大便隐血 2 年。患者于 2004 年因上腹部疼痛、嗳气、反酸、腹泻或黑便反复发作，消瘦、贫血，在某医院诊为"胃溃疡反复出血"，行胃大部分切除手术。手术后出院，仍有上腹部隐痛、嗳气、大便隐血（＋～＋＋），经某医院胃镜检查示：胃手术后吻合口水肿、糜烂出血。曾用抗生素、洛赛克、法莫替丁、达喜等西药，疗效不显，特来我院诊治。症见上腹隐痛，时有嗳气，胃纳不振，大便溏等，面色㿠白，神疲乏力。舌淡苔白，脉沉细无力。证属脾阳虚弱，脾失健运，统摄无权。

方药：黄芪 30g，党参 15g，炮干姜 7g，淡附片 6g（先煎），白术 10g，白及 15g，桂枝 5g，白芍 15g，浙贝母 12g，白花蛇舌草 15g，薏苡仁 30g，炙甘草 5g。7 剂，水煎服。并用云南白药胶丸 1 粒（0.25g）、珍珠粉 1 支（0.3g），每日 2 次，早晨空腹及晚间睡前吞服。

二诊：药后上腹部隐痛已除，大便转佳，大便隐血亦止，精神气色亦好。效不更方，续服 7 剂。续用云南白药胶丸和珍珠粉。

三诊：服上药 3 周后，诸症悉除，经胃镜复查，残胃吻合口未见糜烂出血。

按：此患者素体脾阳虚弱，脾失健运统摄，气血两虚，加之胃溃疡出血，虚上加虚。胃切除后，吻合口一直糜烂出血，久久不能愈合。周师用黄芪建中汤、理中汤，药证相符。再用云南白药化瘀止血，活血消肿；珍珠粉收敛生肌，以外科治痈疡之法，深入胃内，直接作用残胃吻合口，药专效宏，可发挥意想不到的疗效。

胆结石手术创口不收，形成瘘管

例二：李某某，女，71 岁，2005 年 9 月 3 日初诊。

主诉：胆结石术后创口不收 2 年。2003 年患多发性胆囊结石，在某医院行胆囊结石切除手术，术后引流管拔除后，创口两年久久不收，形成瘘管，一直流脓水。四处求药，服用抗生素、外科换药，均未见效，特来我院就诊。症见右上腹部手术瘢痕，插引流管口处仍未愈合，形成瘘管，流脓液。证属年高体弱气血两虚，无力生肌托脓。治宜益气养血，生肌。

方药：十全大补丸 2 瓶，每次 10g，每日 3 次；云南白药、珍珠粉，命其用棉花扦将二药粉导入瘘管，再用棉纸制成药线，插入瘘管，每日换药一次。

二诊：遵医嘱用药半月，瘘管基本收口。再续用十全大补丸补益气血而收功。

按：此患者年迈体弱，手术后正气更虚，气血两亏，生肌长肉无力，以致术后引流口久不愈合，遂成瘘管。周师用云南白药化瘀消肿、珍珠粉收敛生肌，而臻全功。

寻常性痤疮

例三：赵某某，女，28 岁，2006 年 10 月 10 日初诊。

主诉：颜面部痤疮反复发作十多年。自青春期开始，就出现颜面部多发痤疮，时有黑头粉刺，时有脓疮，或破溃，周围皮肤潮红。平日皮脂分泌多，面如涂脂。一直迁延难愈十多年。曾在多家医院诊治过，用过抗生素、激素等西药，也服用过中药清热宣肺、凉血解毒之品，时愈时发。舌质淡红，苔薄白，脉缓。证属禀体不足，迁延久发，肺卫不固；肤失濡养，外感热毒。

方药：珍珠粉 2 盒。嘱其用珍珠粉，每次 0.3g，每日 2 次服用，并在晚上临睡前清洁面部皮肤后，用少量珍珠粉敷面，每周 5 次。

二诊：用上述方法后，面部痤疮已愈，皮肤紫红沉着和结节消退，遂告痊愈，随访一年正常。

按：寻常性痤疮，多发于青春期，主要发生于颜面及胸背等处，表现为黑头粉刺、炎性丘疹，继发脓疮或结节。《医宗金鉴·外科心法》谓："此证由肺经血热而成，每发于面鼻。"此患者罹患痤疮十多年，用多种中西药罔效，周师投以珍珠粉，内外并治，取其能滋养皮肤、清热解毒、生肌敛疮之功。遂使迁延年久之顽疾，霍然而愈。

儿童烫伤

例四：钱某某，女，3 岁，2004 年 8 月 6 日初诊。

患儿一周前玩耍不慎右侧腕关节内侧被开水烫伤，曾在某医院外科治疗过，建议行自体植皮手术。父母考虑其年龄较小，拒绝此疗法，特来我院商求于周师。诊见患儿右手腕烫伤处皮肤水泡已破损，创面基底红色，并有红斑点，可见到皮下脉管筋膜隐隐。患儿父母亦知医，周师嘱其用云南白药、珍珠粉外敷，并用凡士林纱布毛扎，视创面情况，1～2 日换药一次。一周后，创面肉芽生长，两周后，皮肤基本愈合。

按：云南白药具有化瘀止血、活血止痛、解毒消肿之功效；珍珠粉含有多种氨基酸和多种微量元素，具有良好的清热解毒、收敛生肌之功，对烫伤、溃疡、疮口久不收敛者疗效独著。

（作者：郑妙洁　指导老师：周朝进）

中药颗粒剂临床应用心得

推进中医药现代化，让中医药走向世界，为世界所接受、所重视、所肯定，中药的剂型改革和质量安全是一个重要内容。20多年来，我国台湾和邻国日本、韩国已率先对单味中药进行有效成分提取，制成浸膏颗粒剂，供临床使用，并在世界华人区中医诊所广泛应用，受到华人的认同和肯定。20世纪90年代，我国先后由江苏江阴、广州一方、三九集团开展了中药颗粒剂的研制、生产和供应。

然而，人们对中药颗粒剂与中药饮片汤剂的比较，还存在一些疑惑。一是方剂配伍后中药饮片在煎煮过程中可能会发生化学反应，对药效发挥某些未知作用，而中药颗粒剂单味提取后，进行组方配伍，开水冲服，其药效是否与煎煮相同；二是提取各种颗粒剂的质量控制是否到位。

2005年10月，我院开始应用中药颗粒剂，由三九集团中药颗粒剂厂提供。为了扩大对颗粒剂药效质量的验证，我们特意选择一些危重病症进行了临床验证，取得了很好的疗效，证实颗粒剂与饮片配方的药效并无差异。体会及相关病例如下：

一、危重病症，疗效显著可靠

病例一：王某，男，42岁。2005年10月29日初诊。

患者10天前因"解黑便伴腹痛1天"入住于市某医院，诊断为"上消化道出血，食管静脉曲张破裂出血，肝硬化，失血性贫血"。入院后，患者出现腹水增多伴腹水感染。查胃镜示：慢性浅表性胃炎伴糜烂，HP（﹣）。腹部B超示：肝硬化，脾肿大、大量腹水。肝功能示：总胆红素141.5mmol/L，结合胆红素108.7mmol/L，谷丙转氨酶87U/L。予氨体舒通片、速尿片利尿消水、白蛋白针剂、来立信、甲硝唑、凯斯针等治疗，病情未见好转，行穿刺抽取腹水，但次日又腹胀膨大，B超示大量腹水，转来我院邀我师诊治。刻诊：患者由家人搀扶进入门诊室，面色萎黄，形体消瘦，腹部膨隆，青筋暴露，倦怠乏力，胃纳不振，大便不解，小便少。舌质淡红，苔薄白，脉细弦。病属鼓胀，乃肝脾两伤，脾肾俱虚，气、水、痰、瘀相搏结所致。病症危重，急当治标；又当护体，治以逐水化瘀、益气健脾为法，方用己椒苈黄丸加味。

处方（中药颗粒剂）：白花蛇舌草30g，石见穿30g，葶苈子30g，粉防己10g，花椒3g，熟大黄9g，大腹皮10g，枳壳6g，生黄芪30g，炒白术10g，炮鸡内金10g，山药20g，大枣20g。2剂。

11月1日复诊：患者可自行缓慢进入门诊室，自诉药后，腹已软，大便溏滞，小便增多，面色萎顿，舌淡红、苔薄，脉细弦。于原方加入（中药颗粒剂）茵陈15g、矮地茶15g，3剂。

11月5日三诊：患者药后，查B超示腹水已消，即从某医院出院，改来我院门诊续治。见行动自如，腹软，舌红苔薄，脉细缓。再以益气健脾、滋养肝肾为治，方用一贯煎加减。

处方（中药颗粒剂）：生黄芪20g，太子参20g，茯苓10g，山药20g，黄精15g，灵芝15g，白芍20g，麦冬10g，当归10g，枸杞子15g，柴胡10g，枳壳6g，炮鸡内金10g，炙甘草3g，大枣10g。服5剂，以巩固疗效。

二、重症监护，鼻饲用量可控

突出中医院优势，进重症监护中心治疗危重急症，提高诊断和急救水平，不断拓宽中医药治疗范围和医疗阵地，是中医急诊重要内容。重症监护病人插着"三管""五管"，服用中药汤剂是一个未解难题，一则煎剂的服用量很难控制，二则煎剂的过滤和澄清一时难以达到要求。使用中药颗粒剂，既能达到高澄清度，无药渣，又能方便控制服用量，进行鼻饲给药。

病例二：赵某，女，70岁。2005年10月21日初诊。

患者患抑郁症，因使用过量的治疗精神障碍药物，致使呼吸困难，入住市某医院重症监护中心20多天，无法脱离呼吸机。家属来我院邀我师会诊。刻诊：症见神志尚清，面色苍白，神怠乏力，言语低微，少气懒言，气促自汗，胃纳不振，卧床不起，形体消瘦，大肉渐脱。仅依靠呼吸机给氧，鼻饲和输液维持。证属久病肺肾气虚，宗气虚弱，肾阳衰竭。急当温阳养阴、补肾益肺为治。

处方（中药颗粒剂）：黄芪20g，人参10g，制附片6g，麦冬10g，五味子10g，紫河车10g，蛤蚧1对，白果6g，炙甘草3g。3剂。嘱颗粒剂用开水200mL溶化，分2次鼻饲温服。

2005年10月27日二诊：家属代诉，上药后，患者精神转佳，自汗减少，已有转机。但三日前护士鼻饲流体饮品时没有加温，食后脘腹冷感，大便水泻，日解4～5次，呈酸腐气。原已是诸脏阳衰，又加冷饮伤脾，雪上加霜，急投温补脾肾之剂。

处方（中药颗粒剂）：黄芪20g，人参10g，制附片6g，肉桂5g，吴茱萸5g，干姜6g，益智仁6g，补骨脂10g，五味子10g，炙甘草3g。医嘱颗粒剂用开水200mL溶化，分2次鼻饲温服。药后，脘腹渐和，大便亦如常。

三、救治肾衰，灌肠效佳药廉

目前现代医学对慢性肾病和慢性肾衰的治疗，早期运用激素、免疫抑制剂、抗生素治疗，以及后期的透析与换肾，方法虽好，但副作用较大，且费用昂贵，病人痛苦多，给患者和家庭带来沉重的经济负担和思想压力，很多患者和家庭难以接受。中医学理论与实践对治疗肾病有其独特的疗效，且经济、压力小。

根据《内经》"开鬼门，洁净腑，去菀陈莝"的理论，采用中药保留灌肠治疗慢性肾病，具有活血化瘀、清热解毒、利水排毒、补益气血的功效，具有纠正蛋白尿和潜血、抑制肾小球萎缩、修复已损害的组织、提高机体免疫力等作用，且能明显改善和恢复肾功能，降低血肌酐、尿素氮。对慢性肾衰已透析的病人，可逐渐减少透析的次数，甚至免除透析。该法费用低廉，患者乐意接受。中药颗粒制剂还可以在治疗时随时配制，剂量容易控制，无沉渣，吸收好，操作方便，便于携带。

病例三：叶某某，女，67岁，2005年11月12日初诊。

患者3个月前因恶心、呕吐伴头晕，到市某医院就诊。查肾功能示：血肌酐697μmol/L，尿素氮27.9mmol/L，尿酸615mmol/L。肾脏B超示：两肾回声改变，左肾7.82cm×4.47cm，右肾7.86cm×3.7cm，双肾体缩小，符合慢性肾衰病理变化。诊断为"慢性肾功能衰竭"，建议血透治疗。患者及家属因心理和经济上都难以承受，希望采用中医药治疗，故来我院邀我师诊治。

刻诊：神疲乏力，面色无华，头晕，恶心，呕吐，吐出物为胃内容物，时有小腿抽筋，腰酸，胃纳差，夜寐不安，二便如常。舌淡红、苔薄白，脉沉细。证属久病脾肾阳虚，气血两亏，湿毒内阻。当以补肾填精、健脾助运、益气养血、利湿解毒等法治疗。配合中药保留灌肠。

处方（中药颗粒剂）：生大黄10g，淡附片5g，制半夏10g，紫苏梗10g，煅龙骨15g，煅牡蛎15g，土茯苓15g，白花蛇舌草15g。7剂。医嘱中药颗粒剂用开水200mL溶化，灌肠，保留至少30分钟以上。每日1剂，并配合中药汤剂。

2005年11月19日二诊：患者诉药后症状明显好转，略乏力，头晕减少，偶感恶心，无呕吐，胃纳尚可，夜寐较前改善，舌淡红、苔薄白，脉沉细。复查肾功能示：血肌酐530μmol/L，尿素氮25.8mmol/L，尿酸539mmol/L。肾功能指标较前均下降。仍与原方继续灌肠治疗。

2005年11月26日三诊：患者诉症状较前有明显改善，复查肾功能均有明显好转，嘱其坚持长期中医药治疗和保留灌肠，定期复查，监测肾功能。

四、方便病员，随身携带服用

随着生活节奏加快，工作繁忙，时间紧张，人们普遍反映请中医诊治效可以，但煎服中药时有困难。一则大多数病员不懂中药煎药方法，患者不清楚什么是先煎、后下、文火、武火，用水多少、煎汁多少等，经常反映，要么煎焦了，要么药锅煎爆了，并弄得满房间是药气味；二则经常出差、学习，无法按时服用中药，给中医治疗带来一定难度，影响治疗效果。而中药颗粒剂可以随身携带，服用十分方便，改变了中药煎药难的问题。

病例四：张某某，男，36岁，销售人员。2005年10月25日初诊。

患者4天前出差时出现上腹部满闷作痛，恶心，嗳气，于外地某医院就诊，服用胃炎胶囊等西药，未见效果。患者有慢性胃炎病史，曾服用中药汤剂，疗效尚佳，但因经常出差，而未能及时服用以巩固疗效。此次又来我院求治。刻诊：症见上腹痞塞满闷，时有隐隐作痛，胸胁胀满，背胀，恶心，嗳气，身重，倦怠乏力，不思饮食，大便不畅，夜寐不安。舌红、苔白腻，脉弦。查胃镜示：慢性浅表性胃炎。证属痞满，乃肝郁气滞，横逆犯胃，而又平素饮食不节，损伤脾胃，脾胃失健，水湿不化，气滞湿阻，中焦气机升降失司而成。治当疏肝解郁，化湿理气。

处方（中药颗粒剂）：柴胡 10g，枳壳 10g，白芍 20g，香附 10g，紫苏梗 10g，乌药 10g，郁金 10g，制半夏 10g，陈皮 10g，茯苓 10g，藿香 10g，延胡索 10g，炙甘草 3g。5 剂。

2005 年 11 月 4 日二诊：患者自诉药后病情明显好转，偶有嗳气，胃纳不佳，舌红、苔薄白，脉细缓。治当疏肝理气，健胃助运。

处方（中药颗粒剂）：柴胡 10g，枳壳 10g，白芍 10g，香附 10g，紫苏梗 10g，制半夏 10g，陈皮 10g，茯苓 10g，藿香 10g，山药 20g，炮鸡内金 10g，白术 10g，炙甘草 3g。因患者经常出差，故再服 7 剂。药后，脘腹和，食欲正常，二便亦调。

五、毒性中药，确保安全放心

在临床上，作为中医师对于某些疾病，为避免风险，如果只用无毒性中药治病，开开"太平方"，肯定疗效平平，治不好病。若用有毒性中药，则有一定的风险。如某些疾病，必须用乌头、附子、生半夏等有毒性中药，虽然中药房配方时，交付病人调剂好的中药，都注明有毒中药饮片先煎 2 小时，但是有些病人不按照注明要求煎药。如果用乌头时煎煮时间不够，其所含乌头碱未被分解为毒性较小或接近无毒的乌头次碱或乌头原碱，即可毒害人体，甚至毙命，而引起医疗事故。

为了避免应用毒性中药，临床上，我师应用中药免煎颗粒剂，变久煎为冲剂，避免了病家煎药不到位而出现的中毒问题，做到了医生和病人都安全、放心，而且疗效显著。

病例五：郑某某，男，27 岁。2005 年 3 月 5 日初诊。

主诉：腰骶部向上疼痛僵硬 2 年余，加重 1 个月。脊柱由下而上强直僵硬，不能久坐，疼痛难以忍受。曾在我市某医院诊治，X 线摄片确诊为"强直性脊柱炎"，用西药止痛消炎治疗未见好转，转来我院治疗。病者自述：2 年前出差东北吉林，正值寒冬，因夜晚睡矿床不热，褥垫冰冷而受冻。回家后渐感腰骶部疼痛、僵硬，继则慢慢地上背部、颈部亦僵，活动受限，不能久坐。胃纳差，大便溏，面色苍白，倦怠乏力，形体消瘦。舌淡红、苔白，脉象细弦。证属素体羸弱，肾督阳虚，又感受寒冷，脉络痹阻，留注筋骨。法当温阳暖肾、通督强筋、壮骨散寒、活络化瘀为法，方用乌头汤加减。

处方（中药颗粒剂）：黄芪 30g，炙川乌、草乌、桂枝、生麻黄、炙甘草各 6g，细辛 3g，丹参、熟地黄、狗脊、桑寄生各 15g，乳香、没药各 7g。鹿角霜、乌梢蛇、红花、当归、牛膝各 10g。服 7 剂，水煎，每日 1 剂，分 2 次服。

二诊：服上药后，腰、颈、胸段脊柱关节和韧带疼痛、强直感有所减轻，再以原方迭进。

按：强直性脊柱炎是一种病因不明且缠绵难愈的疾病。《内经》谓"督脉之为病，脊强而厥"，督脉运行于人身之背部，强直性脊性炎的病位在于督脉及肝、肾，病机则为肝肾亏耗，督脉不充，筋骨失于濡养，外为风寒湿之邪侵袭。患者首先是自腰、颈、胸段脊柱关节和韧带以及骶髂关节发生炎症和骨化，髋关节常常受累，其他周围关节也会出现炎症。初起为间歇性疼痛，数月数年后发展为持续性疼痛，脊柱由下而上部分或全部强直，出现驼背畸形，易造成残疾。此病发病比较隐匿，且具有巨大的危害性。中医药在治疗各种痹证方面具有独特优势，临床应用时，虽然难以取得快速镇痛、立竿见影的功效，但在调整患者机体、增强免疫力等方面功效独树一帜。

这些病症，必须要使用乌头、附子等温阳补火、温经散寒之品，才能驱散阴霾痼冷。我们采用了中药颗粒剂，保证了用药的安全性，医患都放心。

（作者：周静伟，指导老师：周朝进
本文原载《浙南中医药》2006 年第 1 期）

漫谈我市民间流传验方"端午茶"和"端午盐"

《乐清日报》2016 年 6 月 9 日第 8 版刊载了一篇题为《年年端午炒茶盐，浓浓温情送路人》的文章。本文讲述的是城东街道新下塘村制作民间验方"端午茶"，免费赠送群众，防治夏令常见病的故事。

据了解，夏令制作"端午茶"，是浙南地区的习俗，丽水地区也流行。考"端午茶"，又称"重午茶""重午盐"。其处方组成大致为：藿香、木香、枳壳、紫苏梗、陈皮、白豆蔻、白木香、苍术、白术、茯苓、汉防己、桑叶、葛根、菖蒲、钩藤、炒山栀、羌活、山楂、麦芽、三余神曲、炒盐等二十余味。功效：解暑除秽，理气止呕，和胃止痛，消食止泻。适用于伤暑、感冒、腹痛、腹泻、咳嗽、咽痛、牙痛等常见病症。与现行的中成药藿香正气散、午时茶相类似，但其中没有炒盐。有的地区坊间就是只用一味食盐炒焦黄，分装干燥器皿中备用。

市售的午时茶药物组成：红茶、广藿香、羌活、紫苏叶、苍术、连翘、厚朴、六神曲（炒）、山楂、麦芽（炒）、甘草、柴胡、防风、白芷、川芎、前胡、陈皮、枳实、桔梗。辅料为蔗糖。功效：祛风解表，化湿和中。用于外感风寒，内伤食积证，见恶寒发热、头痛身楚、胸脘满闷、恶心呕吐、腹痛腹泻等症。

这类中成药散剂，盛行于宋代。宋代官方的《太平惠民和剂局方》收集了当时全国民间便验方，其作为国家药典性质的处方集，所收处方被定为全民医疗方药，颁行全国。

如其中盐煎散药物组成：草果仁（去皮，煨）、缩砂（去壳取仁）、槟榔（炮，锉）、浓朴（去粗皮）、肉豆蔻（煨）、羌良姜（油炒）、茯苓各二两。上件碾为细末。每服二钱，水一盏半，入盐一字，同煎至八分，空心，食前服之。功效："治男子、妇人一切冷气，攻冲胸胁，及前后心连背脊疼痛，转项拘急；或脾胃思饮食，时发呕吐，霍乱转筋，脐腹冷疼，泄泻不止，及膀胱成阵刺痛，小肠气吊疼。又治妇人血气刺痛，血积血瘕，绕脐撮痛，并皆治之。"类似"重午茶""重午盐"。

其方中有盐一味。考盐，出自《名医别录》。《神农本草经》有载："大盐，令人吐。"盐为海水或盐井、盐池、盐泉中的盐水经煎、晒而成的结晶体，主要为海盐及池盐、井盐，化学成分主要为氯化钠（NaCl）。因来源、制法等不同，夹杂有氯化镁（$MgCl_2$）、硫酸镁（$MgSO_4$）、硫酸钠（Na_2SO_4）、硫酸钙（$CaSO_4$）及不溶物质等。对食盐炮制，《本草纲目》谓："凡盐……入药须以水化，澄去脚滓，煎炼白色，乃良。"性味甘、咸，寒，无毒。归胃、肾、肺、肝、大肠、小肠经。功能：涌吐，清火，凉血，解毒，软坚，杀虫，止痒。主治食停上脘，心腹胀病，脑中痰癖，二便不通，齿龈出血，喉痛，牙痛，目翳，疮疡，毒虫螫伤。

用法用量：内服，沸汤溶化，0.9～3g；催吐，9～18g，宜炒黄。外用：炒热熨敷或水化点眼、漱口、洗疮。

"重午盐"，即炒食盐一味，临床应用十分广泛。本草学、方剂学中记载：

（1）治贪食，食多不消，心腹坚满痛。（2）治干霍乱，上不可吐，下不可利，出冷汗，气欲绝。（3）治头痛如破，非中冷，又非中风，是脑膈中痰厥气上冲所致，名为厥头痛，吐则瘥。（4）治喜笑不止。（5）治霍乱腹痛：炒盐，一包熨其心腹，令气透，又以一包熨其背。（6）治二便不通：盐和苦酒敷脐中，干即易。（7）治牙龈出血：早晚用盐细末刷牙，连续用。（8）治血痢不止：白盐纸包烧研，调粥吃三四次。（9）气淋脐下切痛：盐和醋调下。（10）治赤白久下，谷道疼痛不可忍：熬盐熨之。（11）治阳脱虚证，四肢厥冷，不省人事，或小腹紧痛，冷汗气喘：盐炒热，熨脐下气海。（12）治一切气及脚气：盐三升，蒸候热，分裹，近壁脚踏之，令脚心热。（13）治脚气疼痛：每夜用盐擦腿膝至足，用淹少时，以热汤泡洗。（14）治小儿撮口：盐豉脐上灸之。（15）治悬壅（雍）肿，喉咙内食物不下：以绵裹箸头，搵盐揩之，如此二七遍。（16）治风热牙痛。（17）治目中浮翳遮睛：白盐生研少许，频点。（18）明目，坚齿，去翳，大利老眼：取雪白盐花，每早揩牙漱水。（19）治溃痈作痒：盐摩其四围。（20）治手足心毒，风气毒肿：盐末、椒末等分，酢和敷之。（21）治热病，下部有虫生疮：熬盐绵裹熨之。（22）治蚯蚓咬：浓作盐汤浸身数遍。（23）治蠼螋尿疮：盐三升，水一斗，煮取六升，以绵浸汤淹疮上。

李时珍《本草纲目》言："盐之气味咸腥，人之血亦咸腥，咸走血，血病无多食咸，多食则脉凝泣而变色，从其类也……然盐为百病之主，百病无不用之，故服补肾药用盐汤者，咸归肾，引药气入本脏也；补心药用炒盐者，心苦虚以咸补之也；补脾药用炒盐者，虚则补其母，脾乃心之子也；治积聚结核用之者，盐能软坚也；诸痈疽眼目及血病用之者，咸走血也；诸风热病用之者，寒胜热也；大小便病用之者，咸能润下也；骨病齿病用之者，肾主骨，咸入骨也……虫伤用之者，取其解毒也。"可见一味食盐也是良药。

（本文原载《乐清日报》2017.6.9及《浙南中医药》2017年第4期）

"尿利清"治疗尿路感染73例临床观察

近几年来，我们采用以五月艾为主制成"尿利清"煎剂治疗尿路感染，取得了较满意的效果。现将资料较完整的73例疗效观察做小结如下。

一、病例选择

凡符合下列标准者均列为观察对象：（1）具有典型症状和体征，如发热、腰痛、尿频、尿痛、尿急、脊肋角压痛和肾区叩痛；（2）尿常规：白细胞数增多，或兼有成团脓细胞，不同程度红细胞和蛋白；（3）单纯使用"尿利清"治疗。

二、病例资料

本组73例，男性6例，女性67例；年龄在4～54岁之间，其中以21～40岁青壮年妇女为多。病程在六个月以内为急性者33例，病程超过六个月以上为慢性者40例，其中慢性期急性发作者21例，但急性期患者求诊时急性期均已过去，故与急性患者的临床表现无明显区别。

临床表现：腰痛59例，尿频64例，尿急61例，尿痛60例，尿道灼热53例，低热33例，食欲不振41例，血尿9例，肾区叩痛61例，脊肋角压痛33例。

尿常规镜检：白细胞（＋）21例，（＋＋）26例，（＋＋＋）6例。脓细胞（＋）16例，（＋＋）25例，（＋＋＋）21例。红细胞（＋）28例，（＋＋）15例，（＋＋＋）4例。蛋白少许17例，（±）10例，（＋）21例，（＋＋）12例。

三、治疗方法

方用五月艾（茎根）45g，凤尾草（全草）、白茅根各15g，蜂蜜30g（为一日用量）。先将前三味洗净切碎，置锅中加水浸过药面，先后煎煮2次（每次煎煮1.5～2小时），并过滤，合并，浓缩至所需量。蜂蜜另炼，分别与防腐剂加入浓缩液中，搅拌，静置过夜，分装于 500mL 瓶中。每日服 3 次，每次服 30mL，饭前用开水冲服。

四、治疗效果

本组 73 例治后，临床痊愈（症状、体征消失，尿常规检查正常，观察 2 个月以上未见复发）33 例；显效（症状、体征基本消失，尿常规基本恢复正常）11 例；好转（症状、体征减轻，尿常规明显好转）19 例；无效（症状，体征及尿常规均无明显改善）10 例，总有效率为 86.3%。

五、病例介绍

例一：张某某，女，43 岁。患尿路感染已 20 多天，经服中西药未好转，1973 年 5 月 2 日来我处门诊。诉腰痛而胀，尿频，尿急，尿痛，尿道有灼热感。舌红、苔薄白，脉数，腰脊部压痛明显。尿常规示：蛋白（+），白细胞（++），红细胞（++），脓细胞（++++）。给服"尿利清"，服至 5 月 13 日，症状消失。复查尿常规示：仅见白细胞少许。继续服用"尿利清"至 24 日，复查尿常规均转阴性。经半年随访未见复发。

例二：林某某，女，38 岁，1973 年 4 月 28 日初诊。腰痛，倦怠，尿急尿频已一年，经注射青霉素、链霉素、庆大霉素及口服呋喃坦丁和中药等，症状仅暂时缓解，迁延反复发作。近 10 多天，发热，微畏寒，腰痛，小腹胀感，尿频，尿后感不舒。舌红苔白，脉弦数，腰脊部叩痛明显。尿常规示：蛋白（+），脓细胞（+++）。给服"尿利清"，服至 5 月 9 日，症状减轻，复查尿常规示：蛋白（±），脓细胞（++）。续服"尿利清"至 5 月 23 日，症状基本消失，唯感腰酸，复查尿常规示：红细胞（偶见），脓细胞（少许）。继续用"尿利清"治疗获愈。

六、讨论

1. 尿路感染是常见的感染性疾病，在女性中尤为多见。目前对本病虽有多种抗生素治疗，但因本病较为顽固，病程迁延，且易复发，以及感染菌株耐药性，故治疗效果尚不够满意。通过本组 73 例尿路感染患者的临床观察，"尿利清"对治疗尿路感染疗效良好。部分曾接受过抗生素、磺胺类药物治疗，结果无效或未能制止复发，以及迁延年月、经久不愈的患者使用"尿利清"治疗确有效果,提示"尿利清"对尿道有一定的抗感染作用。

2."尿利清"中,以五月艾为主药,本品为菊科植物细叶艾(*Artemisia-lavandulaefolia* Dc.),是我县治疗尿道感染的有效单方。其根茎味苦微辛,性微温,有抗菌、解毒、利尿的作用。抑菌试验显示,五月艾对金黄色葡萄球菌极度敏感,宋氏痢疾杆菌、伤寒杆菌中度敏感,绿脓杆菌轻度敏感,但考虑到本病为多种细菌感染所致,尤以大肠杆菌所引起的感染性疾病较多见,以及根据祖国医药学对本病病因的认识,如《内经》中说:"诸淋所发,皆肾虚而膀胱有热也。"我们在民间单验方的基础上,加凤尾草(抑菌试验:对大肠杆菌等十多种细菌均有较强抑菌作用)、白茅根、蜂蜜等四味,期以清热解毒、补益利尿。

3.本组病例在治疗中未见副作用,且药品经济易得,疗效确实,深受群众欢迎,对推广应用中草药,节约和合理使用抗生素,减轻病员负担,有一定的积极作用。

4.由于条件所限,本组73例未能做尿细菌培养和细菌计数测定以及"尿利清"的疗效是单纯的试验等等。对于"尿利清"的疗效是单纯的抑菌作用、还是通过调整机体来提高抗菌能力,尚待今后继续探讨。由于本文病例少,观察时间短,资料不足,因此,其远期疗效有待于进一步观察。

(本文原载《浙江中医药》1978年第4期)